Klinische Anästhesiologie und Intensivtherapie
Band 29

Herausgeber:
F. W. Ahnefeld H. Bergmann C. Burri W. Dick
M. Halmágyi G. Hossli E. Rügheimer
Schriftleiter: J. Kilian

Kombinationsanästhesie

Herausgegeben von W. Dick

Unter Mitarbeit von

K. van Ackern, S. Agoston, H. Bergmann, W. Brouwer
J. B. Brückner, H. P. Büch, U. Büch, H. Frankenberger
R. Gattiker, B. Grote, V. Hempel, A. Koenig, U. D. Koenig
D. Langrehr, U. Morr-Strathmann, Th. Pasch, I. Rietbrock
E. Rügheimer, H. Schaer, H. Schmidt, K. Schrör
H. Schwilden, R. Sia, A. Steuer, E. Traub, J. Wawersik

Mit 65 Abbildungen

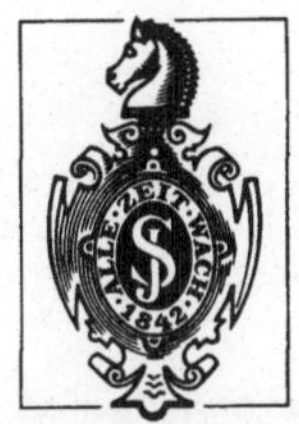

Springer-Verlag
Berlin Heidelberg New York Tokyo

ISBN-13:978-3-540-15507-2   e-ISBN-13:978-3-642-70534-2

DOI: 10.1007/978-3-642-70534-2

Die Wiedergabe von Gebrauchsnamen, Warenbezeichnungen usw. in diesem Werk berechtigt auch ohne besondere Kennzeichnung nicht zu der Annahme, daß solche Namen im Sinn der Warenzeichen- und Markenschutzgesetzgebung als frei zu betrachten wären und daher von jedermann benutzt werden dürften.

Produkthaftung: Für Angaben über Dosierungsanweisungen und Applikationsformen kann vom Verlag keine Gewähr übernommen werden. Derartige Angaben müssen vom jeweiligen Anwender im Einzelfall anhand anderer Literaturstellen auf ihre Richtigkeit überprüft werden.

2119/3140-543210

Vorwort

Der Workshop, der diesem Band zugrunde liegt, trug ursprünglich den Titel „Balancierte Anästhesie". Der Begriff der „Balanced anesthesia" wurde 1926 erstmals durch LUNDY für die Kombination von Prämedikation, Lokalanästhesie und Allgemeinanästhesie verwendet. Das Konzept findet sich schon bei CRILE, 1905. BONICA merkt in seinem Buch „Obstetric analgesia und anesthesia" unter anderem an „Mit der Einführung der Muskelrelaxantien, neuer Inhalations- und intravenöser Anästhetika und einer weiterentwickelten Technik ihrer Anwendung hat sich die ‚Balanced anesthesia' verbreitet." Und weiter „..., daß die Verwendung verschiedener Substanzen, von denen jede mit einem bestimmten Ziel eingesetzt wird ..., während sie Nebenwirkungen eliminieren oder zumindest vermindern, wesentlich besser für den Patienten ist als der Versuch, die Erfordernisse mit einer einzigen Substanz abzudecken."
Wenngleich das Konzept der modernen Kombinationsanästhesie damit perfekt/beschrieben worden ist, wird unter balancierter Anästhesie bzw. dem jüngst verwendeten Begriff der balancierten Regionalanästhesie auch die Kombination mit Prämedikationssubstanzen, unter Umständen die Kombination mit blutdrucksenkenden Mittel etc. verstanden.
Um den Inhalt des Workshops und den Inhalt dieses Bandes gegenüber dem möglicherweise umfassenderen Begriff der „Balanced anesthesia" abzugrenzen, wurde anläßlich des Workshops entschieden, den Titel des Workshops selbst und den Titel des Bandes in „Kombinationsanästhesie" zu ändern.
Während vielerorts eine intensive Diskussion um die Frage entbrannt ist, ob die Inhalationsanästhesie oder die intravenöse Anästhesie die Narkosemethoden der Zukunft darstellen, haben sich die Veranstalter des Workshops und die Herausgeber der Schriftenreihe zum Ziel gesetzt, im Sinne der Definition von BONICA die sinnvolle Kombination mehrerer anästhetisch und analgetisch wirkender Substanzen bzw. Adjuvanzien zu einer ausgewogenen Kombinationsanästhesie darzustellen und zu diskutieren.
In zunehmendem Maße werden gerade im Bereich der Benzodiazepine, der Muskelrelaxanzien und der Inhalationsanästhetika, aber auch bei den opioidartigen Analgetika Fortschritte durch die Neueinführung von Substanzen angestrebt, auf der „Gegenseite" werden Antagonisten gegen die Restwirkungen von Muskelrelaxanzien und Opiaten, in Zukunft wohl auch gegen die Restwirkungen von Benzodiazepinen eingesetzt.
Die Beurteilung, Beurteilbarkeit und die Übersichtlichkeit einer Narkose werden ganz zweifellos durch die Zahl der Substanzen tangiert, die verwendet werden. War bei der Mononarkose im Sinne der Inhalationsanästhesie die Situation des Patienten anhand definierter Kriterien eindeutig zu übersehen, so bedarf es für die moderne Kombinationsanästhesie einer Vielzahl alternativer Beurteilungskriterien. Dadurch werden zwangsläufig erhöhte Anforderungen an das Maschinenmonitoring und an das Monitoring der Narkose, aber auch an die Qualifikation des diese Narkose durchführenden Anästhesisten gestellt. Mit der Zahl der verwendeten Substanzen steigt zugleich die Zahl der möglichen Wechselwirkungen, aber auch die Intensität der Nachwirkungen in der postoperativen Phase. Die sogenannte „streßfreie" Anästhesie der Kardiochirurgie ist sicherlich ein Extrem der modernen Kombinationsnarkose, sie setzt nahezu zwingend die postoperative Nachbeatmung über einen längeren Zeitraum

voraus. Risikopatienten nichtkoronarchirurgischer Art müssen tagtäglich in „normalen Routineprogrammen" anästhesiert werden, ihre postoperative Gefährdung ist unter Umständen höher als die des koronarchirurgisch operierten Patienten. Möglichkeiten zur postoperativen Nachbeatmung sind mangels geeigneter Aufwachräume und mangels geeigneten Personals kaum vorhanden.

Neben dieser komplexen Problematik sollte der Workshop schließlich den Stellenwert eines neuen Inhalationsanästhetikums im Rahmen der modernen Kombinationsnarkose differenziert beurteilen.

Die Veranstalter und die Herausgeber der Schriftenreihe hoffen, mit diesem Band einen Beitrag zur sinnvollen Gestaltung moderner Kombinationsanästhesien und zugleich zur Verbesserung der postoperativen Situation im Sinne von Aufwachräumen leisten zu können. Sie danken den Referenten des Workshops für ihre ausgezeichneten Beiträge, der Firma ABBOTT, insbesondere Herrn Dr. Wiethoff, für die großzügige Unterstützung des Workshops, Herrn Kilian für die neuerliche Bürde der Schriftleitung und Koordination und schließlich dem Springer-Verlag für die stets gute Zusammenarbeit.

Mainz, im Februar 1985

W. Dick
für die Herausgeber

Inhaltsverzeichnis

VIII

Verzeichnis der Referenten und Diskussionsteilnehmer

Prof. Dr. K. van Ackern
Institut für Anästhesiologie
der Ludwig-Maximilians-Universität
München
Leitung Innenstadtkliniken
Nußbaumstraße 20
D-8000 München 2

Prof. Dr. F. W. Ahnefeld
Zentrum für Anästhesiologie
Klinikum der Universität Ulm
Steinhövelstraße 9
D-7900 Ulm (Donau)

Prof. Dr. H. Bergmann
Abteilung für Anästhesiologie und
operative Intensivmedizin
Allgemeines öffentliches Krankenhaus
Krankenhausstraße 9
A-4020 Linz (Donau)

Prof. Dr. J. B. Brückner
Institut für Anaesthesiologie
der Freien Universität Berlin
Klinikum Charlottenburg
Spandauer Damm 130
D-1000 Berlin 19

Prof. Dr. H. P. Büch
Institut für Pharmakologie und Toxikologie
Universität des Saarlandes
D-6650 Homburg (Saar)

Prof. Dr. W. Dick
Leiter des Instituts für Anästhesiologie
des Klinikums der
Johannes Gutenberg-Universität Mainz
Langenbeckstraße 1
D-6500 Mainz (Rhein)

Dr. H. Frankenberger
c/o Drägerwerk AG
Moislinger Allee 53/55
Postfach 1339
D-2400 Lübeck

Prof. Dr. R. Gattiker
Leitende Ärztin der Anästhesie
für Herz- und große Gefäßchirurgie
Universitätsspital Zürich
Institut für Anästhesiologie
Rämistraße 100
CH-8091 Zürich

Dr. B. Grote
Institut für Anästhesiologie
der Medizinischen Einrichtungen
der Universität Düsseldorf
Moorenstraße 5
D-4000 Düsseldorf

Prof. Dr. M. Halmágyi
Institut für Anästhesiologie
des Klinikums der
Johannes Gutenberg-Universität Mainz
Langenbeckstraße 1
D-6500 Mainz (Rhein)

Prof. Dr. V. Hempel
Zentralinstitut für Anaesthesiologie
der Eberhard-Karls-Universität-Tübingen
Calwer Straße 7
D-7400 Tübingen 1

Prof. Dr. G. Hossli
Direktor des Institus für Anästhesiologie
Universitätsspital Zürich
Rämistraße 100
CH-8091 Zürich

X

Prof. Dr. J. Kilian
Zentrum für Anästhesiologie
Klinikum der Universität Ulm
Prittwitzstraße 43
D-7900 Ulm (Donau)

Dr. A. Koenig
Oberärztin am Institut für Anästhesiologie
der Universität Bonn
Sigmund-Freud-Straße 25
D-5300 Bonn 1

Prof. Dr. U. D. Koenig
Oberarzt an der Universitäts-Frauenklinik
Bonn
Arbeitsgruppe für Reproduktions- und
Tumorimmunologie
Sigmund-Freud-Straße 25
D-5300 Bonn 1

Prof Dr. D. Langrehr
Instituut voor Anesthesiologie en
Intensive Care
Rijksuniversiteit Groningen
Oostersingel 59
NL-9700 RB Groningen

Dr. U. Morr-Strathmann
Klinik Waldhof Elgershausen
D-6349 Greifenstein

Prof. Dr. Th. Pasch
Oberarzt am Institut für Anästhesiologie
der Universität Erlangen-Nürnberg
Maximiliansplatz 1
D-8520 Erlangen

Prof. Dr. I. Rietbrock
Chefärztin der Klinik für Anaesthesiologie
und Intensivmedizin
am Klinikum der Landeshauptstadt
Wiesbaden
Ludwig-Erhard-Straße 100
D-6200 Wiesbaden

Prof. Dr. E. Rügheimer
Direktor des Instituts für Anästhesiologie
der Universität Erlangen-Nürnberg
Maximiliansplatz 1
D-8520 Erlangen

Prof. Dr. H. Schaer
Chefarzt der Anästhesieabteilung
Kreisspital Männedorf
Ackerstraße 21
CH-8708 Männedorf

Prof. Dr. K. Schrör
Pharmakologisches Institut
der Universität zu Köln
Gleueler Straße 24
D-5000 Köln 41

Dr. H. Schwilden
Oberarzt des Instituts für Anästhesiologie
der Universität Bonn
Sigmund-Freud-Straße 25
D-5300 Bonn 1

Priv.-Doz. Dr. A. Steuer
Zentrum für Anästhesiologie und
Wiederbelebung des Klinikums der
Johann Wolfgang Goethe-Universität
Frankfurt
Theodor-Stern-Kai 7
D-6000 Frankfurt (Main) 70

Dr. E. Traub
Oberärztin am Zentrum für
Anästhesiologie
Klinikum der Universität Ulm
Prittwitzstraße 43
D-7900 Ulm (Donau)

Prof. Dr. J. Wawersik
Direktor der Anästhesieabteilung
Universität Kiel
Schwanenweg 21
D-2300 Kiel

Dr. E. O. Wiethoff
Medizinischer Direktor
c/o Deutsche Abbott GmbH
Max-Planck-Ring 2
Delkenheim
D-6200 Wiesbaden

Verzeichnis der Herausgeber

Prof. Dr. Friedrich Wilhelm Ahnefeld
Zentrum für Anästhesiologie
Klinikum der Universität Ulm
Steinhövelstraße 9, D-7900 Ulm (Donau)

Prof. Dr. Hans Bergmann
Abteilung für Anästhesiologie und
operative Intensivmedizin
Allgemeines öffentliches Krankenhaus
Krankenhausstraße 9
A-4020 Linz (Donau)

Prof. Dr. Caius Burri
Abteilung Chirurgie III
Klinikum der Universität Ulm
Steinhövelstraße 9, D-7900 Ulm (Donau)

Prof. Dr. Wolfgang Dick
Leiter des Instituts für Anästhesiologie
Klinikum der
Johannes Gutenberg-Universität Mainz
Langenbeckstraße 1
D-6500 Mainz (Rhein)

Prof. Dr. Miklos Halmágyi
Institut für Anästhesiologie
Klinikum der
Johannes Gutenberg-Universität Mainz
Langenbeckstraße 1
D-6500 Mainz (Rhein)

Prof. Dr. Georg Hossli
Direktor des Instituts
für Anästhesiologie
Universitätsspital Zürich
Rämistraße 100, CH-8091 Zürich

Prof. Dr. Erich Rügheimer
Direktor des Instituts für Anästhesiologie
der Universität Erlangen-Nürnberg
Maximiliansplatz 1, D-8520 Erlangen

Grundlagen der Anwendung von Stickoxydul, Halothan und Enfluran – pharmakologische Aspekte

Von K. Schrör

Molekulare Wirkungsmechanismen von Inhalationsanästhetika

Ursache der Narkose ist eine reversible Ausschaltung der spontanen und reflektorischen Aktivität größerer Teile des ZNS. Die Gründe dafür sind im einzelnen nicht bekannt. Die meisten Narkosetheorien basieren auf physikochemischen Eigenschaften der Anästhetika. Das Fehlen befriedigender Struktur-Wirkungs-Beziehungen für Allgemeinanästhetika beim Vergleich von Strukturisomeren (8) sowie die narkotische Wirkung chemisch inerter Edelgase wie Argon oder Xenon stützen diese Auffassung. Im Gegensatz zu den meisten Pharmaka beruht die narkotische Wirkung der Allgemeinanästhetika demnach nicht auf einer spezifischen, pharmakodynamischen Wirkqualität, sondern allein auf unspezifischen, physikochemischen Eigenschaften. Hierbei ist die Lipidlöslichkeit von besonderer Bedeutung.

Narkotische Wirkungsstärke und Lipidlöslichkeit (Öl-Gas-Verteilungskoeffizient) eines Allgemeinanästhetikums sind eng miteinander korreliert. Wie Abb. 1 zeigt, besteht selbst bei einer Variation dieses Koeffizienten über einen Bereich von 1 : 10.000 ein linearer Zusammenhang mit dem MAC-Wert, einem pharmakologischen Ausdruck der narkotischen Wirkungsstärke. Dabei besitzen Inhalationsanästhetika eine im Verhältnis zu Wasser hohe Lipidlöslichkeit (bei gebräuchlichen Inhalationsanästhetika 100 und mehr), so daß hydrophobe Wechselwirkungen mit der Lipidmatrix biologischer Membranen angenommen werden können. Folge ist eine Beeinflussung des Ionenaustausches und damit der neuronalen Erregbarkeit.

Membrantheorie der Narkose
Biologische Membranen sind Phospholipiddoppelschichten, die in der Mitte eine Isolierschicht aus gegenüberliegenden Fettsäurenketten enthalten. Die Membran enthält zahlreiche Proteine, von denen einige die Membran durchsetzen und in den extra- bzw. intrazellulären Raum ragen können. Zu diesen Proteinen gehören die für den Erregungsprozeß entscheidenden Ionenpumpen der Zellmembran und des aktiven Transports (1).

Nach TRUDELL (16) können Membranphospholipide in einer geordneten Gelkonformation (fest) mit geringem Volumenbedarf oder einer weniger geordneten Solkonformation (gelöst) vorliegen, die mehr Raum benötigt. Bei der Expansion eines Porenproteins, z. B. bei der "Eröffnung" eines Ionenkanals, gehen einige benachbarte Membranproteine aus der flüssigen Solphase in die kleinvolumige Gelphase über. Diese laterale Phasentrennung wird durch ein volatiles Anästhetikum aufgehoben. Alle Phospholipide sind ausnahmslos in der flüssigen Solphase (Abb. 2). Übergang in die Solphase bedeutet daher eine Volumenzunahme der Membran. Diese ergab für narkotisch wirksame Konzentrationen von Allge-

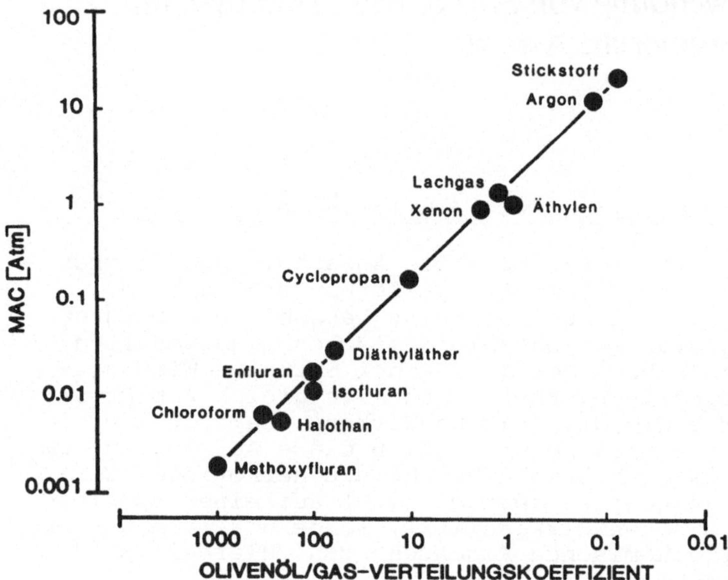

Abb. 1. Korrelation der anästhesiologischen Wirkungsstärke (MAC)
von Inhalationsanästhetika mit dem Olivenöl-Gas-Verteilungs-
koeffizienten (Modifiziert nach 12)

meinanästhetika einen Wert von + 0,5 %. Eine (experimentelle)
Erhöhung des atmosphärischen Drucks, die diese Volumenzunahme
rückgängig macht (ca. 100 Atmosphären = ca. 10.000 kPa), hebt
den Narkoseeffekt in Anwesenheit des Narkotikums auf (10). Hierbei wird durch den Überdruck das in "Unordnung" geratene Gefüge
der liposomalen und neuronalen Membranbestandteile wiederher-
gestellt.

Diese Theorie ist eine vereinfachende Annahme, die von den
komplexen Protein-Lipid-Wechselwirkungen an Nervenmembranen
weit entfernt ist. Sie gestattet aber eine allgemeine Erklärung der Grundlagen der Narkoseentstehung und ist daher eine
brauchbare Modellvorstellung.

Beurteilung der Wirkungsstärke von Inhalationsanästhetika

Die Wirkungsstärke von Inhalationsanästhetika wird angegeben
durch den MAC-Wert, d. h. die minimale alveoläre Konzentration
des jeweiligen Dampfes bzw. Gases, die erforderlich ist, um bei
50 % von Patienten (oder Tieren), die einem Standard-(Schmerz)-
reiz ausgesetzt werden, Immobilität zu erzeugen. Hierbei steht
die minimale alveoläre Konzentration stellvertretend für die
(narkotisch wirksame) Konzentration im Gehirn, da sie leichter
und wiederholt meßbar ist und aufgrund der hohen Durchblutung
des ZNS ein rascher Konzentrationsausgleich mit dem Lungenblut
angenommen werden kann.

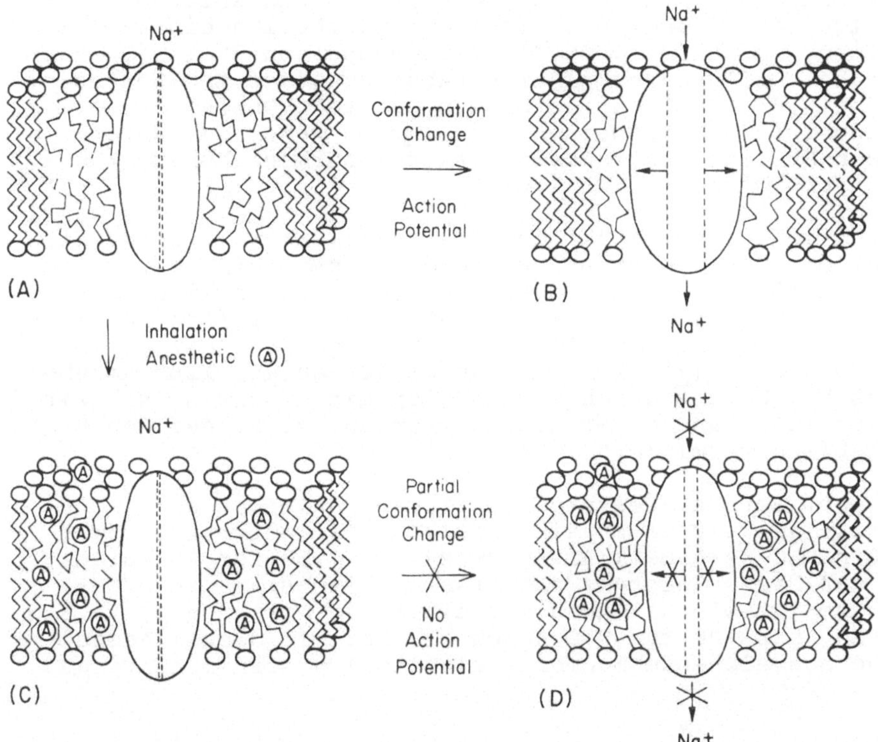

Abb. 2. Membrantheorie der Narkose. (A) Eine Phospholipiddop-
pelschicht enthält ein membrangelöstes globuläres Protein, das
sich wie ein Natriumkanal in der geschlossenen Konfiguration
verhält. (B) Das globuläre Protein hat sich ausgedehnt unter
Bildung einer Konformation, die einen Natriumionenflux erlaubt.
Voraussetzung der Ausdehnung ist der Übergang benachbarter Li-
pide aus der großvolumigen Flüssigphase (Sol) in die niedrig-
volumige Festphase (Gel). (C) Anästhetikamoleküle haben die gesamte Doppelschicht verflüssigt und die Bereiche mit fester
Phase zerstört. (D) Der Lipidübergang aus der Solphase in die
Gelphase ist ein stark energieverbrauchender Prozeß. Aus diesem Grund ist das Porenprotein nicht in der Lage zu expandie-
ren oder seine Konformation zu ändern. Transmembranäre Ionenbe-
wegungen werden verhindert. Ein Erregungsprozeß kann daher nicht
stattfinden (15)

Besonderheiten des MAC-Wertes:
1. MAC ist ein pharmakologischer Parameter zur Beschreibung
der anästhesiologischen Wirkungsstärke einer Substanz. MAC ist
abhängig vom Alter, der Körpertemperatur (Abnahme um 1 °C senkt
MAC um 5 %), einer eventuell vorhandenen Schwangerschaft (Abnahme um bis zu 40 %), Beatmungsbedingungen, Prämedikation (Abnahme durch Morphin, Lidocain, Alkohol) und weiteren Größen.
D. h. daß beim Vergleich verschiedener Anästhetika auf der Basis des MAC-Wertes die Bedingungen, unter denen er ermittelt
wurde, gleich sein müssen.

2. MAC ist unabhängig von der Art des Reizes und zeigt bei
gleichzeitiger Anwendung verschiedener Anästhetika ein additi-
ves Verhalten. So führt z. B. die Verwendung von 70 % N_2O statt
Sauerstoff bei Enfluran zu einer Herabsetzung des MAC-Wertes
von 1,68 auf 0,57, d. h. auf etwa ein Drittel. Obwohl diese
Feststellung trivial erscheinen mag, ist es wegen der unterschiedlichen Steilheit der Dosis-Wirkungs-Kurven (Nebenwirkungen!) nicht unwichtig.

3. MAC entspricht _einem_ Punkt der Dosis-Wirkungs-Kurve für die
Anästhesie. Die Dosis-Wirkungs-Kurve dafür verläuft sehr steil:
Wenn mehr als 50 % der Individuen bei 1,0 MAC nicht mehr reagieren, sind es mehr als 99 % bei 1,1 MAC. Die Dosis-Wirkungs-Kurven für andere Anästhetikaeffekte, z. B. negativ inotrope Wirkungen auf das Herz (_7_), können flacher verlaufen. Eine Herabsetzung des MAC-Wertes durch Kombination mit synergistisch wirkenden Präparaten kann daher Nebenwirkungen, z. B. auf den Blutdruck, erheblich vermindern.

Eine Übersicht der MAC-Werte von Enfluran, Halothan und Lachgas sowie einige weitere physikochemische Parameter zeigt Tabelle 1. Ein MAC-Wert beim Erwachsenen von 1,68 für Enfluran
bedeutet, daß diese Substanz nur etwa halb so stark anästhetisch wirksam ist wie Halothan mit einem MAC-Wert von 0,75. Ein
MAC-Wert von über 100 für N_2O bedeutet, daß mit diesem Agens
allein eine ausreichende Schmerzfreiheit nicht erreicht werden
kann.

Allgemeine chemische Eigenschaften von Inhalationsanästhetika

Ein ideales Inhalationsanästhetikum sollte folgende Eigenschaften aufweisen (_15_):

1. Vollständig reversible Wirkung im Zentralnervensystem ohne
   permanente Nachwirkungen.
2. Hohe Sicherheitsbreite, d. h. möglichst großer Abstand zwischen anästhetischen und toxischen Effekten.
3. Minimale depressorische Wirkung auf das Herz-Kreislauf-System
   und die Atmung.
4. Geringe Biotransformation ohne Bildung toxischer Metabolite.
5. Geringe Löslichkeit, d. h. rasche Aufnahme und Elimination.
6. Hohe anästhetische Wirkungsstärke (geringer MAC-Wert), d. h.
   geringer Anästhetikaverbrauch.
7. Chemische Stabilität, d. h. nicht brennbar oder explosiv unter Bedingungen der klinischen Anwendung.
8. Kompatibilität mit (anderen) Pharmaka und Adsorbermaterialien.

Für die Pharmakologie interessieren in diesem Zusammenhang besonders die Pharmakokinetik der Substanzen und ihre substanz-
spezifische Pharmakodynamik. Die vor allem für Nebenwirkungen
wichtige Biotransformation sowie die Wechselwirkungen mit anderen Pharmaka werden an anderer Stelle besprochen. Die Diskussion beschränkt sich überwiegend auf einen Vergleich von Enfluran mit Halothan und Lachgas.

Tabelle 1. Physikochemische Eigenschaften von Enfluran, Halothan und Lachgas (Nach 2, 3, 4, 9)

Parameter	Enfluran	Halothan	Lachgas
Spezifisches Gewicht bei 25 °C	1,52	1,86	--
Kochpunkt (°C)	56,5	50,2	--
Dampfdruck bei 20 °C (Torr)	172	244	Gas
Geruch	ätherisch	organisches Lösungsmittel	geruchlos
Stabilisator	nicht erforderlich	erforderlich	nicht erforderlich
Stabilität in:			
Natronkalk	stabil	instabil	stabil
UV-Licht	stabil	instabil	stabil
Reaktion mit Metall	nein	ja	nein
Minimale entflammbare			
Konzentration (Vol.%)	5,8	4,8	--
in 70 % N_2O + 30 % O_2			
MAC (Vol.%) in:			
O_2	1,68	0,75	110
70 % N_2O	0,57	0,29	--
Verteilungskoeffizienten bei 37 °C			
Blut-Gas	1,9	2,3	0,47
Hirn-Gas	2,6	4,1	--
Fett-Gas	105	185	--
Muskel-Gas	3,0	6,0	--
Öl-Gas	98,5	2,24	1,4
Wasser-Gas	0,8	0,7	--

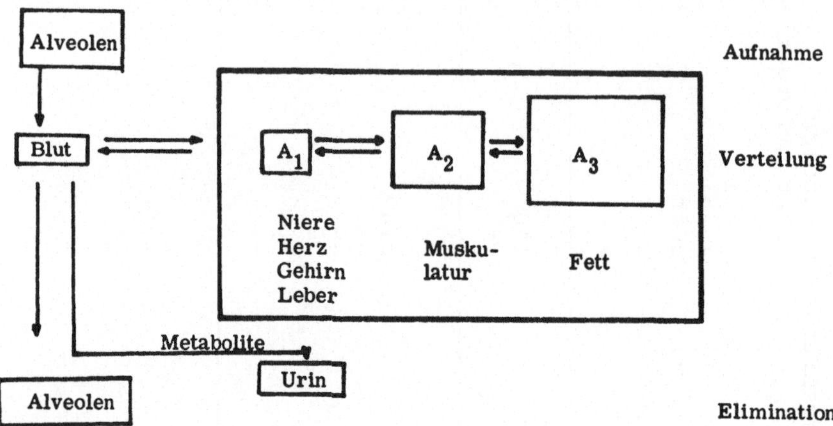

Abb. 3. Aufnahme, Verteilung und Elimination von Inhalationsanästhetika

Pharmakokinetik von Inhalationsanästhetika

Eine schematische Darstellung der bei Aufnahme, Verteilung und
Elimination eines Inhalationsanästhetikums ablaufenden Vorgänge
zeigt Abb. 3.

Aufnahme und Verteilung

Während einer Allgemeinanästhesie ist die Anästhesietiefe direkt abhängig vom Partialdruck des Anästhetikums im Gehirn.
Entsprechend wird die Dauer der Einleitungs- und Ausleitungsphase der Narkose durch die Geschwindigkeit der Partialdruck-
änderungen im Gehirn bestimmt. Faktoren, die den Partialdruck
im Gehirn und arteriellen Blut bestimmen, sind:
1. Konzentration des Anästhetikums in der Einatmungsluft,
2. pulmonale Ventilation,
3. Transfer des Anästhetikums aus den Alveolen ins (Lungen)-
   Blut,
4. Abgabe des Anästhetikums aus dem Blut in die Körpergewebe
   (12).
Diese Prozesse laufen unter klinischen Bedingungen nebeneinan-
der ab und werden hier nur aus didaktischen Gründen getrennt
dargestellt.

Konzentration in der Einatmungsluft

Wenn ein konstanter Volumenanteil eines Anästhetikums inhaliert
wird, nähert sich der Partialdruck im arteriellen Blut unterschiedlich rasch einem Sättigungswert. Der Quotient aus alveolärer Konzentration des Anästhetikums und Anästhetikumkonzentration in der Einatmungsluft (F_A/F_I) erreicht bei Lachgas 90 %
des eingeatmeten Partialdrucks innerhalb von 20 min. Bei Halothan ergibt sich nach 60 min ein Sättigungswert von etwa 55 %,
bei Enfluran von etwa 65 % (Abb. 4). Grund für dieses unterschiedliche Verhalten sind physikochemische Eigenschaften der
Anästhetika, insbesondere die unterschiedlichen Verteilungs-
räume aufgrund der Löslichkeit im Blut bzw. Geweben (siehe Abb. 3).

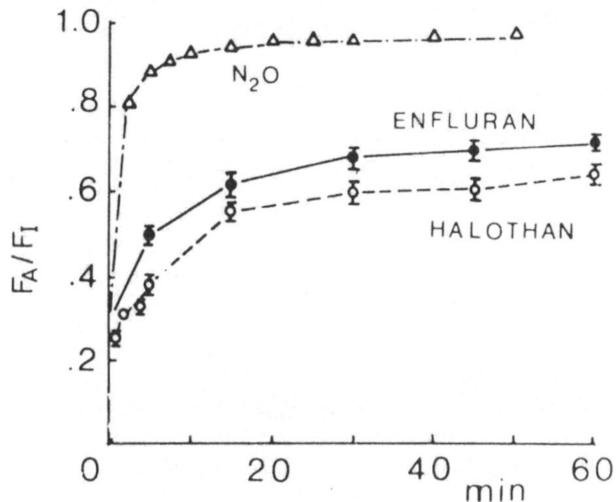

Abb. 4. Anstiegsgeschwindigkeit der alveolären Anästhetikumkonzentration (F_A) im Verhältnis zur Konzentration in der Einatmungsluft (F_I) bei Enfluran, Halothan und Lachgas (Nach 14)

Pulmonale Ventilation

Vor Einstellung eines Gleichgewichtszustandes führt jeder Atemzug zur Aufnahme von Anästhetikum durch die Lunge. Bei hohen Atemminutenvolumina steigt die Anästhetikumkonzentration in den Alveolen und damit im Blut rascher als bei niedrigen. Der Einfluß der Atemfrequenz auf die Geschwindigkeit des Narkoseeintritts ist gering bei schlecht löslichen Gasen wie N_2O.

Transfer aus den Alveolen ins Blut

Die normale Alveolarmembran stellt für Inhalationsanästhetika kein Diffusionshindernis dar. Entscheidend für die Passagegeschwindigkeit ins Blut ist neben der Lungendurchblutung und dem Partialdruck des Agens im arteriellen und gemischtvenösen Blut vor allem die Löslichkeit im Blut. Diese läßt sich durch den Blut-Gas-Verteilungskoeffizienten beurteilen (siehe Tabelle 1). Er beschreibt das Verhältnis der Anästhetikakonzentration im Blut zu der in der Gasphase (Einatmungsluft) bei eingetretenem Gleichgewicht. Der Blut-Gas-Verteilungskoeffizient für Halothan ist mit 2,3 etwas höher als für Enfluran mit 1,9, entsprechend einer mäßigen Lipidlöslichkeit beider Substanzen; bei Lachgas ist er mit 0,47 extrem gering. Löslichkeit und Partialdruck eines Anästhetikums stehen in einem reziproken Verhältnis: Je löslicher ein Anästhetikum im Blut ist, desto mehr muß gelöst werden, um einen bestimmten Partialdruck zu erreichen. Daher steigt der Partialdruck eines im Blut gut löslichen Agens nur langsam an. Dagegen ist das potentielle Reservoir für schlecht lösliche Gase wie N_2O klein und daher rasch gefüllt, so daß ihr Partialdruck im Blut rasch ansteigt.

<u>Abgabe des Anästhetikums aus dem arteriellen Blut ins Gewebe</u>
Die Geschwindigkeit des Übertritts eines Anästhetikums aus dem
Blut in die Gewebe wird bestimmt durch
1. die Löslichkeit im Gewebe,
2. die regionale Gewebedurchblutung und
3. den Partialdruck des Agens im arteriellen Blut und Gewebe.
Diese Faktoren sind analog zu denen, die den Transfer aus der
Lunge ins Blut determinieren.

Die Löslichkeit eines Anästhetikums in Körpergeweben läßt sich
durch Gewebe-Blut-Verteilungskoeffizienten beschreiben. Für die
meisten Anästhetika ist dieser Koeffizient im Stützgewebe, der
Muskulatur sowie der grauen Masse des Gehirns nur wenig größer
als 1, d. h. daß die Anästhetika in diesen Geweben ebenso löslich sind wie im Blut. Dagegen ist die Löslichkeit aller gebräuchlichen Anästhetika im Fettgewebe um etwa zwei Größenord-
nungen höher als im Blut (Tabelle 1). Die Anästhetikummenge
(Konzentration) in Blut oder Gewebe ergibt sich als Produkt
aus Partialdruck und Löslichkeit, wobei die Geschwindigkeit
der Gleichgewichtseinstellung entscheidend von der Durchblutung bestimmt wird. Der Gewebe-Blut-Verteilungskoeffizient ist
um so höher, je mehr Anästhetikum im Gewebe gelöst wird, <u>ohne</u>
daß der Partialdruck in gleichem Maße ansteigt. Die Fettgewebe-
Gas-, Öl-Gas- und Muskel-Gas-Verteilungskoeffizienten sind für
Halothan etwa doppelt so hoch wie für Enfluran (Tabelle 1) als
Ausdruck einer besseren Löslichkeit und höherer Metabolisierung
des Halothans.

<u>Elimination</u>
Die determinierenden Faktoren der Elimination von Inhalationsanästhetika sind die gleichen wie für die Aufnahme und Verteilung. Allerdings wird die Anästhesie oft beendet, bevor der
Partialdruck im arteriellen Blut mit dem der Einatmungsluft
im Gleichgewicht ist und lange, bevor schlecht durchblutete
Gewebe oder solche mit hoher Gaslöslichkeit die Konzentration
der Einatmungsluft erreicht haben.

Quantitativ dominierend für die Elimination eines Inhalationsanästhetikums ist die pulmonale Clearance. Diese wird entscheidend durch die Löslichkeit im Blut bestimmt. Schlecht lösliche
Gase wie N_2O werden rasch abgeatmet. Analoges gilt für Enfluran,
während das besser lipidlösliche Halothan eine geringe pulmonale Clearance hat. Dabei fällt die Anästhetikumkonzentration
zunächst im arteriellen Blut ab. Auch in gut durchbluteten Geweben (Gehirn) werden rasch nicht mehr anästhetisch wirkende
Konzentrationen erreicht, während im schlecht durchbluteten
Fettgewebe noch lange Zeit nach dem Aufwachen das Anästhetikum nachweisbar ist. Der Metabolismus ist für die Elimination
vor allem von toxikologischem Interesse (<u>11</u>).

<u>Pharmakologische Eigenschaften von Inhalationsanästhetika</u>

Diese werden hier am Modell des Enflurans besprochen und Halothan bzw. Lachgas damit verglichen.

Enfluran ist ein fluorhaltiger Äther. Fluor selbst besitzt keine nennenswerte narkotische Wirkung. Wenn dieses Halogen in ein organisches Trägermolekül eingebracht wird, so vermindert sich die Brennbarkeit und Entflammbarkeit im Vergleich zur Ausgangsverbindung. Mischungen von Enfluran mit Sauerstoff, Luft oder N_2O sind über den gesamten Bereich der anästhetisch wirksamen Konzentration bei atmosphärischem Druck und Temperaturen zwischen 21 - 45 °C nicht entflammbar und nicht explosiv. Enfluran ist chemisch stabil und benötigt im Gegensatz zum Halothan keinen Stabilisator. Die Substanz ist optisch aktiv und liegt für den klinischen Gebrauch als Racemat vor.

Enfluran ist im Vergleich zu Halothan schlecht gewebelöslich und wird daher nur wenig metabolisiert. Etwa 83 % des aufgenommenen Enflurans werden unverändert abgeatmet und etwa 2,4 % werden im Urin in Form von fluorhaltigen Metaboliten ausgeschieden. Die maximalen Fluoridkonzentrationen im Serum nach Enflurananästhesien betragen etwa 25 µmol/l. Wie andere Inhalationsanästhetika vermindert auch Enfluran die Nierendurchblutung, die glomeruläre Filtration und die Harnausscheidung. Dies scheint bei intakter Nierenfunktion unproblematisch zu sein, ist aber bei Patienten mit Nierenfunktionsstörungen zu beachten (2). Enfluran führt nur zu minimalen Veränderungen der Leberfunktion (Transaminasen, alkalische Phosphatase, Bilirubin). Teste auf Mutagenität und Karzinogenität sind negativ verlaufen (2).

Enfluran zeigt wie andere Inhalationsanästhetika eine depressive Wirkung auf den Kreislauf. Ursache ist eine direkte negativ inotrope Wirkung auf das Herz sowie Veränderungen der Gefäßkapazität. Beim Vergleich mit Halothan beträgt die direkte negativ inotrope Wirkung am isolierten Herzen bei 1 MAC Enfluran 10 %, bei 1 MAC Halothan 44 % (7). Enfluran interferiert mit der Kreislaufhomöostase und vermindert die sympathikoadrenale Aktivität. Enfluran kann das Herz gegenüber Katecholaminen potentiell sensibilisieren und damit arrhythmogen wirken. Allerdings ist dieser Effekt wesentlich geringer als nach Halothan. So beträgt die für eine definierte Arrhythmie bei 1,25 MAC Anästhetikum am Menschen erforderliche Adrenalindosis 2,1 µg/kg für Halothan, 6,7 µg/kg für Isofluran und 10,9 µg/kg für Enfluran, bei wesentlich flacherem Kurvenverlauf für letztere Substanz (6).

Im Zentralnervensystem kann Enfluran paroxysmale Aktivitäten auslösen, die sich in tonisch-klonischen Zuckungen der Gesichts- und Extremitätenmuskulatur äußern. Diese zerebrale Stimulation ist besonders relevant bei Kindern und kann bei Inhalation von 4 % Enfluran zu Zeichen einer generalisierten epileptischen Aktivität führen. Hierzu trägt auch der höhere MAC-Wert, d. h. die größere benötigte Anästhetikummenge bei Kindern, bei. Beim Erwachsenen sind solche EEG-Veränderungen Zeichen einer Überdosierung. Trotzdem sollte man bei Patienten mit Epilepsie Enfluran vermeiden.

3 % Enfluran senken den zerebralen Sauerstoffverbrauch um etwa 50 %, Ausdruck einer erheblichen Reduktion des zerebralen Stoff-

wechsels. Enfluran zeigt in anästhetisch wirksamer Dosierung
einen atemdepressiven Effekt, der stärker ist als nach Halothan.

Enfluran führt in Konzentrationen von mehr als 2,5 % zu einer
Störung der neuromuskulären Transmission, d. h. zu einer Relaxation der Skelettmuskulatur. Diese Wirkung wird durch nichtdepolarisierende Muskelrelaxanzien vom Kuraretyp verstärkt und
führt klinisch zu einer erheblichen Verminderung des Bedarfs
an Muskelrelaxanzien.

Lachgas-Komedikation bei der balancierten Anästhesie

Lachgas ist im Blut nur physikalisch gelöst. Das Agens flutet
daher rasch an und ab und wird praktisch vollständig in unver-
änderter Form pulmonal ausgeschieden. Von Vorteil sind die
starke analgetische Wirkung, die chemische Stabilität sowie
das Fehlen lokaler Reizwirkungen. Lachgas hat keine muskelre-
laxierende Wirkung, zeigt keine toxischen Effekte auf das ZNS
und hat nur eine geringe kreislaufdepressorische Wirkung. Der
MAC-Wert beträgt 110 Vol.%, so daß eine Narkose mit Lachgas
allein nicht möglich ist. Diese pharmakologischen und physikochemischen Eigenschaften machen Lachgas zu einem idealen Adju-
vans für die balancierte Anästhesie.

Bei klinisch üblicher Konzentration von 70 Vol.% Lachgas werden die MAC-Werte von Halothan und Enfluran um etwa 50 % herabgesetzt (Tabelle 1). Damit sind die halothan- bzw. enfluran-
bedingten Atem- und Kreislaufdepressionen deutlich geringer.
Kombination von Lachgas mit Halothan erhöht den Plasmakate-
cholaminspiegel mit konsekutiver Steigerung von Blutdruck, Herzminutenvolumen und zentralvenösem Druck. Diese Aktivierung des
sympathikoadrenalen Systems ist bei Enfluran deutlich geringer:
Gefäßwiderstand und Blutdruck bleiben unverändert (3).

Vergleich von Enfluran und Halothan

Vorteile des Enflurans im Vergleich zum Halothan sind unter
pharmakologischem Aspekt neben der chemischen Stabilität vor
allem die geringe Löslichkeit im Blut. Sie erlaubt ein rasches
An- und Abfluten der Substanz und damit eine gute Steuerbarkeit der Narkose. Im Zusammenhang damit ist die Biotransformation des Enflurans wesentlich geringer als die des Halothans,
was vor allem bei wiederholten oder längerdauernden Narkosen
sowie bei Patienten mit Leber- oder Nierenschäden von Vorteil
sein kann. Auch die Sensibilisierung des Herzens gegenüber
Katecholaminen und, im Zusammenhang damit, eine geringere Inzidenz spontaner Arrhythmien sind Vorteile des Enflurans gegenüber dem Halothan.

Nachteilig ist die potente depressorische Wirkung von Enfluran
auf das Herz-Kreislauf-System und die Atmung, vor allem bei Inhalation höherer Konzentrationen. Dies ist besonders relevant
bei Kindern während der Einleitungsphase der Narkose. Neben der

Entstehung von potentiell nephrotoxischen Fluoridionen, deren
klinische Bedeutung noch nicht in allen Punkten geklärt ist,
stellt vor allem die bei einem Teil der Patienten auftretende
Steigerung der zerebralen Erregbarkeit und damit das Krampf-
potential Nachteile des Enflurans dar. Letztgenannte Veränderungen sind im allgemeinen Zeichen einer Überdosierung und lassen sich durch Dosisreduktion sowie Korrektur einer hyperven-
tilatorischen Hypokapnie aufheben.

<u>Literatur</u>

1. ALBERTS, B., BRAY, D., LEWIS, J., RAFF, M., ROBERTS, K.,
   WATSON, J. D.: Molecular biology of the cell. New York,
   London: Garland Publishing Inc. 1983

2. BLACK, G. W.: Enflurane. Brit. J. Anaesth. <u>51</u>, 627 (1979)

3. CURLING, P. E., NOBACK, C. R.: Inhalational anesthetics:
   Isoflurane and nitrous oxide. In: Cardiac anesthesia, vol.
   2: Cardiovascular pharmacology (ed. J. A. KAPLAN), p. 95.
   Orlando: Grune & Stratton 1983

4. EGER II, E. I.: Isoflurane: A review. Anesthesiology <u>55</u>,
   559 (1981)

5. GÖTHERT, M.: Pharmakologie des Enflurane (Ethrane). In:
   Ethrane. Neue Ergebnisse in Forschung und Klinik (ed. H.
   KREUSCHER), p. 1. Stuttgart, New York: Schattauer 1975

6. JOHNSTON, R. R., EGER II, E. I., WILSON, C.: A comparative
   interaction of epinephrine with enflurane, isoflurane and
   halothane in man. Anesth. Analg. <u>55</u>, 709 (1976)

7. KEMMOTSU, O., HASHIMOTO, Y., SHIMOSATO, S.: Inotropic effects of isoflurane on mechanics of concentration in isolated cat papillary muscles from normal and failing hearts.
   Anesthesiology <u>46</u>, 5 (1973)

8. KOBLIN, D. D., EGER II, E. I., JOHNSON, B. H., COLLINS, P.,
   HARPER, M. H., TERRELL, R. C., SPEERS, L.: Minimum alveolar
   concentrations and oil/gas partition coefficients of four
   anesthetic isomers. Anesthesiology <u>54</u>, 314 (1981)

9. MARSHALL, B. E., WOLLMAN, H.: General anesthetics. In: The
   pharmacological basis of therapeutics (eds. A. GOODMAN GIL-
   MAN, L. S. GOODMAN, A. GILMAN), 6th ed., p. 276. New York:
   MacMillan 1980

10. MILLER, K. W., PATON, W. D. M., SMITH, R. A., SMITH, R. B.:
    The pressure reversal of general anaesthesia and the criti-
    cal volume hypothesis. Mol. Pharmacol. <u>9</u>, 131 (1973)

11. ROSENBERG, P. H., AIRAKSINEN, M. M.: Toxicity of the meta-
    bolites of inhalation anaesthetics. Progr. Pharmacol. <u>4</u>, 3
    (1982)

12. SMITH, T. C., COOPERMAN, L. H., WOLLMAN, H.: History and
    principles of anesthesiology. In: The pharmacological ba-
    sis of therapeutics (eds. A. GOODMAN GILMAN, L. S. GOODMAN,
    A. GILMAN), 6th ed., p. 258. New York: MacMillan 1980

13. TORRI, G., MARTIANI, C., PEROTTI, V.: Klinische Bedeutung
    der Pharmakodynamik von Inhalationsanaesthetika. In: Inha-
    lationsanaesthesie heute und morgen (eds. K. PETER, F.
    JESCH), p. 57. Berlin, Heidelberg, New York: Springer 1982

14. TORRI, G., SALVO, I., DAINOTTO, A.: New molecules for in-
    halation anesthesia. In: Pharmacological basis of anesthe-
    siology: Clinical pharmacology of new analgesics and an-
    esthetics (eds. M. TIENGO, M. J. COUSINS), p. 141. New York:
    Raven Press 1983

15. TRUDELL, J. R.: A unitary theory of anesthesia based on
    lateral phase separations in nerve membranes. Anesthesiology
    46, 5 (1977)

Grundlagen der Anwendung von Stickoxydul, Halothan und Enfluran – klinische Aspekte

Von Th. Pasch

Im Prinzip können, vom Lachgas abgesehen, mit modernen Inhalationsanästhetika wie Halothan oder Enfluran alle Erfordernisse einer Narkose (Hypnose, Analgesie, Muskelrelaxation, vegetative Dämpfung) zumindest partiell erfüllt werden. Vorrangige Bedeutung haben für den Kliniker aber zweifellos die beiden ersten, nämlich Schlaferzeugung und Schmerzfreiheit. Diese werden deshalb zunächst besprochen, bevor die Wirkungen der volatilen Anästhetika auf verschiedene Organsysteme dargestellt werden.

1 Narkotische Wirkung (Hypnose und Analgesie)

Zur Messung der narkotischen Potenz von Inhalationsanästhetika hat sich das Konzept der MAC (Minimal alveolar anesthetic concentration) bewährt und durchgesetzt. Die MAC ist konventionsgemäß als diejenige minimale alveoläre Konzentration eines volatilen Anästhetikums definiert, bei der 50 % der Patienten auf einen Hautschnitt nicht mehr mit einer Abwehrbewegung der Extremitäten oder des Kopfes reagieren. Als Äquilibrierungszeit für die jeweilige untersuchte Konzentration werden mindestens 15 min gefordert, weil davon ausgegangen wird, daß sich nach dieser Zeit zwischen der meistens als endexspiratorische Konzentration gemessenen alveolären Konzentration und derjenigen am Ort der Wirkung, also im Gehirngewebe, ein Gleichgewicht eingestellt hat.

Die üblicherweise in der Literatur angegebenen MAC-Werte gelten für Erwachsene von etwa 30 - 55 Jahren ohne sonstige Medikation und für Sauerstoff als Trägergas. Unter diesen Bedingungen beträgt die MAC für Halothan 0,73 - 0,77, für Enfluran 1,68 und für Stickoxydul 101 - 110 % (21). Der N_2O-Partialdruck im Gehirngewebe, der 1,0 MAC entspricht, ist also höher als der atmosphärische Druck. Deshalb kann mit Lachgas nur unter hyperbaren Bedingungen eine suffiziente Analgesie erzielt werden (24). Mehrfache der MAC werden durch vorgesetzte Zahlen bezeichnet (z. B. 0,5 MAC oder 2,0 MAC).

Ähnlich wie eine ED 50 oder eine LD 50 wird die MAC manchmal genauer als MAC 50 bezeichnet und zusätzlich eine MAC 95 definiert, welche die minimale alveoläre Konzentration bezeichnet, bei der 95 % aller Patienten nicht mehr auf einen Hautschnitt reagieren. Sie beträgt für Halothan das 1,2- und für Enfluran das 1,1fache der MAC 50. Um unter klinischen Bedingungen eine hinreichend tiefe Anästhesie zu erzeugen, müssen die inspiratorischen Konzentrationen etwa 30 % über der MAC liegen, also 1,3 MAC betragen (27).

Tabelle 1. Verschiedene MAC-Werte für Halothan und Enfluran (22), Definitionen im Text. MAC und MAC-EI ohne N_2O, MAC-BAR mit 60 % N_2O bestimmt

	Halothan	Enfluran
MAC 50	1,0 MAC = 0,74 Vol.%	1,0 MAC = 1,68 Vol.%
MAC 95	1,2 MAC	1,1 MAC
MAC-EI 50	1,3 MAC	1,4 MAC
MAC-EI 95	1,7 MAC	1,9 MAC
MAC-BAR 50	1,5 MAC	1,6 MAC
MAC-BAR 95	2,1 MAC	2,6 MAC

Tabelle 2. Veränderungen der MAC durch verschiedene Einflüsse (21)

Zunahme	Abnahme	Ohne Einfluß
Hyperthermie	Hypothermie	$PaCO_2$-Änderungen
Hypernatriämie	Hyponatriämie	Metabolische Alkalose
Katecholaminfrei-setzung im ZNS	Metabolische Azidose	
	Hypoxämie (PaO_2 < 38 mm Hg)	Hyperoxie
Chronischer Alkoholismus	Arterielle Hypotension	Arterielle Hypertension
Opiatabhängigkeit	Opiate	Naloxon (?)
	Sedativa und Hypnotika	Geschlecht
	Akute Alkoholisierung	
	Schwangerschaft	
	Alter	

Unter der Vorstellung, daß das Nicht-Reagieren auf einen Hautschnitt als Kriterium der Anästhesietiefe nicht genügt, sind auch die Unterdrückung von Bewegungen und Husten während der endotrachealen Intubation und die Blockierung adrenerger Reaktionen (Anstieg des Plasmanoradrenalins) bei Hautschnitt als Parameter für die Bewertung der narkotischen Potenz vorgeschlagen worden (22). Die entsprechenden alveolären Konzentrationen werden als MAC-EI bzw. MAC-BAR bezeichnet. Beide sind höher als die "eigentlichen" MAC-Werte (Tabelle 1).

Die narkotische Potenz von Inhalationsanästhetika schwankt interindividuell nur wenig, wird aber von vielen anderen Faktoren beeinflußt (Tabelle 2). Insbesondere ist die MAC vom Lebensalter abhängig. Sie nimmt vom Säuglingsalter bis etwa zum 12. Lebensjahr ab, steigt im Jugendalter wieder an und sinkt dann kontinuierlich bis zum Senium (Tabelle 3).

Tabelle 3. Abhängigkeit der MAC vom Lebensalter (8, 10, 12, 27)

Halothan		Enfluran	
Alter (Jahre)	MAC (Vol.%)	Alter (Jahre)	MAC (Vol.%)
0 - 0,5	1,08	0 - 0,5	2,05
0,5 - 2,5	0,97	0,5 - 2	2,07
2,5 - 6	0,91	2 - 6	1,87
7 - 11	0,87	6 - 12	1,67
12 - 18	0,92	12 - 14	2,06
19 - 30	0,84	20 - 30	1,87
31 - 55	0,76	20 - 55	1,68
70 - 96	0,65	> 70	< 1,55

Simultan mit volatilen Anästhetika applizierte intravenöse Narkotika und Analgetika verringern den Bedarf an Inhalationsanästhetika (21). Prämedikation mit 8 - 15 mg Morphin erniedrigt die Halothan-MAC auf 0,69 (25), bei Kindern wird die Enfluran-MAC durch Vorgabe von Promethazin, Droperidol oder Pethidin um durchschnittlich 25 % gesenkt (27). In Experimenten an Hunden wurde die Enfluran-MAC durch steigende Plasmaspiegel von Fentanyl oder Morphin zunehmend reduziert (16, 17). Diese Dosisabhängigkeit verläuft jedoch nicht linear, sondern zeigt einen ausgeprägten Sättigungseffekt; maximal ist die MAC durch diese Opioide auf 35 % senkbar (Ceiling-Effekt).

Am besten dokumentiert sind die Wirkungen einer N_2O-Zugabe auf die MAC von potenten Inhalationsanästhetika (Abb. 1). Sie nimmt für Halothan und Enfluran, aber auch für Methoxyfluran, Fluroxene und Isofluran linear mit steigendem N_2O-Anteil im Inspirationsgas ab (32). Für Halothan sinkt die MAC bei 30 % N_2O auf 0,55, bei 50 % auf 0,42 und bei 70 % auf 0,29 Vol.%. Die entsprechenden Werte für Enfluran sind 1,17 bei 30 %, 0,89 bei 50 % und 0,57 bei 70 % N_2O. Verlängert man die Regressionsgeraden in Abb. 1 auf die x-Achse, erhält man indirekt die MAC von N_2O. Je nach Anästhetikum ergeben sich dann Werte zwischen 92 und 124 %, was darauf hinweist, daß diese Art der Bestimmung nur einen groben Anhalt liefert (24). Generell verhalten sich alle Inhalationsanästhetika hinsichtlich ihrer MAC-Werte additiv.

2 Wirkungen auf Organsysteme

2.1 Kardiovaskuläres System

2.1.1 Myokardiale Kontraktilität
Halothan und Enfluran führen zu einer Herabsetzung myokardialer Kontraktilitätsindizes am isolierten Herzen oder Papillar-

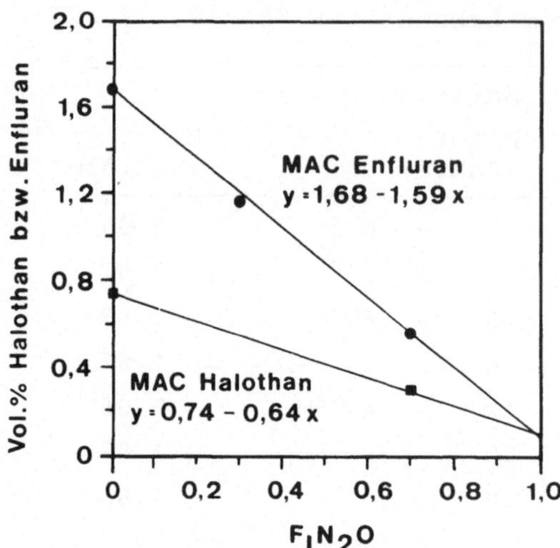

Abb. 1. Dosisabhängige Abnahme der MAC von Halothan und Enfluran durch die Zugabe von N_2O (25, 32). Die Größenordnung der MAC von N_2O kann durch Verlängerung der Regressionsgeraden auf die x-Achse indirekt ermittelt werden. $F_I N_2O$ = fraktionelle N_2O-Konzentration im Frischgasgemisch

muskelpräparat (5). Diese negativ inotrope Wirkung ist für Halothan etwas stärker als für Enfluran, jedoch sind quantitative Angaben wegen differierender Versuchsbedingungen und Speziesunterschieden schwer zu machen. N_2O hat eine deutlich geringere, aber nachweisbare myokarddepressive Wirkung (12, 24).

2.1.2 Hämodynamische Wirkungen in vivo
Unter realen klinischen Bedingungen interferieren die direkten Herz- und Gefäßwirkungen mit endogenen Regulationsmechanismen und Einflüssen von Beatmung (z. B. $PaCO_2$), Operation (z. B. Blutverlust) und der Wirkung anderer Pharmaka (z. B. Atropin). Kreislaufeffekte von volatilen Anästhetika beim Menschen können deshalb nur dann hinreichend reproduzierbar beschrieben werden, wenn die Auswirkungen der Operation außer Betracht gelassen werden (12).

Halothan und Enfluran erniedrigen bei normokapnischer intermittierender positiver Druckbeatmung dosisabhängig das Herzzeitvolumen und den arteriellen Druck. Der periphere Widerstand bleibt unter Halothan meist konstant; Enfluran senkt ihn eher, so daß der Blutdruck relativ mehr als das Herzzeitvolumen fällt. Damit geht im Gegensatz zu Halothan meist eine Tachykardie einher (3). Der negativ inotrope Effekt beider Substanzen kann bei der klinischen Anwendung durch die gegenläufigen Wirkungen einer Sympathikusaktivierung überspielt werden, vor allem durch den Einfluß der Operation. Hyperkapnie, Hypoxie oder Hypervolämie wirken ebenfalls einer Kreislaufdepression entgegen (12).

Die Inhalationsanästhetika haben nun nicht nur direkte Herz- und Gefäßwirkungen, sondern beeinflussen auch die Kreislauf-

regulation. Halothan und Enfluran sensibilisieren das Barore-
zeptorsystem, so daß ein verstärkter afferenter Impulsstrom
entsteht und hypotensive Reaktionen begünstigt werden (11).
Außerdem läßt sich ein hemmender Effekt dieser beiden potenten
Anästhetika auf die sympathikoadrenerge Aktivierung nachweisen,
und zwar zentral, in den vegetativen Ganglien, im Nebennieren-
mark und an den sympathischen Nervenendigungen, jedoch ebenfalls
nur dann, wenn die stimulierenden Reize von Operation und anderem dem nicht entgegenwirken (9).

Der Einfluß von Halothan und Enfluran auf die myokardiale Sauerstoffversorgung ist komplex. Es sind daran sowohl direkte myokardiale und koronare als auch extrakardiale Effekte (Druck-
senkung, Frequenzbeeinflussung) beteiligt. Die Balance zwischen
Sauerstoffangebot und -bedarf bleibt jedoch beim gesunden Herzen erhalten (30).

N_2O beeinflußt den Kreislauf am wenigsten. Es hat in vivo mäßig
ausgeprägte stimulierende Effekte, die auf einer Aktivierung
des sympathikoadrenergen Systems beruhen (24). So hebt es teilweise die depressive Wirkung einer Halothan- oder Enflurananästhesie auf (1, 12, 18). Der periphere Widerstand zeigt eine
Tendenz zum Anwachsen, das Herzzeitvolumen eher zum Abfall. Besondere Aufmerksamkeit hat in jüngster Zeit die Wirkung von N_2O
auf den Pulmonalkreislauf gefunden.

Der pulmonale Gefäßwiderstand wird normalerweise nur gering beeinflußt, bei erhöhten Ausgangswerten über 200 dyn · s/cm^5 jedoch erheblich gesteigert (26). Deshalb ist Lachgas bei pulmo-
naler Hypertension und schwerer Rechtsherzinsuffizienz möglichst
zu vermeiden.

2.1.3 Herzrhythmusstörungen

Halothan kann - insbesondere im Zusammenwirken mit Katecholaminen - zu Rhythmusstörungen führen, ohne daß über die Inzidenz genaue Zahlen vorliegen. Sonstige Pharmaka, die Narkosetiefe, anästhesiologische (Intubation) und chirurgische Mani-
pulationen, die Ventilation sowie metabolische Faktoren spielen
hier ebenfalls eine Rolle (29). Zweifelsohne sensibilisiert
Halothan das Myokard für die arrhythmogene Wirkung von Katecholaminen, insbesondere Adrenalin. Aus mehreren Untersuchungen ist ersichtlich, daß Enfluran in dieser Hinsicht ungefähr-
licher als Halothan ist (3, 13). Die Applikation von Adrenalin
in einer Verdünnung von mindestens 1 : 10^5 und einer Dosis von
höchstens 10 ml/10 min bzw. 30 ml/h wird auch während einer
Halothananästhesie als vertretbar angesehen (29). Nach anderen Angaben treten bei Einzeldosen unter 1 µg/kg keine Arrhythmien auf. Lidocain hat einen protektiven Effekt (Abb. 2). Die
Injektion adrenalinhaltiger Lokalanästhetika ist deshalb weniger gefährlich als diejenige purer verdünnter Adrenalinlösungen.

2.2 Respiratorisches System

Inhalationsanästhetika beeinflussen folgende fünf Partialfunk-
tionen des respiratorischen Systems:

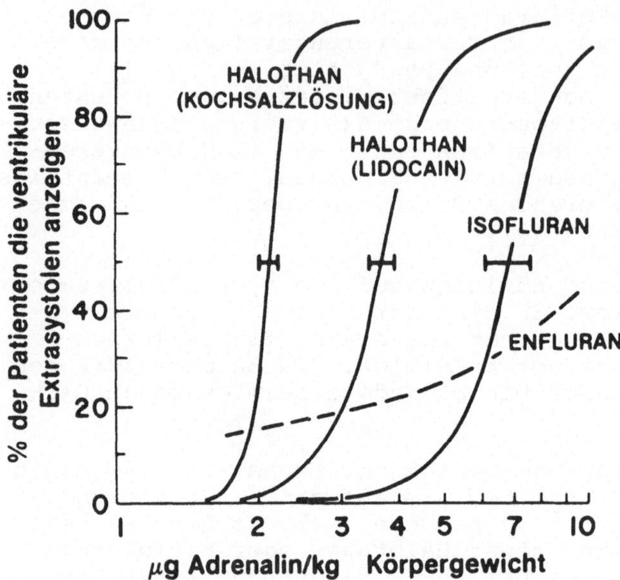

Abb. 2. Dosis-Wirkungs-Kurve für adrenalininduzierte ventriku-
läre Extrasystolen bei Halothan-, Enfluran- und Isofluranan-
ästhesie (jeweils 1,25 MAC). Lidocain erhöht die Schwellendo-
sis bei Halothan und Enfluran (letzteres nicht eingezeichnet)
(Nach 14)

1. zentraler Atemantrieb;
2. Atemmechanik;
3. Bronchialsekretion und Ziliarfunktion;
4. Alveolarstabilität;
5. pulmonales Gefäßsystem.

Die Wirkungen von N_2O können dabei vernachlässigt werden. Halothan und in noch stärkerem Grade Enfluran führen bei Spontanatmung zu einer zentralen Atemdepression mit konsekutiver
Hyperkapnie (3, 18, 20). Von einem Ausgangswert von 35 mm Hg
im Wachzustand steigt der $PaCO_2$ bei 1 MAC Halothan auf 48 mm Hg
und 1 MAC Enfluran auf 61 mm Hg an. Deshalb muß auch bei einer
reinen Inhalationsnarkose die Spontanatmung assistiert werden,
sofern nicht kontrolliert beatmet wird. In der Ausleitungsphase
ist eine hinreichend lange Unterstützung der Spontanatmung un-
umgänglich.

Compliance und Resistance werden beim Lungengesunden nur mäßig
verändert (15, 23). Bei erhöhtem Atemwegswiderstand als Folge
eines Asthmaleidens oder einer chronisch-obstruktiven Bronchi-
tis gilt Halothan als Mittel der Wahl, weil es in diesen Fällen die Resistance erniedrigt. Jedoch hat sich Enfluran nicht
nur experimentell als ebenso wirksam erwiesen; es gibt keiner-
lei klinische Beweise dafür, daß es weniger effektiv als Halothan ist (20). N_2O, Halothan und Enfluran bewirken im Gegensatz zum Diäthyläther keine Sekretionssteigerung in den Atem-
wegen, beeinträchtigen jedoch dosisabhängig die Ziliarfunktion

und den mukoziliaren Transport. Nach Abschalten der Zufuhr ist
die Supprimierung der mukoziliaren Clearance schnell reversibel.

Schließlich hemmen Halothan und Enfluran, möglicherweise auch
N_2O, den von-Euler-Liljestrand-Reflex, die hypoxische pulmonale Vasokonstriktion, welche in hypoxischen Alveolarbezirken die
Perfusion an die eingeschränkte Ventilation anpaßt (20). Obwohl
die klinische Bedeutung dieses Effekts noch nicht ausreichend
untersucht ist, sollten Inhalationsanästhetika bei Patienten
mit Lungenerkrankungen im Sinne von schweren Verteilungsstörun-
gen mit erhöhter venöser Beimischung zurückhaltend eingesetzt
werden (2).

2.3   Gehirn

Inhalationsanästhetika erhöhen die Hirndurchblutung und dadurch
das intrakranielle Blutvolumen, was bei eingeschränkter intra-
kranieller Compliance den intrakraniellen Druck steigert (28,
31). Das trifft auch für N_2O zu. Nach den meisten Untersuchungen ist Halothan wirksamer als Enfluran. Vasokonstriktiva und
Hyperventilation können die Durchblutungs- und Hirndrucksteic-
gerung zumindest partiell kompensieren, vorausgesetzt, daß die
Hyperventilation nicht erst nach der Applikation der Anästhetika begonnen wird (4, 28). Anders als N_2O führen Halothan und
Enfluran zu einer Entkopplung von Durchblutung und O_2-Verbrauch
des Gehirns, d. h. obwohl die Perfusion bis zum Erreichen der
unteren Autoregulationsgrenze zunimmt, sinkt der O_2-Verbrauch
dosisabhängig. Hohe Halothandosen (3 MAC) sollen direkt toxisch
auf den Stoffwechsel der zerebralen Neurone wirken (31).

Die Ansichten über die klinische Bedeutung der unter Inhalationsanästhetika auftretenden Änderungen der elektrischen Aktivität des Gehirns sind uneinheitlich. Halothan ist diesbezüglich relativ inert. Unter hohen Enflurankonzentrationen kann
es bei gleichzeitiger Hypokapnie oder akustischer Stimulation
zu Krampfanfällen kommen, niedrige Konzentrationen (1 Vol.%)
können schon exzitatorische Phänomene im EEG hervorrufen (Tabelle 4). Für die klinische Praxis dürfen solche elektroenze-
phalographischen Befunde nicht überbewertet werden; immerhin
ist Enfluran bei Epileptikern ohne Nachteile zur Narkose verwendet worden (19). Generell bestehen bei Patienten ohne zerebrale Pathologie keine Bedenken gegen die Anwendung volatiler
Anästhetika (31).

2.4   Leber und Splanchnikusgebiet

Im Vordergrund des klinischen Interesses steht das Problem der
Lebertoxizität von volatilen Anästhetika, auf das im Beitrag
von STEUER und SCHMIDT eingegangen wird.

Über die Beeinflussung der Leber- und Splanchnikusdurchblutung
durch volatile Anästhetika liegen kaum Untersuchungen am Patienten vor. Tierexperimentelle Befunde zeigen, daß Leberar-
terien- und Pfortaderdurchblutung abnehmen, am ausgeprägtesten

Tabelle 4. EEG-Effekte von Inhalationsanästhetika (28)

Bedingung	N_2O	Halothan	Halothan-N_2O	Enfluran
< 1,0 MAC Bewußtseinsverlust	Aktivierung 13 Hz	Aktivierung 10 - 20 Hz	Aktivierung 12 - 15 Hz	Aktivierung 20 Hz
1,0 MAC	4 - 8 und 13 Hz (75 % N_2O)	10 - 15 Hz	6 - 8 Hz	7 - 12 Hz Amplituden ↑
1,5 MAC	-	1 - 3 Hz	2 Hz	Spikes und Waves
≥ 2,0 MAC	-	Suppression	-	Spikes und Waves, eventuell akustisch evozierte Anfälle
Hyperkapnie	-	Suppression ↑	-	Suppression ↓ Bursts ↑
Hypokapnie	-	Frequenz ↑	-	Epileptiforme Aktivierung ↑ Längere Suppression Burst-Amplitude ↑

Tabelle 5. Relative Veränderungen der Leberdurchblutung in Prozent der Ausgangswerte unter Inhalationsanästhetika (6). 1-MAC-Angaben (1)

		Durchblutung V. portae	Durchblutung A. hepatica	Widerstand A. hepatica
N_2O	30 %	89	89	131
	50 %	92	84	152
	70 %	85	78	140
Halothan	0,5 %	74	76	95
	1,0 %	72	60	110
	1,5 %	55	37	125
	2,0 %	45	35	94
	1 MAC	56	41	–
Enfluran	1,0 %	75	80	75
	1,5 %	65	75	65
	2,0 %	65	74	63
	3,0 %	44	55	50
	1 MAC	64	64	–

unter Halothan, am wenigsten unter N_2O (Tabelle 5). Am Menschen ist eine Abnahme der Lebergesamtdurchblutung und eine Vasokonstriktion der A. hepatica nachgewiesen worden. Mit der Abnahme der Leberdurchblutung ist keineswegs eine ebenso große Reduzierung des hepatischen O_2-Verbrauchs verknüpft. So fällt vor allem unter Halothan die hepatikovenöse O_2-Sättigung deutlich ab. Das ist beim Lebergesunden unbedenklich, weil andere Faktoren, wie der chirurgische Eingriff (Laparotomie), IPPV und vasoaktive Pharmaka, mindestens ebenso viel Einfluß auf die Leberdurchblutung nehmen. Bei eingeschränkter Leberfunktion sollen jedoch volatile Anästhetika zurückhaltend und dafür intravenöse bevorzugt eingesetzt werden (1).

2.5 Niere

Die Nierenfunktion ist während Halothan- oder Enflurananästhesie beeinträchtigt. Das betrifft die renale Durchblutung, die glomeruläre Filtration, die Elektrolyt- und Wasserausscheidung. In der Regel sind diese Veränderungen, die in erster Linie durch zirkulatorische und endokrine Effekte ausgelöst werden, einige Stunden nach der Narkose voll kompensiert (13). N_2O macht eine Antidiurese ohne Verminderung der Ausscheidungsfunktion (24).

Ein direkt toxischer Effekt auf die Niere durch im Stoffwechsel entstehende freie Fluoridionen ist nur für Enfluran in Betracht zu ziehen und dies auch nur bei eingeschränkter Nierenfunktion (13).

Tabelle 6. Abnahme der ED 90 (mg/kg) kompetitiv hemmender Muskelrelaxanzien durch Halothan und Enfluran (jeweils 1,25 MAC) im Vergleich zu einer intravenösen Anästhesie mit Analgetika und N_2O. Nach L. H. D. J. BOOIJ (persönliche Mitteilung)

Relaxans	N_2O-Analgetika	Halothan	Enfluran
Pancuronium	0,065	0,045	0,025
Alcuronium	0,140	0,100	0,050
Vecuronium	0,060	0,040	0,020
Atracurium	0,200	0,135	0,065

2.6 Uterus

Halothan und Enfluran bewirken in narkotischen Dosen eine ausgeprägte Uterusrelaxation vergleichbaren Ausmaßes, die in der geburtshilflichen Anästhesie meistens unerwünscht ist. Dennoch können beide Anästhetika nach den vorliegenden klinischen Untersuchungen bei der Sectio caesarea verwendet werden, wenn sie bis zur Abnabelung so niedrig wie möglich (d. h. deutlich unter 1,0 MAC) dosiert werden (3, 18).

2.7 Skelettmuskulatur

Halothan und Enfluran hemmen die neuromuskuläre Übertragung dosisabhängig, wobei letzteres stärker wirkt (7). Deshalb läßt sich mit einer Enfluran-Mononarkose in vielen Fällen eine für Bauchoperationen ausreichende Muskelentspannung erzielen. Die dafür notwendige Narkosetiefe und der daraus resultierende Blutdruckabfall sind jedoch meist unerwünscht, so daß die Kombination mit kompetitiven Relaxanzien in reduzierter Dosis vorzuziehen ist. Als Faustregel gilt, daß 1,25 MAC Halothan die ED 90 von kompetitiven Relaxanzien um ein Drittel, 1,25 MAC Enfluran um zwei Drittel erniedrigt (Tabelle 6); Isofluran liegt zwischen beiden. Dieser additiven Wirkung von Muskelrelaxanzien und Inhalationsanästhetika muß vor allem im Hinblick auf den postnarkotischen Verlauf bei der Dosierung Rechnung getragen werden.

3 Klinische Bewertung

Stickoxydul, Halothan und Enfluran sind sehr weit verbreitete Inhalationsanästhetika, mit denen Millionen von Narkosen sicher durchgeführt worden sind. Ihre anästhetische Potenz und ihre Organwirkungen sind gut bekannt, schwerste Nebenwirkungen, wie Leberzellschädigung oder maligne Hyperthermie, sehr selten. Effekte, die vor allem bei kardiovaskulären und zerebralen Vorerkrankungen potentiell schädlich sind (unter anderem starker Blutdruckabfall, Beeinträchtigung der Herzleistung, Hirndruckstei-

gerung), mindern den Wert dieser Substanzen in der Praxis nicht
grundsätzlich, weil durch die Kombination mit intravenösen Anästhetika und mit Relaxanzien eine Reduzierung der Dosis und damit auch der Nebenwirkungen möglich ist. Für die absehbare Zukunft ist nicht zu erwarten, daß diese wirksamen und gut steuer-
baren Pharmaka aus dem Fundus des klinisch tätigen Anästhesisten
verschwinden werden.

Literatur

1. ANDREEN, M.: Inhalation versus intravenous anaesthesia. Effects on the hepatic and splanchnic circulation. Acta anaesth.
   scand., Suppl. 75, 25 (1982)

2. BJERTNAES, L. J.: Einfluß von Inhalationsanaesthetika auf
   Lungenventilation und -perfusion. In: Inhalationsanaesthesie
   heute und morgen (eds. K. PETER, F. JESCH). Anaesthesio-
   gie und Intensivmedizin, Bd. 149, p. 175. Berlin, Heidelberg,
   New York: Springer 1982

3. BLACK, G. W.: Enflurane. Brit. J. Anaesth. 51, 627 (1979)

4. CUNITZ, G.: Wirkung von Inhalationsanaesthetika auf den intrakraniellen Druck. In: Inhalationsanaesthesie heute und
   morgen (eds. K. PETER, F. JESCH). Anaesthesiologie und Intensivmedizin, Bd. 149, p. 159. Berlin, Heidelberg, New York:
   Springer 1982

5. FISCHER, K.-J.: Der Einfluß von Anaesthetica auf die Kon-
   traktionsdynamik des Herzens. Anaesthesiologie und Intensivmedizin, Bd. 117. Berlin, Heidelberg, New York: Springer 1979

6. FITCH, W., HUGHES, R. L., THOMSON, I., CAMPBELL, D.: Die
   Wirkung von Inhalationsanaesthetika auf die Leberdurchblutung und den Sauerstoffverbrauch der Leber. In: Inhalationsanaesthesie heute und morgen (eds. K. PETER, F. JESCH). Anaesthesiologie und Intensivmedizin, Bd. 149, p. 167. Berlin,
   Heidelberg, New York: Springer 1982

7. FOGDALL, R. P., MILLER, R. D.: Neuromuscular effects of enflurane, alone and combined with d-tubocurarine, pancuronium
   and succinylcholine, in man. Anesthesiology 42, 173 (1975)

8. GION, H., SAIDMAN, L. J.: The minimum alveolar concentration of enflurane in man. Anesthesiology 35, 361 (1971)

9. GÖTHERT, M.: Einfluß von Inhalationsanaesthetika auf das
   autonome Nervensystem. In: Inhalationsanaesthesie heute und
   morgen (eds. K. PETER, F. JESCH). Anaesthesiologie und Intensivmedizin, Bd. 149, p. 101. Berlin, Heidelberg, New York:
   Springer 1982

10. GREGORY, G. A., EGER, E. I., MUNSON, E. S.: The relationship
    between age and halothane requirement in man. Anesthesiology
    30, 488 (1969)

11. HAGENAU, W., PIETSCH, D., ARNDT, J. O.: Der Effekt von Halothan und Enflurane sowie von Propanidid und Ketamin auf die Aktivität der Barorezeptoren des Aortenbogens decerebrierter Katzen. Anaesthesist 25, 331 (1976)

12. HICKEY, R. F., EGER, E. I.: Circulatory effects of inhaled anaesthetics. In: The circulation in anaesthesia. Applied physiology and pharmacology (ed. C. PRYS-ROBERTS), p. 441. Oxford, London, Edinburgh, Melbourne: Blackwell 1980

13. JÄRNBERG, P. O.: Die Wirkung von Inhalationsanaesthetika auf die Nierenfunktion. In: Inhalationsanaesthesie heute und morgen (eds. K. PETER, F. JESCH). Anaesthesiologie und Intensivmedizin, Bd. 149, p. 187. Berlin, Heidelberg, New York: Springer 1982

14. JOHNSTON, R. R., EGER, E. I., WILSON, C.: A comparative interaction of epinephrine with enflurane, isoflurane and halothane in man. Anesth. Analg. 55, 709 (1976)

15. MORR-STRATHMANN, U., WELTER, J., LAWIN, P.: Die Beeinflussung physiologischer Atemgrößen durch Ethrane und Halothan. Anaesthesist 26, 165 (1977)

16. MURPHY, M. R., HUG, C. C.: The anesthetic potency of fentanyl in terms of its reduction of enflurane MAC. Anesthesiology 57, 485 (1982)

17. MURPHY, M. R., HUG, C. C.: The enflurane sparing effect of morphine, butorphanol, and nalbuphine. Anesthesiology 57, 489 (1982)

18. NGAI, S. H.: Halothane. In: Modern inhalation anesthetics (ed. M. B. CHENOWETH). Handbook of experimental pharmacology, vol. 30, p. 33. Berlin, Heidelberg, New York: Springer 1972

19. OPITZ, A., OBERWETTER, W. D.: Enflurane or halothane anaesthesia for patients with cerebral convulsive disorders? Acta anaesth. scand., Suppl. 71, 43 (1979)

20. PAVLIN, E. G.: Respiratory pharmacology of inhaled anesthetic agents. In: Anesthesia (ed. R. D. MILLER), vol. 1, p. 349. New York, Edinburgh, London, Melbourne: Churchill Livingstone 1981

21. QUASHA, A. L., EGER, E. I., TINKER, J. H.: Determination and applications of MAC. Anesthesiology 53, 315 (1980)

22. ROIZEN, M. F., HORRIGAN, R. W., FRAZER, B. M.: Anesthetic doses blocking adrenergic (stress) and cardiovascular responses to incision - MAC BAR. Anesthesiology 54, 390 (1981)

23. RÜGHEIMER, E., HIMMLER, J., GREINER, K.: Einfluß von Ethrane auf die Atmung. Prakt. Anästh. 9, 87 (1974)

24. ROTHHAMMER, A., WEIS, K. H.: Lachgas - Wirkungen und Nebenwirkungen. Anästh. Intensivmed. 23, 237 (1982)

25. SAIDMAN, L. J., EGER, E. I.: Effect of nitrous oxide and of narcotic premedication on the alveolar concentration of halothane required for anesthesia. Anesthesiology 25, 302 (1964)

26. SCHULTE-SASSE, U., HESS, W., TARNOW, J.: Pulmonary vascular responses to nitrous oxide in patients with normal and high pulmonary vascular resistance. Anesthesiology 57, 9 (1982)

27. SCHWIEGER, I., PODLESCH, I., DÄHN, H.: MAC von Enflurane bei Kindern. In: Kinderanaesthesie - Prämedikation - Narkoseausleitung (ed. J. B. BRÜCKNER). Anaesthesiologie und Intensivmedizin, Bd. 157, p. 120. Berlin, Heidelberg, New York, Tokyo: Springer 1983

28. SHAPIRO, H. M.: Anesthesia effects upon cerebral blood flow, cerebral metabolism, and the electroencephalogram. In: Anesthesia (ed. R. D. MILLER), vol. 2, p. 795. New York, Edinburgh, London, Melbourne: Churchill Livingstone 1981

29. SMITH, N. T., SMITH, P.: Circulatory effects of modern inhalation anesthetic agents. In: Modern inhalation anesthetics (ed. M. B. CHENOWETH). Handbook of experimental pharmacology, vol. 30, p. 149. Berlin, Heidelberg, New York: Springer 1972

30. SONNTAG, H.: Actions of anesthetics on the coronary circulation in normal subjects and patients with ischemic heart disease. In: Hypertension, ischemic heart disease, and anesthesia (ed. C. PRYS-ROBERTS). Int. Anesthesiol. Clin., vol. 18, no. 4, p. 111. Boston: Little, Brown 1980

31. STEEN, P. A.: Die Wirkung von Inhalationsanaesthetika auf das Gehirn. In: Inhalationsanaesthesie heute und morgen (eds. K. PETER, F. JESCH). Anaesthesiologie und Intensivmedizin, Bd. 149, p. 153. Berlin, Heidelberg, New York: Springer 1982

32. TORRI, G., DAMIA, G., FABIANI, M. L.: Effect of nitrous oxide on the anaesthetic requirement of enflurane. Brit. J. Anaesth. 46, 468 (1974)

Grundlagen der Anwendung von Isofluran

Von H. P. Büch und U. Büch

Bei der Entwicklung und Einführung des Isoflurans als Inhalationsnarkotikum (Strukturformel und Daten zur Historie siehe Tabelle 1) gab es von Anfang an Verzögerungen. Die Reindarstellung sowie eine kostengünstige Großsynthese machten Schwierigkeiten (38, 39, 40). 1973 stoppte die FDA die zur weiteren Erprobung notwendige Anwendung beim Menschen (erste Humanversuche in 5, 8, 34 beschrieben). In Versuchen an Mäusen, die mit dem Ziel durchgeführt wurden, die chronische Toxizität subnarkotischer Konzentrationen von Inhalationsnarkotika zu testen, war aufgrund des Auftretens von Tumoren an der Leber der Verdacht entstanden, daß Isofluran womöglich karzinogen wirkt (3). Die besonders günstigen anästhesiologischen Eigenschaften des Isoflurans rechtfertigten eine Überprüfung dieses diskriminierenden Befundes. Im direkten Vergleich zu Enfluran, Halothan, Methoxyfluran und N_2O wurde für Isofluran die kanzerogene Wirkung nach chronischer Exposition subnarkotischer Konzentrationen an der Maus erneut getestet. Dabei konnte weder für Isofluran noch für eines der anderen genannten Inhalationsnarkotika eine kanzerogene Wirkung weder an der Leber noch an anderen Organen nachgewiesen werden (13). Seither steht einer breiten klinischen Anwendung des Isoflurans in den USA nichts mehr entgegen.

Das in der medizinischen Literatur über Isofluran bereits existierende Schrifttum ist umfangreich und wird ziemlich lückenlos in den beiden Übersichtsartikeln von DOBKIN (1979): Forane (Isoflurane, compound 469) (7) sowie von EGER II (1981): Isoflurane - a review (10) referiert.

Chemische Eigenschaften (Tabelle 1)

Isofluran ist wie Enfluran ein halogenierter Methyläthyläther. Es ist ein geometrisches Isomer des Enflurans (gleiches Molekulargewicht).

Beim Isofluran ist C-1 asymmetrisch, dadurch ist das Molekül optisch aktiv; zur Anwendung gelangt das Racemat.

Der Siedepunkt des Isoflurans ist 8 °C niedriger und dementsprechend ist sein Dampfdruck (bei 20 °C) deutlich höher ($\sim$ 39 %) als derjenige des Enflurans. Demgegenüber unterscheidet sich der Dampfdruck des Isoflurans nur minimal von demjenigen des Halothans, so daß - zumindest theoretisch - für beide der gleiche Verdampfer verwendbar wäre; um eine Verwechslung bzw. Mischung der Narkotika zu vermeiden, ist dies in praxi jedoch nicht zulässig.

Tabelle 1. Strukturformel, Daten zur Historie sowie chemische
Eigenschaften des Isoflurans (<u>7</u>, <u>10</u>, <u>11</u>, <u>23</u>, <u>38</u>, <u>39</u>, <u>40</u>)

Isofluran (Forane)

$$F - C_2 - \overset{*}{C_1} - O - C - H$$

mit F, Cl, F oben und F, H, F unten

1-Chlor-2,2,2-trifluoräthyl-difluormethyl-äther

1965 Ross TERRELL
  - Synthese von Compound 469

  Louise SPEERS
  - Reindarstellung

1969 Humanversuche

  - DOBKIN, BYLES und Mitarbeiter
    Upstate Med. Ctr., State Univ., N. Y.

  - STEVENS, EGER II und Mitarbeiter
    Univ. of Calif., S. F.

1980 Zulassung für USA durch FDA

<u>Chemische Eigenschaften des Isoflurans</u>

Molekulargewicht: 184,5
Spezifisches Gewicht: 1,5
Siedepunkt: 48,5 °C
Dampfdruck (20 °C):   239,5 Torr

Geruch: wie Diäthyläther, jedoch stechend
Stabilität: sehr hoch, für die Aufbewahrung
            keine Zusätze erforderlich

- in Gegenwart von Atemkalk
- gegenüber Metallen   keine Zersetzung
- unter Einwirkung von UV-Licht

Entflammbarkeit   im Gemisch mit O_2 und N_2O in dem für
Brennbarkeit   anästhesiologische Zwecke benötigten
Explosibilität   Konzentrationsbereich nicht vorhanden

Isofluran ist sehr stabil, es wird ohne Zusätze aufbewahrt. Im
Gemisch mit O_2 und N_2O ist es im anästhesiologisch interessan-
ten Konzentrationsbereich nicht brennbar und explosiv. Nachteilig ist, daß es leicht stechend riecht.

	Verteilungskoeffizienten			MAC (Vol.%) * in	
	Blut/Gas (λ)	Öl/Gas	Gummi/Gas	O_2	N_2O 70 Vol.%
Isofluran	1,4	98	62	1,15	0,50
Enfluran	1,9	98	74	1,68	0,57
Halothan	2,3	224	120	0,75	0,29

* 30- bis 50jährige Patienten

Abb. 1 a. Physikalisch-chemische Eigenschaften (4, 7, 10, 11, 20) und Wirkungsstärke (MAC) (35) des Isoflurans

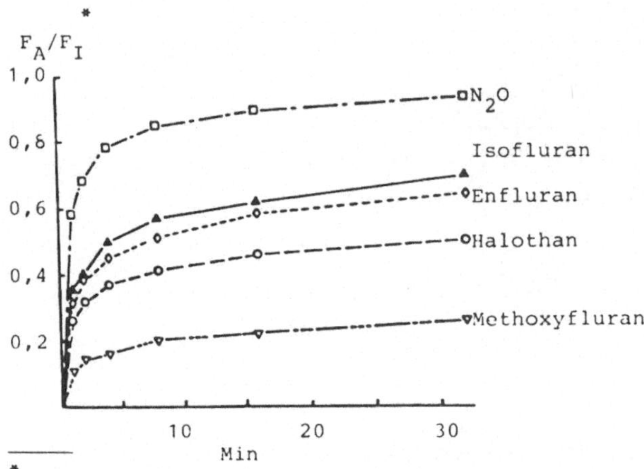

$^{*}F_A/F_I$ = Quotient aus der endexspiratorisch alveolären und der inspiratorischen Narkotikumkonzentration.

Abb. 1 b. Aufnahme von Isofluran über die Lunge im Vergleich zu anderen Inhalationsnarkotika (4, 10, 11)

<u>Physikalisch-chemische Eigenschaften, MAC-Werte</u> (Abb. 1)
Isofluran ist im Vergleich zu den anderen dampfförmigen Inhalationsnarkotika am wenigsten gut im Blut löslich (Ausnahme: Divinyläther, λ = 1,3; nicht mehr im Handel).

Gemessen am Öl-Gas-Verteilungskoeffizienten ist Isofluran deutlich weniger lipidlöslich als Halothan; demgegenüber besteht zwischen Isofluran und Enfluran kein Unterschied in der Lipidlöslichkeit; trotzdem ist - gemessen an der MAC - Isofluran deutlich stärker narkotisch wirksam als Enfluran. In O_2 wird für Isofluran eine MAC gemessen, die etwa in der Mitte zwischen derjenigen für Enfluran und Halothan liegt (Abb. 1).

<u>Aufnahme und Elimination über die Lunge; bei der Einleitung
und der Unterhaltung der Narkose notwendige Isoflurankonzen-
trationen</u>
Bei der Einleitung erreicht die Konzentration im Alveolarraum
aufgrund der geringen Löslichkeit im Blut (λ = 1,4) innerhalb
von 15 min bereits 60 % und mehr der im Inhalationsgemisch vorliegenden Isoflurankonzentration (Abb. 1). Nur bei N_2O stellt
sich noch rascher ein Konzentrationsausgleich zwischen Alveolarraum und Inhalationsgemisch ein.

Am Narkoseende wird Isofluran auch dementsprechend schnell wieder über die Lunge eliminiert. Die Zeit zwischen Abstellen der
Narkotikumzufuhr und Öffnen der Augen nach Aufforderung beträgt
nach einer Narkosedauer < 1 h ca. 7 min und nach einer Dauer
zwischen 2 und 3 h ca. 11 min; eine noch länger dauernde Narkose mit Isofluran verlängert die Aufwachzeit nicht mehr (<u>10</u>).

Nach Messungen und Berechnungen von EGER (<u>10</u>, <u>11</u>) braucht man
zur Einleitung einer "reinen" Isoflurannarkose 3,4 Vol.% und
in Gegenwart von 70 Vol.% N_2O 2,2 Vol.% Isofluran. Zur Aufrechterhaltung einer ca. 30 % über der MAC liegenden Alveolarkonzen-
tration werden zur Unterhaltung einer ausschließlich mit Isofluran durchgeführten Narkose 2,0 - 2,1 Vol.% und in Kombination mit 70 Vol.% N_2O 1,3 - 1,4 Vol.% Isofluran benötigt.

<u>Einfluß einer Narkose mit Isofluran auf die Atmung</u>
So wie andere stark wirksame Inhalationsnarkotika ist Isofluran
konzentrationsabhängig atemdepressiv wirksam (<u>7</u>, <u>10</u>, <u>11</u>, <u>32</u>, <u>33</u>).
Die auf Hypoxie und/oder einen Anstieg des $PaCO_2$ normalerweise
reflektorisch reagierende Gegenregulation der Atmung wird durch
Isofluran gelähmt (<u>10</u>, <u>11</u>). Das Atemminutenvolumen nimmt ab (<u>7</u>),
und zwar durch Abnahme des Atemzugvolumens, wobei die Atemfre-
quenz meistens gesteigert ist (= Zunahme der Totraumventila-
tion). Der atemdepressive Effekt macht sich in Spontanatmung
in einem Anstieg des $PaCO_2$ bemerkbar (Abb. 2 A). Als Gegenmaß-
nahme wird eine Reduzierung der Isoflurankonzentration empfohlen. Der so verminderte narkotische Effekt des Isoflurans wird
durch Substitution von N_2O in äquieffektiver Konzentration aus-
geglichen. Durch die Beimischung von N_2O, das keinen Anstieg
des $PaCO_2$ verursacht, sowie durch die atemstimulierende Wirkung
des Operationsreizes wird das Ausmaß der Hyperkapnie vermindert
(Abb. 2 B). Zum Erreichen einer Normo- bzw. leichten Hypokapnie
in Isoflurannarkose ist letztlich jedoch eine kontrollierte Beatmung erforderlich.

<u>Isofluranwirkung am Herz-Kreislauf-System</u>
Am isolierten Katzenpapillarmuskel ist nachgewiesen, daß Isofluran etwas schwächer als Halothan, jedoch stärker als Enfluran negativ inotrop wirksam ist (<u>22</u>). Bei jungen Probanden in
Normokapnie wurden verschiedene Herz-Kreislauf-Parameter bezüglich einer Beeinflussung durch Isofluran untersucht (<u>10</u>, <u>11</u>,
<u>34</u>). Es wurde gefunden, daß Isofluran

- im Bereich von 0,9 - 1,4 MAC nur eine minimale Druckerhöhung
  im rechten Vorhof verursacht (Abb. 3); Halothan und Enfluran

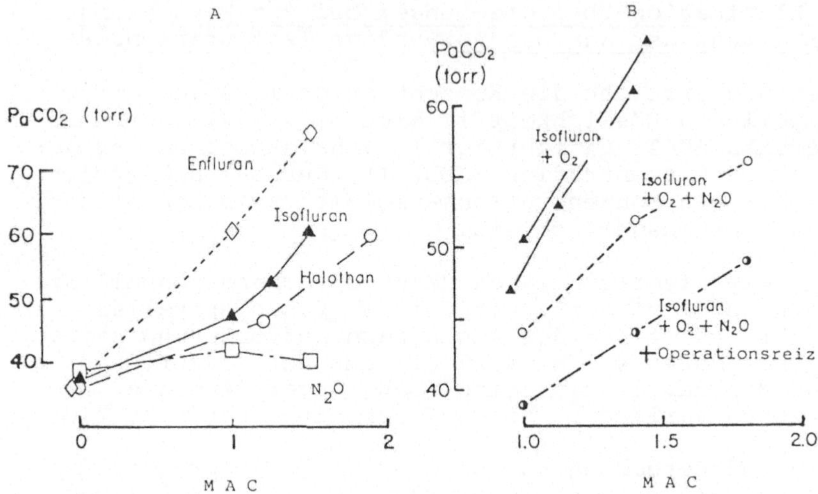

Abb. 2. A. PaCO₂ bei Probanden in Spontanatmung als Parameter
der atemdepressiven Wirkung von Inhalationsnarkotika.
B. Beeinflussung der atemdepressiven Wirkung von Isofluran (in
O₂) durch Beimischung von 70 Vol.% N₂O zum Inhalationsgemisch
(O₂ + N₂O) sowie zusätzlich durch Operationsreiz (O₂ + N₂O +
Operationsreiz).
1 MAC bedeutet in Kombination mit 70 Vol.% N₂O, daß 0,5 Vol.%
Isofluran im Inhalationsgemisch enthalten sind (siehe Abb. 1 a)
(Modifiziert aus 10 bzw. 11)

erhöhen unter den gleichen Bedingungen den Druck im rechten
Vorhof wesentlich mehr.
- im Bereich von 0,9 - 1,9 MAC das Herzzeitvolumen praktisch
  nicht beeinflußt (Abb. 3); dagegen verursachen Halothan und
  Enfluran eine starke Senkung desselben.
- das Schlagvolumen leicht senkt und mithin infolge einer Erhöhung der Schlagfrequenz um ca. 20 % das Herzzeitvolumen
  konstant hält (Abb. 3).
- konzentrationsabhängig den Blutdruck in der Größenordnung wie
  Enfluran, jedoch stärker als Halothan senkt (Abb. 3).
- den peripheren Widerstand beträchtlich erniedrigt (Abb. 3).

Die nach Isofluran auftretende Hypotension wird anders als die
nach Enfluran und Halothan ursächlich zum überwiegenden Teil
auf die starke Senkung des peripheren Widerstands zurückgeführt
(10, 11). Die Abnahme des Gefäßwiderstands ist für viele Gewebe, so für Niere, Herzmuskel, Gehirn, Haut und Skelettmuskel,
nicht aber für die Lunge, nachgewiesen. Die Durchblutung der
Gewebe nimmt dementsprechend zu, besonders stark, nämlich um
den Faktor 2 - 3, diejenige der Skelettmuskulatur (10, 11).

Einer womöglich zu stark ausgeprägten Hypotension in Isoflurannarkose wird durch Reduzierung der Narkotikumkonzentration begegnet, und der so verminderte narkotische Effekt kann durch
Beimischung von N₂O in äquieffektiver Konzentration ausgegli-

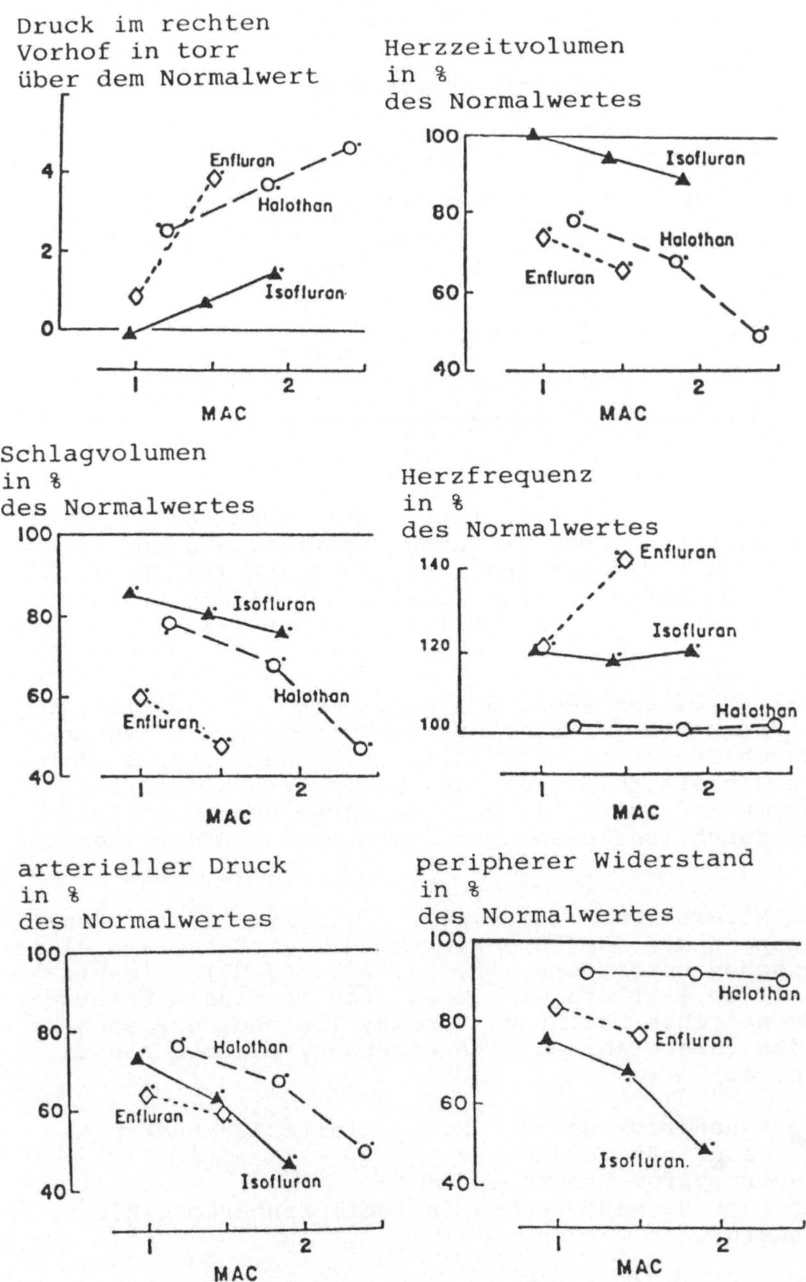

Abb. 3. Beeinflussung von Herz-Kreislauf-Parametern bei jungen Probanden unter Normokapniebedingungen durch Isofluran; dazu im Vergleich ihre Beeinflussung durch Halothan bzw. Enfluran. (Modifiziert aus 10 bzw. 11, der Punkt an dem zugehörigen Meßwert bedeutet, daß zum Normalwert ein signifikanter Unterschied besteht)

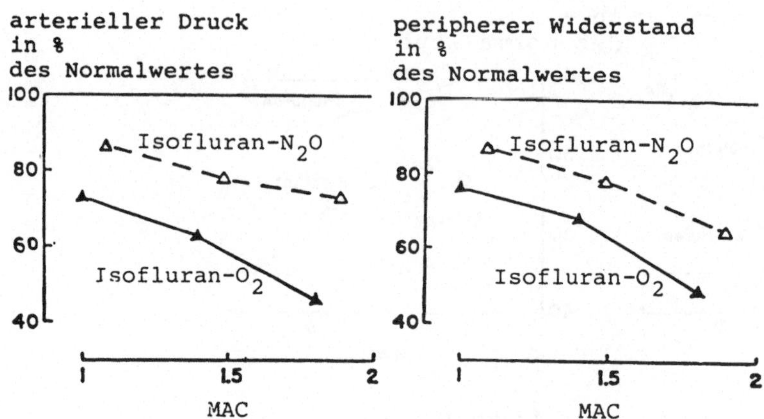

Abb. 4. Reduzierung der durch Isofluran bei Probanden unter
Normokapniebedingungen hervorgerufenen Hypotension durch Beimischung von 70 Vol.% N_2O zum Inhalationsgemisch (A). Einfluß
der N_2O-Beimischung auf die durch Isofluran bedingte Senkung
des peripheren Widerstands (B) (Modifiziert aus 11)

chen werden (9). N_2O, das weder Schlagvolumen noch Herzzeitvolumen und Blutdruck senkt, reduziert dementsprechend "MAC-an-
teilig" die durch Isofluran verursachte Blutdrucksenkung (Abb.
4 A) und führt die starke Senkung des peripheren Widerstands
auf ein kleineres Maß zurück (Abb. 4 B). Auch der Operationsreiz wirkt der durch Isofluran hervorgerufenen Blutdrucksenkung
entgegen.

Neben EGER und Mitarbeitern (5, 9, 10, 11, 34) haben auch andere Arbeitsgruppen die Isofluranwirkung auf das Herz-Kreislauf-
System des Menschen untersucht (15, 24, 26, 36, 37); die bis
dahin vorgestellten Isofluranwirkungen sind in diesen Untersuchungen im wesentlichen bestätigt worden, insbesondere auch bei
Patienten in den verschiedenen Altersgruppen. Darüber hinaus
wurde gefunden, daß

- der zentrale Venendruck und der Pulmonalarteriendruck praktisch nicht beeinflußt werden;
- der Gesamtsauerstoffverbrauch abnimmt;
- die $avDO_2$ und der Basenüberschuß in Isoflurannarkose nicht
  wesentlich beeinflußt werden.

Als besonders vorteilhaft ist hervorzuheben, daß Isofluran keinen Einfluß auf den Herzrhythmus hat (8, 10, 11, 20, 32). Die
Inzidenz für das Auftreten von supraventrikulären, Sinus- und
ventrikulären Arrhythmien wird in Isoflurannarkose nicht verstärkt. Die Neigung, Myokard und Erregungsleitungssystem gegenüber Katecholaminen zu sensibilisieren, ist im Vergleich zum
Halothan beim Isofluran nur schwach ausgeprägt vorhanden (10,
11, 21): Die in Isoflurannarkose (1,25 MAC) beim Menschen zur

Auslösung von Extrasystolen benötigte Adrenalindosis ist mit
6,7 µg/kg um mehr als den Faktor 3 höher als die in Halothannarkose (1,25 MAC; Adrenalin 2,1 µg/kg).

Isofluranwirkungen am ZNS
Im EEG werden in Abhängigkeit von der Isoflurankonzentration
die für Inhalationsnarkotika typischen Änderungen im Wellenmuster beobachtet (12, 20, 32): Die Frequenz der elektrischen
Signale nimmt ab, die Amplitude wird größer. In sehr "tiefer
Narkose" wird auch die Amplitude der Wellen kleiner, und ab
2 MAC Isofluran ist das Wellenmuster im EEG streckenweise mit
einer isoelektrischen Linie identisch.

Bekanntlich verursacht Enfluran, das dem Isofluran strukturchemisch am nächsten verwandte Inhalationsnarkotikum, in einem
kleinen Prozentsatz der Fälle in "tiefer Narkose" kurzdauernde
tonisch-klonische Muskelzuckungen, die mit charakteristischen
EEG-Veränderungen korrelierbar sind (2, 31): Für dieses Narkosestadium ungewöhnlich frequente Wellen mit hoher Amplitude gehen über in "Spike-Dom-Komplexe" mit gelegentlicher Unterbrechung durch isoelektrische Strecken. Diese durch Enfluran induzierte "Krampfaktivität" kann durch akustische Reize oder
Reizung anderer sensibler Nerven sowie durch Hypokapnie ausgelöst und verstärkt werden.

In Narkose mit Isofluran, wobei unterschiedliche Narkotikumkonzentrationen getestet, der $PaCO_2$ variiert sowie der Einfluß
akustischer bzw. sensibler Reize geprüft wurden, konnten weder
die beim Enfluran beschriebenen neuromuskulären Erscheinungen
noch irgendwelche auffälligen Veränderungen im EEG-Muster beobachtet werden (12, 32).

So wie Enfluran und Halothan steigert auch Isofluran die Gehirndurchblutung, eine deutliche Zunahme ist jedoch erst ab
einer Narkotikumkonzentration > 1 MAC nachweisbar (10, 11); im
Vergleich zu Halothan wird die Gehirndurchblutung durch Isofluran jedoch viel weniger gesteigert. Dies erklärt auch die Beobachtung, daß unter Isofluran weniger häufig intrakranielle
Druckanstiege auftreten. Werden gelegentlich dennoch unter Isofluran am Patienten Anzeichen für einen erhöhten intrakraniellen Druck beobachtet, so kann dieser Störung durch Absenken
des $PaCO_2$ leicht begegnet werden. Isofluran wird am Ende der
Narkose rasch über die Lunge eliminiert; dementsprechend rasch
werden die protektiven Reflexe wieder funktionsfähig; nur selten wird Nausea postnarkotisch beobachtet.

Neuromuskuläre Erregungsübertragung
Isofluran wirkt wie andere Inhalationsnarkotika vom "Äthertyp"
blockierend auf die neuromuskuläre Erregungsübertragung (8, 20,
32); ohne gleichzeitige Gabe von Muskelrelaxanzien ist dies ab
1,1 MAC an der Abnahme der Spannungsentwicklung, z. B. des M.
adductor pollicis brevis nach tetanischer Reizung des N. ulnaris
besonders im höheren Frequenzbereich (≥ 160 Hz), nachweisbar
(28): Isofluran übertrifft hinsichtlich des Ausmaßes der blockie-

renden Wirkung unter sonst gleichen Bedingungen Halothan deutlich (20, 28). Die Isoflurankonzentration, mit der man eine
für alle chirurgischen Zwecke ausreichende Muskelrelaxation
erreicht, ist jedoch relativ hoch, so daß man in der Praxis -
wie bei Narkosen mit anderen Inhalationsnarkotika - in der Regel zusätzlich ein Muskelrelaxans anwendet (10, 11). Isofluran
potenziert den muskelrelaxierenden Effekt sowohl bei den depo-
larisierend als auch bei den nichtdepolarisierend wirkenden
Muskelrelaxanzien (20, 28, 29, 30, 32). Die Verstärkung der
Blockade der neuromuskulären Erregungsübertragung, z. B. beim
d-Tubocurarin, ist unter Isofluran in der Größenordnung, die
man in Enflurannarkose antrifft (Abb. 5 A): Bei jeweils 1,25 MAC
Enfluran bzw. Isofluran beträgt die ED 50 für d-Tubocurarin ca.
0,04 mg/kg; bei 1,25 MAC Halothan dagegen liegt sie um mehr als
das Zweifache höher (1).

Höhere Narkotikumkonzentrationen verschieben die Dosis-Wirkungs-
Kurve nach links; für d-Tubocurarin ist die Abhängigkeit der
ED 50 von der angewendeten Isoflurankonzentration aus Abb. 5 B
(10) und für Pancuronium aus Abb. 5 C (11) ersichtlich; besonders deutlich nimmt die ED 50 beim Pancuronium ab: Ein Anstieg
der Isoflurankonzentration von 1,1 auf 1,9 MAC verringert die
ED 50 von 0,6 auf 0,2 mg/m². Der zwischen Isofluran und Halothan hinsichtlich der Potenzierung bestehende Wirkungsunter-
schied wird durch den Anstieg der Narkotikumkonzentration praktisch nicht beeinflußt. Anders als bei den nichtdepolarisierend
wirkenden Muskelrelaxanzien (d-Tubocurarin und Pancuronium) ist
bezüglich der Potenzierung des Effektes der Blockade der neuromuskulären Erregungsübertragung beim Suxamethonium ein deutlicher Unterschied zwischen Enfluran und Isofluran nachgewiesen;
Isofluran wirkt stärker potenzierend (14, 29). Dieser Unterschied wird womöglich durch die unter Isofluran hervorgerufene
Steigerung der Skelettmuskeldurchblutung verursacht. Die Vorteile eines Inhalationsnarkotikums, das wie Isofluran besonders stark die neuromuskuläre Erregungsübertragung blockiert,
liegen auf der Hand: Das zusätzlich angewendete Muskelrelaxans
und der zur "Dekurarisierung" benützte Cholinesterasehemmstoff
können niedrig dosiert werden; Nebenwirkungen von seiten dieser Pharmaka sind weniger zu befürchten. Außerdem klingt die
Muskelrelaxation infolge des raschen Abdiffundierens des Isoflurans nach Abstellen der Zufuhr sehr schnell ab; die Lähmungs-
erscheinungen klingen dementsprechend schnell ab.

Zum Metabolismus von Isofluran
Dieser halogenierte Methyläthyläther ist chemisch sehr stabil
(Tabelle 1): Die enzymatische Umwandlung des Isoflurans im endoplasmatischen Retikulum vorwiegend der Leberzelle ist auch
dementsprechend erschwert. Hinzu kommt, daß nach Abstellen der
Narkotikumzufuhr nur Spuren von Isofluran für die metabolische
Umwandlung im Körper zurückbleiben, weil es aufgrund seiner
schlechten Löslichkeit im Blut (λ = 1,4) und seiner im Vergleich zum Halothan wesentlich geringeren Lipidlöslichkeit (Öl/
Gas = 98) pulmonal besonders rasch und nahezu vollständig eliminiert wird. Der Befund, daß beim Menschen nur < 0,2 % der aufgenommenen Isofluranmenge als harnpflichtige Metabolite wieder-

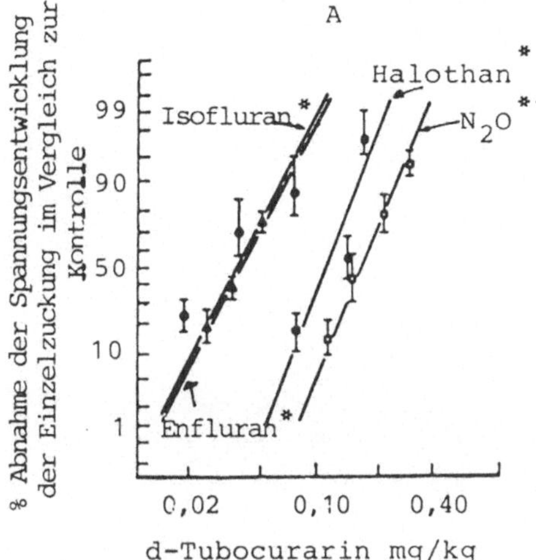

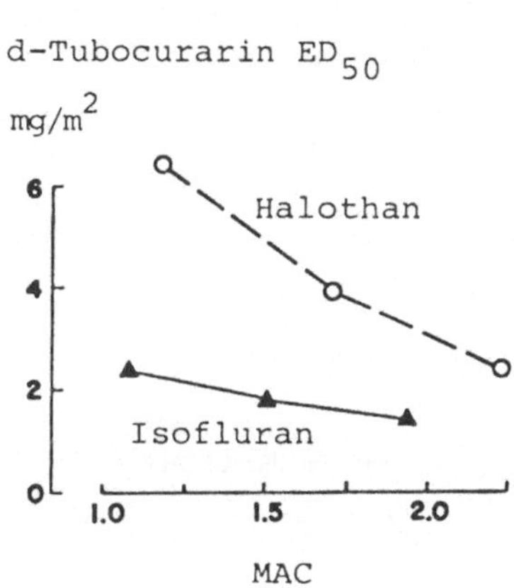

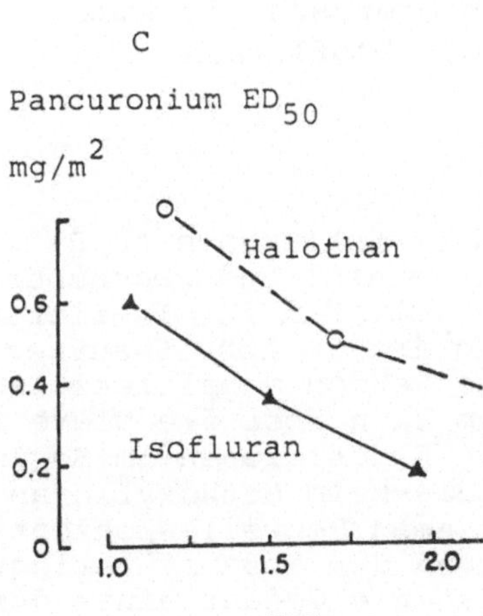

Abb. 5. A. Dosis-Wirkungs-Beziehung für d-Tubocurarin unter dem Einfluß verschiedener Inhalationsnarkotika (* jeweils 1,25 MAC, ** "balanced" = 66 Vol.%) bei Patienten unter Normokapniebedingungen. Gemessen wurde die Spannungsentwicklung der Einzelzuckung des M. adductor pollicis brevis nach Reizung des N. ulnaris; es ist die Abnahme der Spannungsentwicklung in % des Kontrollwertes wiedergegeben (Modifiziert aus 1).
Einfluß der Narkotikumkonzentration (Isofluran bzw. Halothan) auf die ED 50 für Tubocurarin (B) bzw. Pancuronium (C) bei Patienten unter Normokapniebedingungen; wiedergegeben ist die Dosis des jeweiligen Muskelrelaxans, mit der bei der zugehörigen Narkotikumkonzentration eine Abnahme der Spannungsentwicklung auf 50 % des Kontrollwertes erzielt wurde (Modifiziert aus 10 bzw. 11)

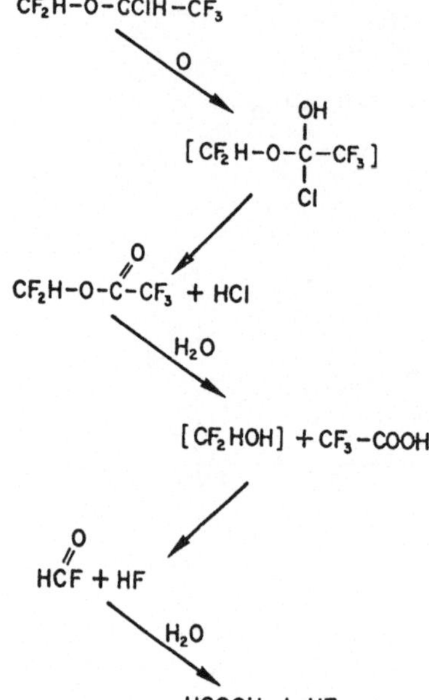

Abb. 6. Theoretisch möglicher Abbauweg des Isoflurans

gefunden werden (19), bedeutet gegenüber Enfluran eine Reduzierung der Metabolisierungsrate auf ein Zehntel und gegenüber Halothan sogar auf ein Hundertstel (10, 12). Ein für Isofluran zumindest theoretisch möglicher Abbauweg ist in Abb. 6 aufgezeigt (25). Als nichtflüchtige Abbauprodukte werden dabei letztlich Trifluoressigsäure und Fluorid mit dem Harn über die Niere ausgeschieden (18). Die Konzentration der Fluoridionen im Serum ($\leqq$ 2 - 4 µM/l) liegt jedoch - anders als beim Methoxyfluran - deutlich unter der nephrotoxisch wirksamen Schwellenkonzentration von 50 µM/l Serum (6, 27). Aufgrund der äußerst geringen Metabolisierungsrate des Isoflurans ist die Gefahr einer durch Abbauprodukte erfolgenden Organschädigung (z. B. des Leberparenchyms) als gering einzuschätzen. In Tierexperimenten mit Isofluran, in denen die zum Testen der Parenchymtoxizität von halogenierten Kohlenwasserstoffen und halogeniertem Äther typischen Untersuchungsverfahren (Enzyminduktion mit Phenobarbital, Hypoxie, "Sham"-Operation etc.) zur Anwendung kamen, sind Schädigungen an Leber und Niere bislang nicht beobachtet worden (16, 17).

Literatur

1. ALI, H. H., SAVARESE, J. J.: Monitoring of neuromuscular function. Anesthesiology 45, 216 (1976)

2. CLARK, D. L., ROSNER, B. S.: Neurophysiologic effects of general anesthetics: I. The electroencephalogram and sensory evoked responses in man. Anesthesiology 38, 564 (1973)

3. CORBETT, T. H.: Cancer and congenital anomalies associated with anesthetics. Amer. N. Y. Acad. Sci. 271, 58 (1976)

4. CROMWELL, T. H., EGER II, E. I., STEVENS, W. C., DOLAN, W. M.: Forane uptake, excretion and blood solubility in man. Anesthesiology 35, 401 (1971)

5. CROMWELL, T. H., STEVENS, W. C., EGER II, E. I., SHAKESPEARE, T. F., HALSEY, M. J., BAHLMAN, S. H., FOURCADE, H. E.: The cardiovascular effects of compound 469 (Forane) during spontaneous ventilation and CO_2 challenge in man. Anesthesiology 35, 17 (1971)

6. COUSINS, M. J., GREENSTEIN, L. R., HITT, B. A., MAZZE, R. I.: Metabolism and renal effects of enflurane in man. Anesthesiology 44, 44 (1976)

7. DOBKIN, A. B.: Forane (isoflurane, compound 469). In: Development of new volatile inhalation anaesthetics (ed. A. B. DOBKIN). Elsevier/North-Holland: Biomedical Press 1979

8. DOBKIN, A. B., BYLES, P. H., CHANOONI, S., VALBUENA, D. A.: Clinical and laboratory evaluation of a new inhalation anaesthetic: Forane (compound 469) CHF_2-O-$CHClCF_3$). Canad. Anaesth. Soc. J. 18, 264 (1971)

9. DOLAN, W. M., STEVENS, W. C., EGER II, E. I., CROMWELL, T. H., HALSEY, M. J., SHAKESPEARE, T. F., MILLER, R. D.: The cardiovascular and respiratory effects of isoflurane-nitrous oxide anesthesia. Canad. Anaesth. Soc. J. 21, 557 (1974)

10. EGER II, E. I.: Isoflurane: A review. Anesthesiology 55, 559 (1981)

11. EGER II, E. I.: Isoflurane (Forane): A compendium and reference. Madison/Wisconsin: Ohio Medical Products 1981

12. EGER II, E. I., STEVENS, W. C., CROMWELL, T. H.: The electroencephalogram in man anesthetized with forane. Anesthesiology 35, 504 (1971)

13. EGER II, E. I., WHITE, A. E., BROWN, C. L., BIAVA, C. G., CORBETT, T. H., STEVENS, W. C.: A test of the carcinogenicity of enflurane, isoflurane, halothane, methoxyflurane, and nitrous oxide in mice. Anesth. Analg. 57, 678 (1978)

14. FOGDALL, R. P., MILLER, R. D.: Neuromuscular effects of enflurane, alone and combined with d-tubocurarine, pancuronium and succinylcholine in man. Anesthesiology 42, 173 (1975)

15. GRAVES, C. L., McDERMOTT, R. W., BIDWAI, A.: Cardiovascular effects of isoflurane in surgical patients. Anesthesiology 41, 486 (1974)

16. HARPER, M. H., JOHNSON, B. H., COLLINS, P., EGER II, E. I.:
    Hepatic injury following halothane, enflurane, and isoflu-
    rane anesthesia in rats. Anesthesiology $\underline{53}$, 242 (1980)

17. HARPER, M. H., COLLINS, P., JOHNSON, B., BIAVA, C. G.,
    EGER II, E. I.: Decrease in hepatic blood flow may cause
    hepatic injury during halothane anesthesia. Anesth. Analg.
    $\underline{60}$, 253 (1981)

18. HITT, B. A., MAZZE, R. I., COUSINS, M. J., EDMUNDS, H. M.,
    BARR, G. A., TRUDELL, J. R.: Metabolism of isoflurane in
    Fischer 344 rats and man. Anesthesiology $\underline{40}$, 62 (1974)

19. HOLADAY, D. A., FISEROVA-BERGEROVA, V., LATTO, I. P., ZUM-
    BIEL, M. A.: Resistance of isoflurane to biotransformation
    in man. Anesthesiology $\underline{43}$, 325 (1975)

20. HOMI, J., KONCHIGERI, H. N., ECKENHOFF, J. E., LINDE, H. W.:
    A new anesthetic agent - Forane: Preliminary observations
    in man. Anesth. Analg. $\underline{51}$, 439 (1972)

21. JOHNSTON, R. R., EGER II, E. I., WILSON, C.: A comparative
    interaction of epinephrine with enflurane, isoflurane, and
    halothane in man. Anesth. Analg. $\underline{55}$, 709 (1976)

22. KEMMOTSU, O., HASHIMOTO, Y., SHIMOSATO, S.: Inotropic ef-
    fects of isoflurane on mechanics of contraction in isolated
    cat papillary muscles from normal and failing hearts. An-
    esthesiology $\underline{39}$, 470 (1973)

23. LEONARD, P. F.: The lower limits of flammability of halo-
    thane, enflurane, and isoflurane. Anesth. Analg. $\underline{54}$, 238
    (1975)

24. LINDE, H. W., OH, S. O., HOMI, J., JOSHI, C.: Cardiovascu-
    lar effects of isoflurane and halothane during controlled
    ventilation in older patients. Anesth. Analg. $\underline{54}$, 701 (1975)

25. LOEW, G., MOTULSKY, H., TRUDELL, J., COHEN, E., HJELMELAND,
    L.: Quantum chemical studies of the metabolism of the inha-
    lation anesthetics methoxyflurane, enflurane, and isoflurane.
    Molec. Pharmacol. $\underline{10}$, 406 (1974)

26. MALLOW, J. E., WHITE, R. D., CUCCHIARA, R. F., TARHAN, S.:
    Hemodynamic effects of isoflurane and halothane in patients
    with coronary artery disease. Anesth. Analg. $\underline{55}$, 135 (1976)

27. MAZZE, R. I., COUSINS, M. J., BARR, G. A.: Renal effects
    and metabolism of isoflurane in man. Anesthesiology $\underline{40}$, 536
    (1974)

28. MILLER, R. D., EGER II, E. I., WAY, W. L., STEVENS, W. C.,
    DOLAN, W. M.: Comparative neuromuscular effects of forane
    and halothane alone and in combination with d-tubocurarine
    in man. Anesthesiology $\underline{35}$, 38 (1971)

29. MILLER, R. D., WAY, W. L., DOLAN, W. M., STEVENS, W. C., EGER II, E. I.: Comparative neuromuscular effects of pancuronium, gallamine, and succinylcholine during forane and halothane anesthesia in man. Anesthesiology 35, 509 (1971)

30. MILLER, R. D., WAY, W. L., DOLAN, W. M., STEVENS, W. C., EGER II, E. I.: The dependence of pancuronium- and d-tubocurarine-induced neuromuscular blockades on alveolar concentrations of halothane and forane. Anesthesiology 37, 573 (1972)

31. NEIGH, J. L., GARMAN, J. K., HARP, J. R.: The electroencephalographic pattern during anesthesia with ethrane: effects of depth of anesthesia. $PaCO_2$ and nitrous oxide. Anesthesiology 35, 482 (1971)

32. PAUCA, A. L., DRIPPS, R. D.: Clinical experience with isoflurane (Forane). Brit. J. Anaesth. 45, 697 (1973)

33. REHDER, K., MALLOW, J. E., FIBUCH, E., KRABILL, D. R., SESSLER, A. D.: Effects of isoflurane anesthesia and muscle paralysis on respiratory mechanics in normal man. Anesthesiology 41, 477 (1974)

34. STEVENS, W. C., CROMWELL, T. H., HALSEY, M. H., EGER II, E. I., SHAKESPEARE, T. F., BAHLMAN, S. H.: The cardiovascular effects of a new inhalation anesthetic: Forane in human volunteers at constant arterial carbon dioxide tension. Anesthesiology 35, 8 (1971)

35. STEVENS, W. C., DOLAN, W. M., GIBBONS, R. T., WHITE, A., EGER II, E. I., MILLER, R. D., DE JONG, R. H., ELASHOFF, R. M.: Minimum alveolar concentrations (MAC) of isoflurane with and without nitrous oxide in patients of various ages. Anesthesiology 42, 197 (1975)

36. TARNOW, J., BRÜCKNER, J. B., EBERLEIN, H. J., HESS, W., PATSCHKE, D.: Haemodynamics and myocardial oxygen consumption during isoflurane (Forane) anaesthesia in geriatric patients. Brit. J. Anaesth. 48, 669 (1976)

37. TARNOW, J., BRÜCKNER, J. B., EBERLEIN, H. J., HESS, W., PATSCHKE, D., WEYMAR, A.: Kreislaufwirkungen des neuen Inhalationsanaesthetikums Isofluran (Forane) beim Menschen. Anaesthesist 24, 425 (1975)

38. TERRELL, R. C., SPEERS, L., SZUR, A. J., TREADWELL, J., UCCIARDI, T. R.: General anesthetics. 1. Halogenated methyl ethyl ethers as anesthetic agents. J. med. Chem. 14, 517 (1971)

39. TERRELL, R. C., SPEERS, L., SZUR, A. J., UCCIARDI, T., VITCHA, J. F.: General anesthetics. 3. Fluorinated methyl ethyl ethers as anesthetic agents. J. med. Chem. 15, 604 (1972)

40. VITCHA, J. F.: A history of Forane. Anesthesiology 35, 4 (1971)

Biotransformation, Metabolismus und Elimination der Inhalationsanästhetika

I. Rietbrock

<u>Einleitung</u>

Die volatilen Narkotika sind keine inerten Stoffe, sondern werden ebenfalls über die Leber metabolisiert. Die gelegentlich nach Einsatz flüchtiger Narkotika beobachteten Läsionen von Leber und Niere lenken den Verdacht einer toxischen Wirkung auf die während der Biotransformation entstehenden Zwischenprodukte und Metaboliten hin. Das Auftreten unerwünschter Wirkungen auf Leber und Niere ist selten und zeigt große interindividuelle Schwankungen. Hierauf haben nicht nur Endmetabolite und Abbauwege, sondern auch die Geschwindigkeit ihrer Bildung einen Einfluß.

<u>1   Faktoren, die die Biotransformationsrate der Inhalationsanästhetika bestimmen</u>

Die Biotransformationsrate der einzelnen Inhalationsanästhetika ist unterschiedlich und wird von mindestens drei Faktoren beeinflußt:
1. von der biologischen Stabilität der Substanz,
2. von der Aktivität der abbauenden Enzyme und
3. von der Substratkonzentration.

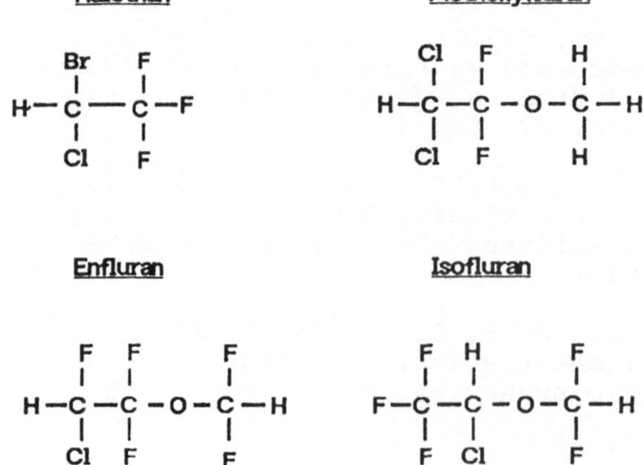

Abb. 1. Strukturformeln von Halothan, Methoxyfluran, Enfluran und Isofluran

1.1 Zur biologischen Stabilität der Inhalationsanästhetika

Abb. 1 zeigt die Struktur von Halothan, Methoxyfluran, Enfluran und Isofluran auf. Die biologische Stabilität des Moleküls hängt im wesentlichen von der Höhe des Fluoridgehalts ab. Grundsätzlich gilt, daß eine CF_3-Gruppe in ß-Stellung im besonderen Maße und eine CF_2-O-CF_2-Gruppe relativ gut gegen eine Dehalogenierung geschützt ist (10). In der Literatur werden als mittlere Umsatzraten beim Menschen bei einer genügend langen postnarkotischen Beobachtungszeit für Methoxyfluran 25 - 40 %, für Halothan 10 - 15 %, für Enfluran 2,5 % und für Isofluran weniger als 1 % der aufgenommenen Menge beschrieben (3, 12, 13, 24).

1.2 Einfluß der Aktivität des abbauenden Enzymsystems

Angaben über das Ausmaß einer Biotransformation können leicht zu Fehlinterpretationen führen, da die Höhe der Stoffwechselrate im wesentlichen von der Aktivität des mikrosomalen Enzymsystems abhängt. Diese Enzymaktivität ist genetisch reguliert, kann aber daneben vielfältig beeinflußt werden. Eine Hemmung eines oxydativen Stoffwechsels wird durch die altersbedingte Einschränkung, durch Erkrankungen der Leber oder aber durch Hypoxie unterschiedlicher Genese ausgelöst. Eine Induktion hingegen wird durch wiederholten Einsatz von bestimmten Medikamenten, z. B. Phenobarbital, hervorgerufen. Wegen dieser zahlreichen Einflußmöglichkeiten ist der Kliniker nicht in der Lage, anhand von konventionellen Leberfunktionsproben die metabolische Kapazität der Leber abzuschätzen.

Ferner muß mit Interferenzen am Enzymsystem gerechnet werden, wenn mehrere Pharmaka gleichzeitig appliziert werden. Die Gemeinsamkeit der Abbauwege in den Lebermikrosomen führt bei simultaner Gabe zur gegenseitigen Hemmung ihrer Abbaureaktion. Hinzu kommt, daß hohe Konzentrationen, d. h. narkotisch wirksame Konzentrationen, der volatilen Substanzen ihren eigenen Abbau hemmen, während niedrige Konzentrationen von der Leber fast vollständig metabolisiert werden (2). Das im "Steady state" eingestellte Gleichgewicht zwischen Plasma- und Leberzellkonzentration ist in Wirklichkeit ein "Pseudo-steady-state". Es wird durch Biotransformationsprozesse stetig verändert, so daß sich ein fortwährendes Substratangebot vom Plasma in die Leberzelle einstellt. Die Geschwindigkeit dieses Flusses hängt von der Stabilität des jeweiligen Narkotikums und von der Aktivität des arzneimittelabbauenden Enzymsystems ab. Die zeitliche Begrenzung wird durch Rückverteilungsprozesse in der postoperativen Phase bestimmt. Damit steht der Stoffwechsel der Inhalationsanästhetika in enger Beziehung zu der Dauer der Narkose und der eingesetzten Konzentration.

1.3 Substratangebot an die Leber in Abhängigkeit von den physikochemischen Eigenschaften des jeweiligen Inhalationsanästhetikums

Zum besseren Verständnis sollen die Vorgänge beschrieben wer-

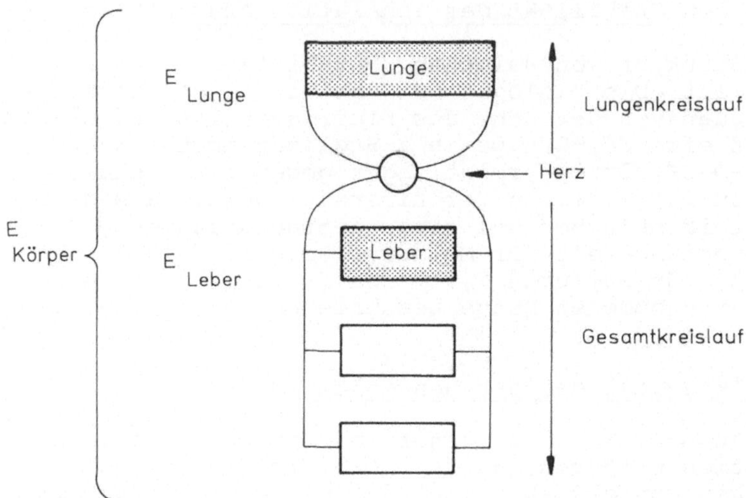

Abb. 2. Extraktion von Inhalationsanästhetika über Lunge, Leber und Gesamtorganismus und die Beziehung dieser Größen zueinander entsprechend der Anordnung des Kreislaufs

den, die trotz Applikationsstopp über eine längere Zeit ein stetes Substratangebot an die Leber garantieren. Dazu müssen wir uns kurz mit den Clearance-Begriffen von Lunge, Leber und Gesamtorganismus auseinandersetzen. Die Beziehung dieser Größen zueinander ergibt sich aus der Anordnung des Kreislaufs (Abb. 2).

Vor jeder Leberpassage ist die Lungenpassage mit dem gesamten Herzminutenvolumen vorgeschaltet. Faktoren, die die pulmonale Extraktion erhöhen, führen zu einem verminderten Angebot an die Leber. Die pulmonale Extraktion ist eine Funktion aus Ventilation, Perfusion und Blutlöslichkeit und kann durch folgende Formel beschrieben werden:

$$Cl_{Lunge} = \left(\frac{\dot{Q} \times \lambda}{\dot{V}_A} + 1 \right)^{-1}$$

In Abb. 3 ist für die verschiedenen Inhalationsanästhetika die Lungenclearance in Prozent der Gesamtclearance als Funktion von Ventilation und Perfusion aufgetragen (14). Je höher die Blutlöslichkeit, um so geringer ist die Lungenextraktion, d. h. um so länger wird eine Substratkonzentration an die Leber unterhalten. Eine Steigerung der Ventilation führt bei Methoxyfluran mit seiner hohen Blutlöslichkeit zu keiner nennenswerten Steigerung der Elimination über die Lunge.

Die systemische Gesamtclearance ist eine Resultante aus den verschiedenen Eliminationsgeschwindigkeiten der einzelnen Körperkompartimente. Die Zeitkonstanten der zusammengesetzten e-Funktion ergeben sich aus den Gewebe-Blut-Verteilungskoeffizienten, dem Gewebevolumen und der Durchblutung und es gilt:

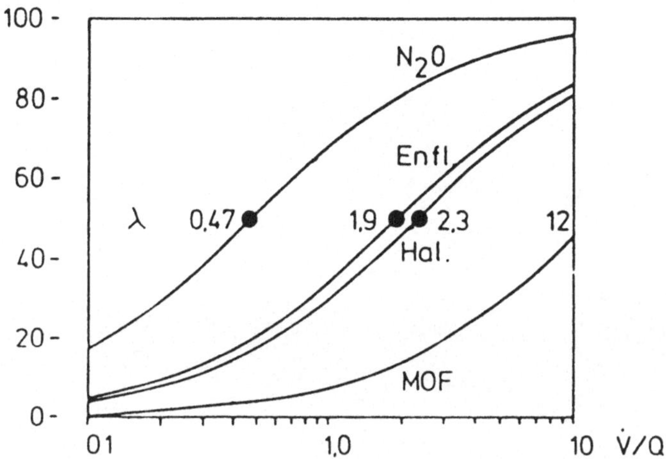

Abb. 3. Lungenclearance von Lachgas, Enfluran, Halothan und
Methoxyfluran in Prozent der Gesamtkörperclearance als Funktion von Ventilation und Perfusion

$$k = \frac{Coeff._{T/B} \times Vol._{T}}{\dot{Q}_T}$$

T = Gewebe
B = Blut

Die unterschiedliche Lösungskapazität der einzelnen Körperkompartimente bei den einzelnen Anästhetika wird demnach entscheidend durch den Gewebe-Blut-Verteilungskoeffizienten bestimmt.
Ein Vergleich zwischen Halothan und Enfluran zeigt, daß Halothan
in jedem Körperkompartiment doppelt so hoch gelöst wird wie Enfluran. Je höher die Gewebelöslichkeit, um so langsamer ist die
systemische Gesamtclearance. Das langsamste Kompartiment hat
auf das Substratangebot an die Leber einen entscheidenden Einfluß, insbesondere wenn der Gehalt an Gesamtkörperfett hoch ist
und die Kompartimente infolge hoher Dosierungen in MAC-h während der Anästhesie vermehrt aufgesättigt wurden.

2 Abbauwege und Bildung von pharmakologisch aktiven Metaboli-
ten und Zwischenprodukten

Zur Klärung der gelegentlich beobachteten Läsionen von Leber
und Niere soll auf die Grundprinzipien der Metabolisierungs-
wege näher eingegangen werden. Der Abbau erfolgt in zwei Phasen (Abb. 4). Am häufigsten erfolgt in Phase I eine Oxydation.
Dadurch wird die Struktur des Pharmakons so verändert, daß die
in Phase II ablaufenden Konjugationsreaktionen erleichtert wer-

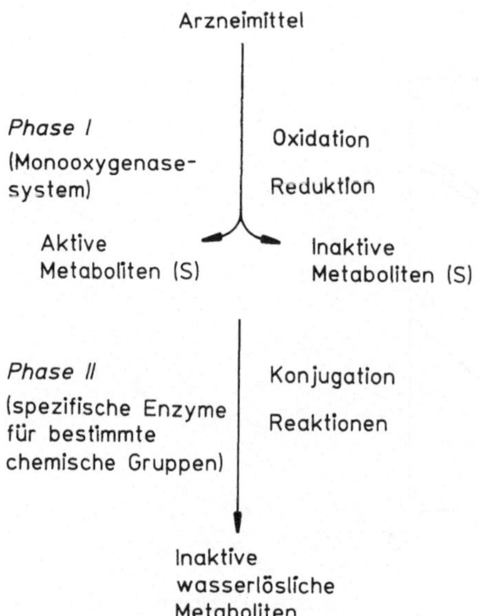

Abb. 4. Die zwei Phasen des Pharmakonstoffwechsels

den. Die Reaktionen in Phase I, die durch das mikrosomale Enzymsystem katalysiert werden, können sowohl zur Bildung von aktiven
als auch inaktiven Zwischenprodukten führen. Die in Phase II gebildeten Verbindungen sind fast immer inaktiv.

Der häufigste Stoffwechselweg der Inhalationsanästhetika verläuft über die oxydative Route. Während der Oxydation werden
sie dehalogeniert und/oder an der Ätherbrücke dealkyliert. Halothan wird nur dehalogeniert, und es entstehen als Endmetabolite Bromid, Chlorid und Trifluoressigsäure. Der Stoffwechsel
eines halogenierten Äthers schließt beide Reaktionen ein. Neben
der Abspaltung von Fluorid, Chlorid und der Bildung von CO_2 entstehen aus Methoxyfluran und Enfluran Oxalsäure und aus Isofluran Trifluoressigsäure (27).

2.1 Metabolische Bildung von Fluorid und die Entstehung von Nierenschäden

Direkte Nierenschäden nach Inhalationsanästhetika lassen sich
verhältnismäßig einfach erklären. Als nephrotoxische Substanz
gilt das ionisierte Fluorid, mit dessen Bildung prinzipiell bei
der Verwendung fluorierter Inhalationsanästhetika gerechnet werden muß. Die Pathogenese der Nierenschädigung beruht auf einer
durch die Fluoridionen ausgelösten tubulären Schädigung. Am
Menschen werden subklinisch, mild und schwer verlaufende Nie-
renschädigungen bei Serumkonzentrationen von je 50 - 100 µmol/l,
100 - 150 µmol/l und über 150 µmol/l beobachtet (5).

Das nephrotoxische Potential ist bei den einzelnen Inhalationsanästhetika entsprechend der Stabilität des Moleküls unter-

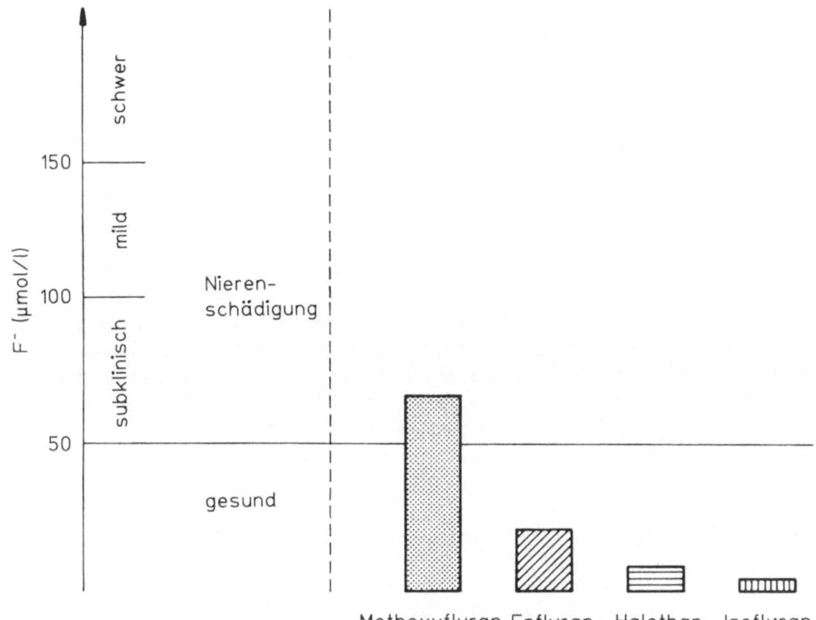

Abb. 5. Schwere der Nierenschädigung in Abhängigkeit von der
Höhe der Fluoridkonzentration im Plasma und Serumfluoridspiegel beim Menschen an den ersten drei postoperativen Tagen nach
verschiedenen Inhalationsanästhesien in einer Dosierung von je
2,5 MAC-h (Modifiziert nach 4, 5, 17)

schiedlich. Die Stoffwechselraten von Methoxyfluran, Enfluran
und Isofluran liegen im Verhältnis von 25 : 2,5 : 1. Die höchsten Gipfel der Fluoridspiegel werden postoperativ beobachtet.
Nach Methoxyflurannarkosen in einer Dosierung von etwa 2,5 MAC-h
werden in den ersten drei postoperativen Tagen bereits nieren-
toxische Fluoridspiegel von 60 µmol/l gemessen. Nach Anwendung
von Enfluran in der gleichen Dosierung liegen die Fluoridplasma-
konzentrationen mit 15 - 25 µmol/l normalerweise ausreichend
unter der nephrotoxischen Schwelle. Demgegenüber werden nach
Isofluran und Halothan kaum meßbare Fluoridkonzentrationen im
Plasma registriert (4, 18) (Abb. 5).

Die Plasmakonzentrationen zeigen große individuelle Schwankungen auf. Zu berücksichtigen sind die hohe Variabilität der hepatischen Clearance und die unterschiedliche tubuläre Reab-
sorption. Normalerweise werden 40 - 60 % des Fluorids mit dem
Urin ausgeschieden. Diese Ausscheidung ist jedoch pH-abhängig
und erfolgt als nichtionische Diffusion. Entsprechend sind beim
Vorliegen eines alkalischen Urins die Fluoridplasmaspiegel niedriger als unter den Bedingungen eines sauren Harns. Die Gefahr
einer Nierenschädigung durch Enfluran ist, wie wir gesehen haben, gering. Trotzdem ist eine ungünstige Konstellation denk-

bar, z. B. eine hohe Enflurandosierung bei einem adipösen und enzyminduzierten Patienten mit Azidose. Ebenso erscheint es ratsam, bei Patienten mit präoperativ bekannter Einschränkung der Nierenfunktion die Anwendung von Enfluran als Anästhetikum zu vermeiden (7).

2.2 Ausbildung von Leberschäden durch halogenierte Kohlenwasserstoffe

Aus unserer Kenntnis der Mechanismen der Biotransformation folgt, daß im Falle der halogenierten Kohlenwasserstoffe die Bildung aktiver Radikale und Zwischenprodukte vor der Entstehung der Endprodukte der Reaktionen stattfindet. Die toxischen Nebenwirkungen werden auf zellulärer und molekularer Ebene in vivo durch das Zytochrom P 450 kontrolliert. Die Hauptfunktion des Monooxygenasesystems im Verlauf der Biotransformation besteht in der Aktivierung von molekularem Sauerstoff entsprechend der Gleichung (17):

$$RH + O_2 + DH_2 \rightarrow R\text{-}OH + H_2O + D$$

RH = Substrat
DH_2 = reduzierter Elektronendonator

Zytochrom P 450 stellt eine Familie ähnlicher, funktionell aber verschiedener terminaler Oxydasen dar, die hinsichtlich ihrer Substratbindungsspektren geringe Unterschiede aufweisen (32). Diese Unterschiede in den Bindungscharakteristika spiegeln die breite Spezifität dieses Enzymsystems wider. Als Hypothese gilt, daß eine starke Lipidperoxydation ein grundlegender Mechanismus für den Zelluntergang auf molekularer Ebene ist. Situationen erhöhter Lipidperoxydation entstehen bei Röntgenbestrahlung, Hypoxie, Streß, Vitamin-E-Mangel-Diät, bei Gabe von Paracetamol und chlorierten Kohlenwasserstoffen. Die Auslösung einer Schädigung von Leberzellen durch Tetrachlorkohlenstoff ist das bisher am besten untersuchte in-vivo-Modell einer exzessiven Lipidperoxydation (25). Um seine toxische Wirkung zu entfalten, muß Tetrachlorkohlenstoff durch die Enzyme des endoplasmatischen Retikulums metabolisiert werden. Wir unterscheiden hier einen oxydativen und einen reduktiven Stoffwechselweg. Die in beiden Stoffwechselwegen gebildeten CCl_3-Radikale können entweder irreversible Bindungen mit Makromolekülen und Lipiden eingehen oder eine Lipidperoxydation auslösen, was beides zu einem Untergang der Zelle führt (23). Da die ungesättigten Fettsäuren etwa 40 % der mikrosomalen Membranen ausmachen, lassen sich bei in vivo stattfindender Lipidperoxydation Äthan und Penthan als flüchtige Stoffe in der Ausatemluft nachweisen. Dieser Prozeß läuft im Falle von Tetrachlorkohlenstoff rasch ab. Wie Abb. 6 zeigt, kommt es nach Injektion von Tetrachlorkohlenstoff in die Pfortader bei ausreichendem Sauerstoffgehalt in der Einatemluft innerhalb von wenigen Minuten zu einem Zusammenbruch der Leberfunktion. Bei einem normalen PO_2-Leber-Histogramm bewegen sich die Sauerstoffpartialdrucke, die wir an der Leberoberfläche mit der Mehrfachdrahtelektrode fortlaufend gemessen haben, rasch auf den Wert Null zu. Gleichzeitig ließ sich die

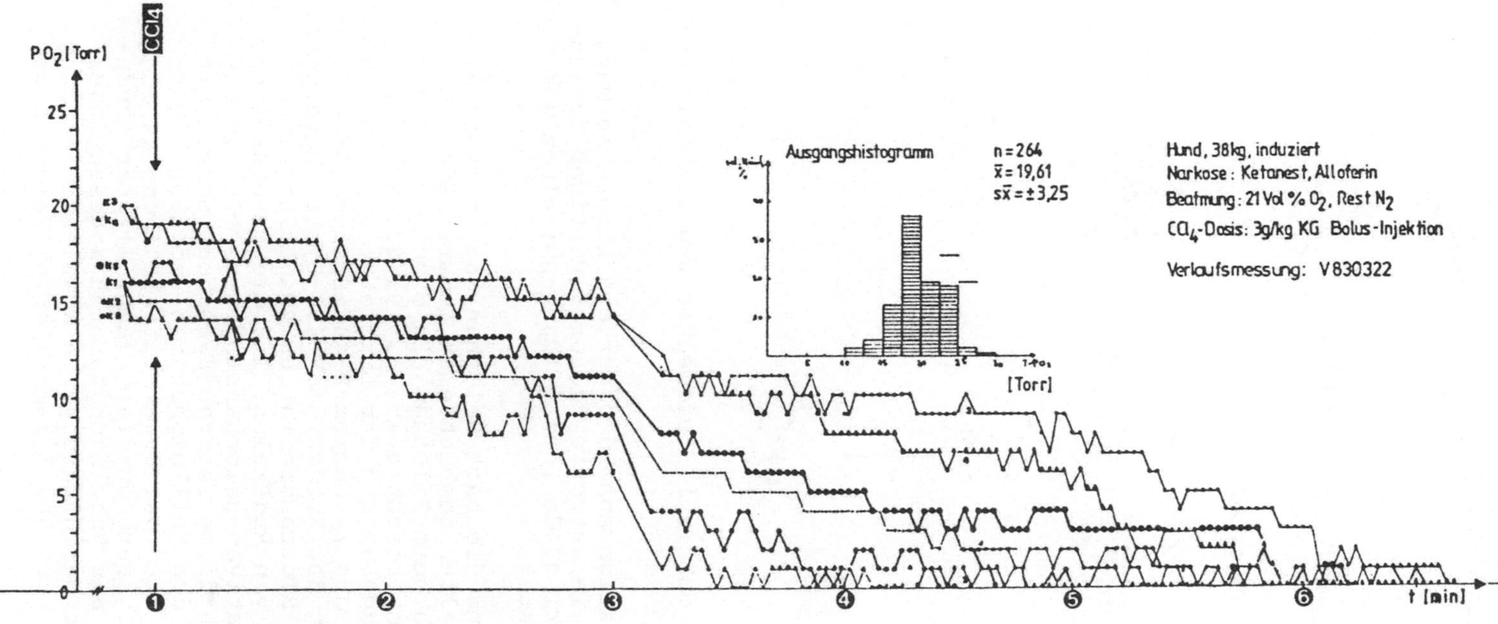

Abb. 6. PO_2-Leber-Ausgangshistogramm und fortlaufende Registrierung der O_2-Partialdrucke an acht Stellen auf der Leberoberfläche beim Hund vor und nach Gabe von CCl_4 (3 g/kg) in die Pfortader

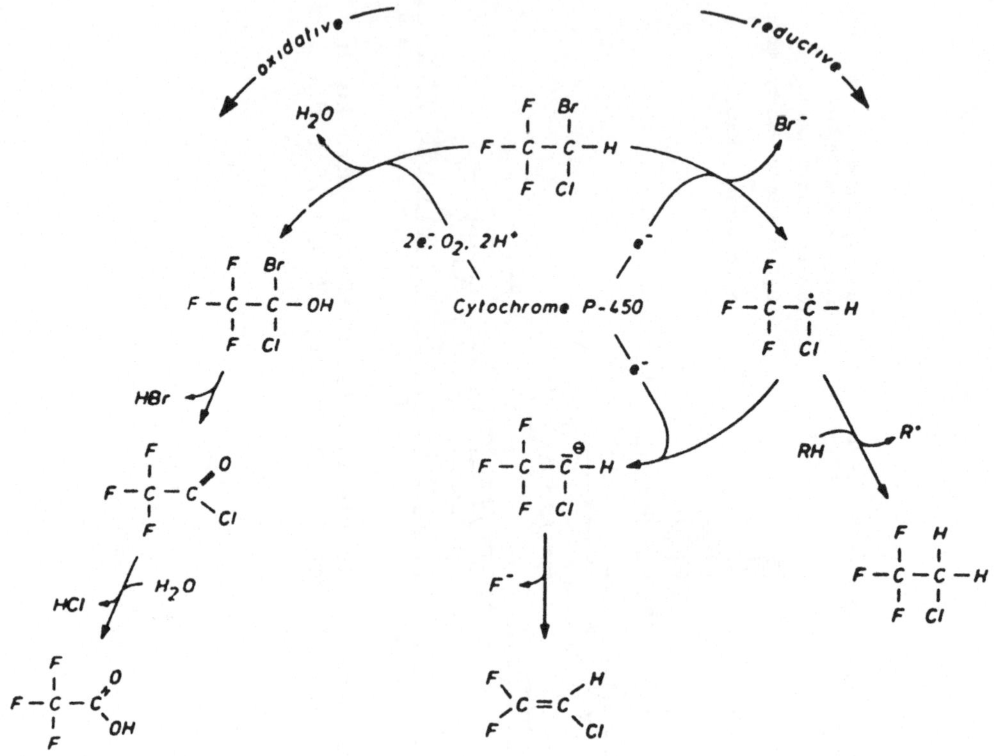

Abb. 7.. Oxydativer und reduktiver Stoffwechselweg von Halothan

gesteigerte Lipidperoxydation anhand einer erhöhten Ausatmung
von Äthan verifizieren. Die Ausbeute dieser flüchtigen Kohlenwasserstoffe ist sehr gering, da ihre Bildung nur einen der möglichen Reaktionswege darstellt.

Sehr viel schwieriger sind die nach Halothan oder nach anderen
Inhalationsanästhetika selten beobachteten Leberschäden zu erklären (21). So wird auch beim Halothan ein oxydativer und ein
reduktiver Stoffwechselweg beschrieben (6, 19, 29, 30, 33)
(Abb. 7). Nach neueren Angaben aus der Literatur soll der oxydative Metabolismus über das Zytochrom-P-448-System und der reduktive Metabolismus über das Zytochrom-P-450-System katalysiert
werden (21). Während der Biotransformation von Halothan kommt
es ebenfalls zur Bildung von Radikalen. Ist die Sauerstoffversorgung während des oxydativen Halothanstoffwechsels ausreichend, so vereinigen sich diese aktiven Zwischenprodukte mit
dem Sauerstoff statt mit den Zellkomponenten und können ent-
giftet werden. Letztlich wird bei Sauerstoffsättigung Halothan
zur stabilen Trifluoressigsäure oxydiert (Abb. 7). Der oxydative Stoffwechselweg muß als Entgiftungsprozeß angesehen werden. Dies konnte nach der Durchführung von kovalenten Bindungs-
studien mit Gewebekomponenten und C[14]-markiertem Halothan bestätigt werden (31).

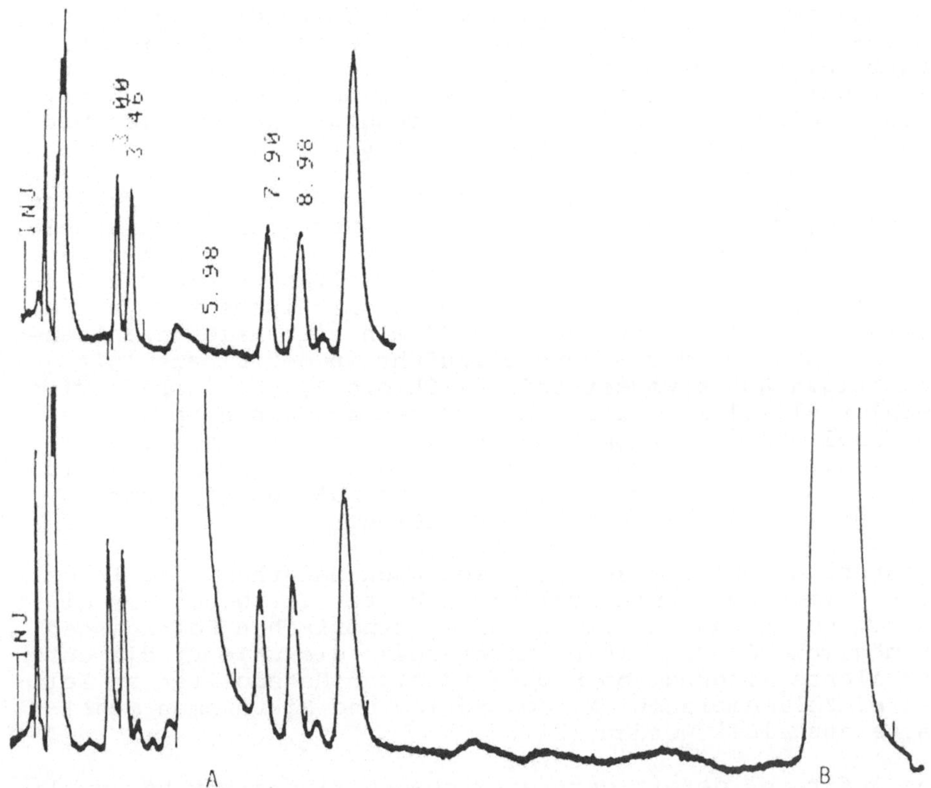

Abb. 8. Gaschromatografische Analyse der Ausatemluft eines
Hundes.
Links: vor Halothannarkose
Unten: 30 min nach Halothannarkose
        Peak A vermutlich 2-Chlor-1,1-Difluoraethylen
        Peak B vermutlich 2-Chlor-1,1,1-Trifluoraethan

Mit sinkender Sauerstoffspannung gewinnt der reduktive Stoff-
wechsel immer größere Bedeutung bis zu einem Maximum bei An-
oxie. Nach Bindung an das Zytochrom P 450 wird Halothan durch
Anlagerung eines Elektrons reduziert und das Bromid eliminiert.
Das entstandene CF_3-CHCl-Radikal kann das aktive Zentrum am
Zytochrom P 450 verlassen oder durch Aufnahme eines weiteren
Elektrons reduziert werden. Im letzteren Fall entsteht ein Karb-
anion als Zwischenprodukt (16, 20, 22), das unter Abgabe ei-
nes Fluoridions zu 2-Chlor-1,1-Difluoraethylen zerfällt (1)
(Abb. 7).

Wenn das CF_3-CHCl-Radikal Zytochrom P 450 verläßt, kann es sich
kovalent an Membranstrukturen, besonders Phosphorlipiden, binden oder ein Wasserstoffatom von einer Fettsäure abstrahieren.
Dabei entsteht 2-Chlor-1,1,1-Trifluoraethan.

Die gasförmigen Produkte CF_3CH_2Cl und CF_2CHCl sind unter experimentellen Bedingungen (15) und bei Patienten in Halothannar-

kose nachgewiesen worden (9, 28). In den Tierexperimenten ist die ausgeatmete Menge stark angestiegen, wenn die Tiere mit Phenobarbital vorbehandelt waren und in leichter Hypoxie narkotisiert wurden. Bei dem Versuchsmodell am hypoxischen Tier kommt es zu einer ausgedehnten Schädigung der Leberzellen mit Anstieg der Transaminasen im Blut (11, 26).

Obwohl sich chemisch beide Radikale, CCl_3 aus Tetrachlorkohlenstoff und CF_3CHCl aus Halothan, in ihrer Struktur stark ähneln, führt die nachgewiesene Lipidperoxydation nach Halothan unter normalen Sauerstoffbedingungen nur sehr selten zu einer Leberschädigung. Abb. 8 zeigt die gaschromatographische Analyse der Ausatemluft von einem Hund vor und 30 min nach Halothananästhesie unter ausreichender Sauerstoffzufuhr in der Einatemluft. Die flüchtigen Kohlenwasserstoffe 2-Chloro-1,1-Difluoraethylen und 2-Chloro-1,1,1-Trifluoraethan weisen auf einen reduktiven Stoffwechsel hin. Trotzdem konnten wir keine Leberschädigung feststellen. Dieser Versuch zeigt auf, daß ein gewisses Ausmaß der Lipidperoxydation überschritten sein muß, um die funktionelle Integrität der Leberzelle zu stören.

Die Entstehung von Leberzellnekrosen nach Halothan wird in der Literatur immer noch unterschiedlich beurteilt. Neben der direkten toxischen Radikalwirkung unter hypoxischen Bedingungen werden mögliche Sensibilisierungsprozesse diskutiert, die durch eine kovalente Bindung von nichtflüchtigen Metaboliten an Zellfragmente, Zellmembranen, Mitochondrien und Mikrosomen möglicherweise ausgelöst werden (21).

Für das Auftreten derartiger Leberschäden sind nicht nur qualitative und quantitative Veränderungen der Biotransformation verantwortlich zu machen, sondern ebenso Faktoren, wie genetische Prädisposition, Fettleibigkeit und eine veränderte Leberdurchblutung.

Zusammenfassung

Die Beziehung zwischen Lungenclearance und Höhe der Metabolisierung von Halothan, Methoxyfluran, Enfluran und Isofluran wird dargelegt und die Abhängigkeit dieser Größen von der Blutlöslichkeit und dem Gewebe-Blut-Verteilungskoeffizienten aufgezeigt.

Die nach halogenierten Äthern registrierten Nierenschäden werden durch das ionisierte Fluorid verursacht, welches ab einer Plasmakonzentration von 50 µmol/l nephrotoxisch wirkt. Die Stoffwechselraten von Methoxyfluran, Enfluran und Isofluran verhalten sich wie 25 : 2,5 : 1.

Die nach Halothan beobachteten Leberschäden werden eher mit einem reduktiven als mit einem oxydativen Stoffwechsel in Zusammenhang gebracht. Die Entstehung von freien Radikalen scheint die Basis der Leberschädigung zu sein. Unter experimentellen Be-

dingungen konnte nach Gabe von CCl_4 ein rascher Abfall der O_2-
Partialdrucke auf der Leberoberfläche gemessen werden. Gleichzeitig wurde mit dem Untergang der Leberzelle anhand von flüchtigen Metaboliten in der Ausatemluft eine Lipidperoxydation
nachgewiesen. Auch nach Halothan können bei Mensch und Tier
auch unter nichthypoxischen Bedingungen flüchtige Metabolite
während der Biotransformation entstehen, die auf einen Radikal-
mechanismus mit Lipidperoxydation hinweisen.

Literatur

1. AHR, H. J., KING, L. J., NASTAINCZYK, W.: Biochem. Pharmacol. 31, 383 (1982)

2. BROWN, B. R.: The disphasic action of halothane on the oxi-
   dative metabolism of drugs by the liver. Anesthesiology 35,
   241 (1971)

3. CHASE, R. E., HOLADAY, D. A., FISEROVA-BERGEROVA, V., SAID-
   MAN, L. J., MACK, F. E.: The biotransformation of ethrane
   in man. Anesthesiology 35, 262 (1971)

4. COUSINS, M. J., GREENSTEIN, L. R., HITT, B. A., MAZZE, R. I.:
   Metabolism adrenal effects of enflurane in man. Anesthesiology 44, 44 (1976)

5. COUSINS, M. J., MAZZE, R. I.: Methoxyflurane nephrotoxicity:
   A study of dose-response in man. JAMA 225, 1611 (1973)

6. COUSINS, M. J., SHARP, J. H., GOURLAY, G. K., ADAMS, J. F.,
   HAYNES, W. D., WHITEHEAD, F.: Hepatotoxicity and halothane
   metabolism in an animal model with application for human
   toxicity. Anaesth. intens. Care 7, 9 (1979)

7. FINSTERER, U., ROTHFRITZ, F.: Wirkungen von Inhalationsanästhetika auf die Nierenfunktion. Anästh. Intensivmed. 22,
   219 (1981)

8. GEBHARDT, I., FRICKEL, S., RIETBROCK, I.: Unveröffentlicht

9. GOURLAY, G. K., ADAMS, J. F., COUSINS, M. J., SHARP, J. H.:
   Time-course of formation of volatile reductive metabolites
   of halothane in humans and animal model. Brit. J. Anaesth.
   52, 331 (1980)

10. GREENSTEIN, L. R., HITT, B. A., MAZZE, R. I.: Metabolism
    in vitro of enflurane, isoflurane and methoxyflurane. An-
    esthesiology 42, 420 (1975)

11. HARPER, M. H., COLLINS, P., JOHNSON, B.: Hepatic injury
    following halothane, enflurane and isoflurane anesthesia
    in rats. Anesthesiology 56, 14 (1982)

12. HOLADAY, D. A., FISEROVA-BERGEROVA, V., LATTO, I. P., ZUM-
    BIEL, M. A.: Resistance of isoflurane to biotransformation
    in man. Anesthesiology 43, 325 (1975)

13. HOLADAY, D. A., RUDOFSKY, S., TREUHAFT, P. S.: The metabolic degradation of methoxyflurane in man. Anesthesiology 33, 579 (1970)

14. LAZARUS, G., RIETBROCK, I.: Current knowledge on pharmacokinetics of halothane and enflurane. Acta anaesth. belg. 31, 185 (1980)

15. MAIORINO, R. M., SIPES, I. G., GANDOLFI, A. J., BROWN, B. R., LIND, R. C.: Factors affecting the formation of chlorotrifluoroethane and chloridfluoroethylane from halothane. Anesthesiology 54, 383 (1981)

16. MANSUY, D., NASTAINCZYK, W., ULLRICH, V.: The mechanism of halothane binding to microsomal cytochrome P 450. Naunyn Schmiedeberg's Arch. Pharmacol. 285, 315 (1979)

17. MASON, H. S.: Mechanisms of oxygen metabolism. Advanc. Enzymol. 19, 79 (1957)

18. MAZZE, R. I., TRUDELL, J. R., COUSINS, M. J.: Methoxyflurane metabolism and renal disfunction: clinical correlation in man. Anesthesiology 35, 247 (1971)

19. Mc LAIN, G. E., SIPES, I. G., BROWN, B. R.: An animal model of halothane hepatoxicity: roles of enzyme induction and hypoxia. Anesthesiology 51, 321 (1979)

20. NASTAINCZYK, W., ULLRICH, V., SIES, H.: Effect of oxygen concentration on the reaction of halothane with cytochrom P 450 in liver microsomes and isolated perfused rat liver. Biochem. Pharmacol. 27, 387 (1978)

21. NEUBERGER, J., DAVIS, M.: Advances in understanding of halothane hepatitis. Tips 4, 19 (1984)

22. PLUMMER, J. L., BECKWITH, A. L. J., BASTIN, F. N., ADAMS, J. F., COUSINS, M. J., HALL, P.: Free radical formation in vivo and hepatoxicity due to anesthesia with halothane. Anesthesiology 57, 160 (1982)

23. RECKNAGEL, R., GLENDE, E.: Carbon tetrachloride hepatoxicity, an example of lethal cleavage. CRC crit Rev. Toxicol. 2, 263 (1973)

24. REHDER, K., FORBES, J., ALTER, H., HESSLER, O., STIER, A.: Halothane biotransformation in man. A quantitative study. Anesthesiology 28, 711 (1967)

25. REYNOLDS, E. S.: In: Free radicals in biology (ed. W. A. PRYOR), vol. 4. New York: Academic Press 1980

26. REYNOLDS, E. S., MOSLEN, M. T.: Liver injury following halothane anesthesia in phenobarbital pretreated rats. Biochem. Pharmacol. 23, 189 (1974)

27. RIETBROCK, I.: Biotransformation von Inhalationsanaesthetika und ihre Bedeutung für klinische Nebenwirkungen. Anaesthesist 24, 381 (1975)

28. SHARP, J. H., TRUDELL, J. R., COHEN, E. N.: Volatile metabolites and decomposition products of halothane in man. Anesthesiology 50, 2 (1979)

29. STIER, A.: Der Stoffwechsel des Halothane und seine pharmakologisch-toxikologische Bedeutung. Universität Würzburg: Habilitationsschrift 1965

30. VAN DYKE, R. A., CHENOWETH, M. B.: Metabolism of volatile anesthetics. Anesthesiology 26, 348 (1965)

31. VAN DYKE, R. A., WOOD, C. L.: In vitro studies on irreversible binding of halothane metabolite to microsomes. Drug Metab. Dispos. 3, 51 (1975)

32. WELTON, A. F., O'NEAL, O., CHANEY, L. C., AUST, S. D.: Multiplicity of cytochrome P 450 hemoproteins in rat liver microsomes. J. biol. Chem. 250, 563 (1975)

33. WIDGER, L. A., GANDOLFI, A. J., VAN DYKE, R. A.: Hypoxia and halothane metabolism in vivo. Release of inorganic fluoride and halothane metabolite binding to cellular constituents. Anesthesiology 44, 197 (1976)

Immunologische Grundlagen zur Anwendung von Inhalationsanästhetika

Von A. Koenig und U. D. Koenig

Bereits seit der Jahrhundertwende steht die Frage im Raum, ob
Anästhetika das Immunsystem beeinträchtigen. Diese Frage ist
auch in der modernen Anästhesiologie von Bedeutung, da postoperativ auftretende Infektionen, ein postoperativ verstärktes
Tumorwachstum oder Abstoßungsreaktionen in der Transplantationschirurgie in einen kausalen Zusammenhang mit der Narkose gebracht werden könnten. Außerdem nehmen im operativen Krankengut solche Patienten an Zahl zu, die als Allergiker oder bedingt durch Autoimmunkrankheiten bereits präoperativ immunologische Besonderheiten aufweisen und durch die Narkose bzw. Operation in eine zusätzliche Dysbalance geraten könnten.

Betrachtet man die Ergebnisse der Literatur, so ist diese Frage
auch heute noch nicht einfach mit Ja oder Nein zu beantworten.
Der wesentliche Grund hierfür liegt darin, daß das menschliche
Immunsystem keine statisch meßbare Größe ist, sondern aus humoralen und zellulären Elementen besteht, die durch vielfäl-
tige Interaktionen untereinander einem ständigen dynamischen
Fließgleichgewicht unterliegen. Tierexperimentelle und in vitro
ermittelte Ergebnisse sind daher von beschränkter Verwertbar-
keit. In klinischen Untersuchungen muß die Bestimmung eines
einzelnen Parameters nicht die Summe der im Organismus abge-
laufenen Veränderungen widerspiegeln.

Es handelt sich also um eine sehr komplexe Thematik, die in
drei Abschnitten abgehandelt werden soll:

1. Komponenten des menschlichen Immunsystems,
2. Einfluß von Inhalationsanästhetika auf immunologische Parameter,
3. Bewertung dieser Ergebnisse und mögliche Perspektiven.

1. Betrachtet man die schematische Übersicht über die Komponenten des menschlichen Immunsystems (Abb. 1), so sind besonders
die Funktionen der zellulären Elemente - Leuko- und Lymphozyten - für den Anästhesisten von Interesse, da für sämtliche
Inhalationsanästhetika zelluläre Wirkungen nachgewiesen sind.

Im Rahmen der Infektabwehr haben die phagozytierenden Zellen,
d. h. die segment- und stabkernigen neutrophilen Granulozyten
sowie die Monozyten und Makrophagen die größte Bedeutung. Für
die Leistungen der spezifischen Immunität, wie die Abwehr bestimmter bakterieller, viraler und parasitärer Erkrankungen,
insbesondere aber auch die Tumorüberwachung und Transplantat-
abstoßung, sind die Lymphozyten mit ihren verschiedenen Subpopulationen verantwortlich.

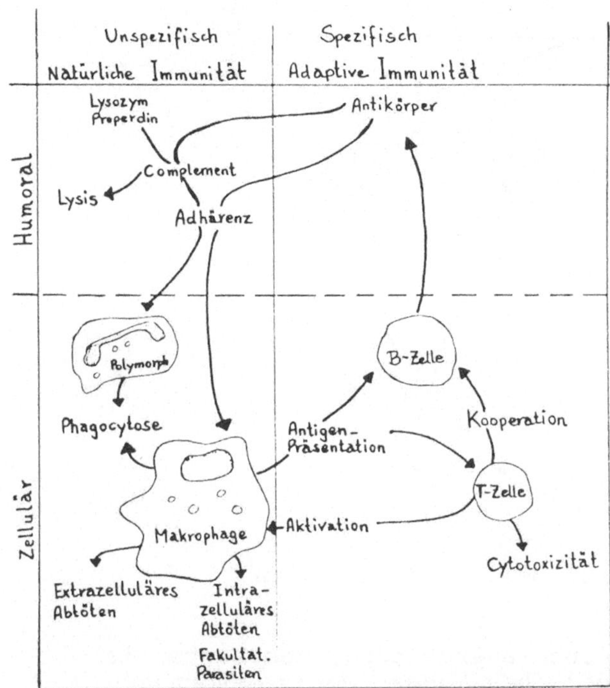

Abb. 1. Vereinfachtes Schema der Interaktionen zwischen natürlicher und spezifischer Immunität (Nach 49)

Bei den Lymphozyten werden die sogenannten B-Lymphozyten, die sich nach Antigenkontakt in Plasmazellen umwandeln und die Antikörper der verschiedenen Klassen produzieren, von den sogenannten T-Lymphozyten unterschieden, welche sich wiederum aus den sogenannten Inducer- bzw. Helfer-T-(OKT 4)-, den Suppressor-T-(OKT 8)- und den sogenannten zytotoxischen T-Zellen zusammensetzen (Abb. 2). Eine gestörte Balance zwischen Inducer-T- bzw. Helfer-T- und Suppressor-T-Lymphozyten kann durch Überwiegen der T-Helfer-Zellen zu einer einfachen Immunreaktion bis hin zur Autoaggression führen, ein Fehlen der T-Helfer-Zellen bei vorhandenen T-Suppressor-Zellen dagegen zumindest theoretisch zu einer sogenannten Kontraimmunität, z. B. mit überaus starkem Tumorwachstum, führen (30).

Die in Abb. 2 skizzierte zelluläre Kooperation bei der Immunantwort kann nur andeuten, wie vielfältig die Interaktionen zwischen Makrophagen und Lymphozyten einerseits und zwischen verschiedenen Lymphozyten-Subpopulationen untereinander andererseits sind. Hierbei ist auch darauf hinzuweisen, daß spezifische, durch diese Zellen produzierte Mediatoren bzw. Lymphokine, wie z. B. Interleukin I und II, Interferon, der migrationsinhibierende Faktor (MIF) und andere, eine wesentliche Rolle spielen.

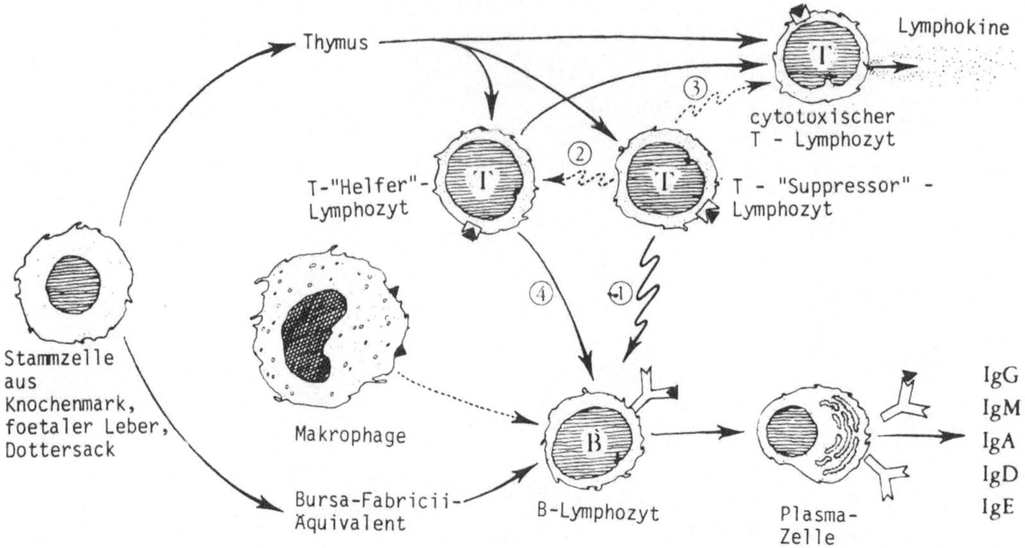

Abb. 2. Zelluläre Kooperation bei der Immunantwort

Bei der Karzinomentstehung und -ausbreitung, dem heute vielleicht aktuellsten immunologischen Thema, werden Störungen sowohl der Makrophagen als auch der Funktion der einzelnen Lymphozyten-Subpopulationen angenommen.

2. Die Literatur, die sich mit dem Einfluß von Anästhetika auf
immunologische Vorgänge beschäftigt, reicht bis um 1900 zurück.
Bereits damals gerieten die gebräuchlichen Anästhetika Äther,
Chloroform und Stickoxydul in den Verdacht, durch Schwächung
der körpereigenen Abwehr die Infektionen mit Krankheitserre-
gern zu erleichtern (54, 60), aber auch - im Tierexperiment -
das Wachstum maligner Tumoren zu begünstigen (21).

Jüngere Untersuchungen beschäftigen sich vorwiegend mit dem
Einfluß von Halothan auf die Zahl und Funktion der bei der Infektabwehr beteiligten Granulozyten und Makrophagen bzw. auf
die für die spezifische Immunität verantwortlichen Lymphozyten. Über Enfluran und Stickoxydul liegen im Vergleich nur wenige Studien vor. Im einzelnen wird hierauf im nächsten Abschnitt eingegangen. Bei den Ergebnissen der Literatur ist
zwischen Langzeit- und Kurzzeiteffekten und zwischen tierexperimentellen, in-vitro- und in-vivo-Untersuchungen zu unterscheiden.

Methodische Möglichkeiten zur Bestimmung von Zahl und Funktion
der Phagozyten bzw. des RES sind in Tabelle 1 zusammengestellt.
Quantitative Veränderungen durch Depression des Knochenmarks
mit nachfolgendem Abfall der peripheren Leuko- und Lymphozyten
werden nur bei Langzeiteinwirkung von Halothan und Stickoxydul
im Tierexperiment beschrieben (10, 25, 40). Durch Enfluran wird

Tabelle 1. Methodische Möglichkeiten der Erfassung der Phago-
zytenfunktion

Neutrophile

Zahl
Phagozytose
Bakterizidie
NBT-Test
Chemiluminiszenz
Skin-window-Technik

Monozyten, Makrophagen

Zahl
Motilität
Phagozytose
Bakterizidie
Metabolische Aktivierung
Skin-window-Technik
Partikel-Clearance

---

die Hämopoese nicht beeinträchtigt, die peripheren Lymphozyten
nehmen zu (3). Im in-vitro-Experiment werden Knochenmarksstamm-
zellen durch Halothan und Enfluran in ihrer Proliferation bzw.
Kolonienbildung beeinträchtigt (5, 50). In vivo dagegen kommt
es nach kurzzeitiger, d. h. siebenstündiger Halothan- bzw. Enfluran-Sauerstoff-Inhalation ohne Operation bei gesunden Probanden zu einer deutlichen Zunahme der peripheren Granulozyten
bzw. auch Lymphozyten, die unter Enfluran sogar statistisch
signifikant wird (19).

Aussagen über qualitative Veränderungen der Granulozyten und
Makrophagen als phagozytierende Zellen unter dem Einfluß von
Inhalationsanästhetika sind den zahlreichen in-vitro-Untersuchungen zu entnehmen, die sich allerdings zum Teil auf unterschiedliche Abschnitte des Phagozytosevorgangs (Abb. 3) konzen-
trieren. Die hierbei ermittelten Ergebnisse zeigen, daß durch
direkten Zellkontakt mit Halothan die Morphologie, Vitalität,
ungezielte Migration und Chemotaxis sowie die Partikelphago-
zytose menschlicher Granulozyten nicht signifikant eingeschränkt
wird (11, 18, 53). Die hinsichtlich der Chemotaxis gegenteili-
gen Ergebnisse einer einzelnen Studie (49) werden von anderen
Autoren methodisch erklärt, d. h. einer Modifikation des in-
vitro-Testsystems angelastet (18). Der letzte Schritt der Phagozytose, die Bakterizidie, gemessen über die Luminol-abhängi-
ge Chemiluminiszenz, wurde durch höhere Halothankonzentrationen
signifikant, aber reversibel eingeschränkt, wobei die Konzentrationen von 2 bzw. 3 Vol.% in der Gasphase MAC-Werten von
1,5 bzw. 2,0 Vol.% in der klinischen Anwendung gleichgesetzt
wurden (68). Niedrigere Halothankonzentrationen, 80 % Stickoxydul und die Kombination von beiden hatten keinen signifikant hemmenden Einfluß.

Phagozytose: wichtigste Teilschritte

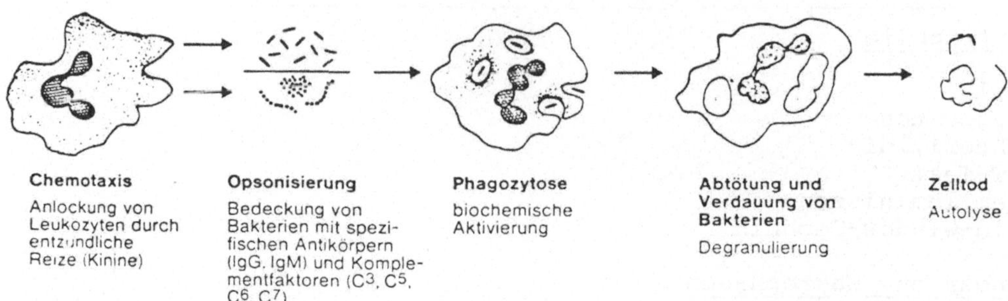

Abb. 3. Wichtige Teilschritte des Phagozytosevorgangs

In klinischen Untersuchungen wurde nach Halothan- und auch
Stickoxydulinhalation, zum Teil in Kombination mit anderen
Pharmaka, postoperativ bei chirurgischen Patienten und auch
bei Probanden eine deutliche Einschränkung von Chemotaxis,
Phagozytose und NBT(Nitroblautetrazolium)-Farbstoffreduktion
beschrieben (13, 28, 43, 61).

Aus diesen Ergebnissen läßt sich ableiten, daß bis auf die in
höheren Halothankonzentrationen eingeschränkte Bakterizidie
die Granulozyten in vitro relativ widerstandsfähig gegen Halothan und auch Stickoxydul zu sein scheinen. Unter klinischer
Applikation dieser Pharmaka werden sie jedoch, möglicherweise
durch andere Faktoren, in ihrer Funktion beeinträchtigt. Als
Faktoren, die nachweislich bestimmte Granulozytenfunktionen
beeinträchtigen, kommen perioperativ in Frage: Hypoxie, Azidose
und Hypothermie, die im Tierexperiment die Bakterizidie herab-
setzen (7, 20, 24), bestimmte Antibiotika (23) und Substanzen,
die das intrazelluläre zyklische AMP erhöhen (28), welche alle
die Chemotaxis hemmen; außerdem Streßfaktoren, wie Katechol-
amine und Glukokortikoide, die einen hemmenden Einfluß auf Migration, Phagozytose und Bakterizidie ausüben (66). Nicht zuletzt unterliegt die antibakterielle Funktion menschlicher Granulozyten auch periodischen Schwankungen von 10 bis 40 Tagen (2).

Die Makrophagen bilden ein zelluläres Abwehrsystem gegen eine
große Zahl pathogener Mikroben und wahrscheinlich auch gegen
Tumorzellen. Sie stellen in ihrer Gesamtheit das retikuloendo-
theliale System (RES) bzw. das mononukleär-phagozytierende
System (MPS) dar. Neben einer unspezifisch induzierten Makro-
phagenaktivierung wird auch eine immunologisch induzierte angenommen, wobei von antigenstimulierten T-Lymphozyten produzierte Mediatorsubstanzen, sogenannte Lymphokine, wie z. B. der
migrationsinhibierende Faktor (MIF), der makrophagenaktivieren-
de Faktor (MAF) sowie chemotaktische Faktoren und andere eine
vermittelnde Rolle einnehmen.

Auch die die Makrophagen bzw. das RES betreffende Literatur
zeigt, daß unter klinischen Bedingungen nach Halothananästhesie

postoperativ entnommene Monozyten von chirurgischen Patienten
eine signifikant verminderte Latexpartikelphagozytose zeigten
(13) und daß unter Halothananästhesie, im Gegensatz zur Neuroleptanästhesie, bei chirurgischen Patienten die Clearance in-
jizierter kolloidaler Testpartikel aus dem Blut durch das RES
deutlich eingeschränkt war (17). Andere Autoren beschrieben eine verminderte RES-Funktion auch unter anderen Anästhesieverfahren (44). Auch bei diesen Ergebnissen ist zu berücksichtigen, daß für die postoperativ eingeschränkte RES-Funktion außer
den Anästhetika selbst andere Faktoren in Frage kommen. Diskutiert wurden z. B. eine Minderperfusion der Leber mit Minder-
funktion der Kupfferschen Sternzellen, eine streßinduzierte
Kortikosteroidfreisetzung sowie eine Störung der Opsonierung.
Für unterschiedliches partikuläres oder kolloidales Fremdmate-
rial scheint es unterschiedliche Opsonine zu geben (58).

In diesem Zusammenhang ist auch bemerkenswert, daß bei Blockade des Leber-RES die zu phagozytierenden Partikel vermehrt in
der Lunge anfallen, was möglicherweise für eine nachfolgend
auftretende respiratorische Insuffizienz von Bedeutung ist (36).

Alveolarmakrophagen vom Tier zeigen unter Halothanzugabe in
vitro eine verminderte oxydative Aktivität (67) bzw. eine nur
in Kombination von Halothan mit Sauerstoff und Lachgas signifikante, jeweils reversible Hemmung ihrer enzymatischen Zellaktivität (6). Dies korreliert mit klinischen Befunden, die
eine verminderte Alveolarmakrophagenbakterizidie unter Halothannarkose beschreiben (47).

Diese genannten Ergebnisse zusammengefaßt scheinen für einen
hemmenden Einfluß des Halothans bzw. der Halothananästhesie
auf die Funktion der Monozyten und Makrophagen bzw. des RES zu
sprechen.

Die Lymphozyten (Abb. 4) müssen als die eigentlichen immunkom-
petenten Zellen des Menschen gelten. Sie vermitteln die spezifische Immunität, wobei die B-Lymphozyten durch Produktion von
Antikörpern den humoralen Anteil, die T-Lymphozyten mit ihren
verschiedenen Subpopulationen, z. B. den zytotoxischen T-Zellen,
den zellulären Anteil spezifischer immunologischer Reaktionen
ausmachen. Viele immunologische Reaktionen laufen jedoch in
Kooperation mit den Makrophagen ab. Ihre Störung kann sowohl
im Bereich der Makrophagen als auch im Bereich der Lymphozyten liegen.

Methodische Möglichkeiten, Zahl und Funktion der immunkompeten-
ten Zellen zu prüfen, ergeben sich aus der Oberflächenstruktur
(Rezeptoren) und den spezifischen Fähigkeiten der verschiedenen
Lymphozyten-Subpopulationen.

Reife B-Lymphozyten (Tabelle 2) lassen sich mittels Immunfluores-
zenz durch oberflächlich gebundenes Immunglobulin M oder D (SIg,
Surface bound immunglobulin) identifizieren und machen etwa einen Anteil bis zu 20 % der Blutlymphozyten aus. T-Zellen weisen
kein SIg auf. Sie können leicht durch ein Rezeptorprotein iden-
tifiziert werden, das Schaferythrozyten (E^+ = SRBC) bindet, oder

T- Lymphozyten

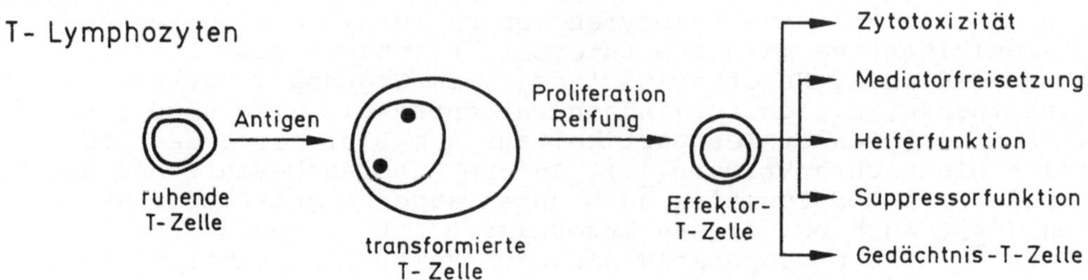

B - Lymphozyten

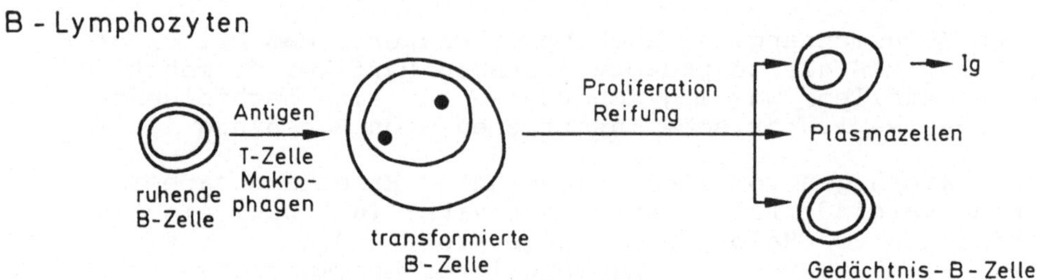

Abb. 4. Veränderungen der T- und B-Lymphozyten als Reaktion auf ein Antigen (Nach 70)

Tabelle 2. Charakteristika der Lymphozyten (Nach 70)

	T-Zellen	B-Zellen
Lymphozyten im zirkulierenden Blut (%)	50 – 70	5 – 12
Rosettenbildung mit Schaferythrozyten	+	–
Immunglobuline auf der Oberfläche	–	+
Rosettenbildung mit Erythrozyten, welche mit IgG beladen sind (Fc-Rezeptoren)	–	+
Rosettenbildung mit Erythrozyten, welche mit Komplement beladen sind (C_3-Rezeptoren)	–	+
Reaktion auf Phytohämagglutinin	+++	+
Reaktion auf Pokeweed-Mitogen	+	+++

mit monoklonalen Antikörpern nachgewiesen werden. Die E-Rosetten-bildenden T-Zellen machen etwa 70 % aus. Es verbleibt eine Lymphozytenfraktion, die keinen typischen Marker aufweist und nicht definierter Herkunft ist (sogenannte Nullzellen) (51).

Hinsichtlich quantitativer Veränderungen der peripheren Lymphozyten werden in der Literatur unterschiedliche Angaben gemacht.
Während bei gesunden Probanden eine mehrstündige Halothan- bzw.
Enfluraninhalation ohne Operation zu einer Zunahme der peripheren Lymphozytenzahl führte (19), werden in anderen klinischen
Untersuchungen unter dem Einfluß einer kombinierten Halothaninhalationsanästhesie mit zusätzlichem operativem Trauma keine
Veränderungen (55) oder aber deutliche Verminderungen der peripheren Lymphozyten beschrieben (37).

Der Anteil von T-Lymphozyten, d. h. E$^+$-Rosetten-bildenden Zellen, an der Gesamtlymphozytenzahl zeigt in den meisten klinischen Untersuchungen unter kombinierter Inhalationsanästhesie
ein relativ paralleles Verhalten zu den Veränderungen der peripheren Gesamtlymphozytenzahl. Die insgesamt nur geringfügigen
Verschiebungen traten unter kombinierter Halothaninhalationsanästhesie intraoperativ bis in den postoperativen Zeitraum auf,
unter kombinierter Enflurananästhesie wurde der maximale Abfall
um 9 % erst in der postoperativen Phase deutlich (27, 38). Im
in-vitro-Experiment konnten RYHÄNEN et al. (56) nachweisen,
daß der unmittelbare Kontakt von menschlichen Lymphozyten mit
Halothan über 2 bzw. 24 h ihre Fähigkeit, als T-Lymphozyten
sogenannte E$^+$-Rosetten, als B-Lymphozyten EA$^+$- bzw. EAC$^+$-Rosetten (Tabelle 2) zu bilden, nicht beeinträchtigte.

Die Funktion der B-Lymphozyten (Abb. 4) läßt sich über ihre Antikörperproduktion prüfen. Bei der Jerne-Plaque-Technik im Tiermodell bedient man sich der lysierenden Fähigkeit von Antikörpern, die nach Sensibilisierung der Tiere mit Schaferythrozyten von aktivierten B-Lymphozyten, also Plasmazellen, nach Ablauf von einigen Tagen gebildet werden. Die dem sensibilisierten Tier dann entnommenen Milzzellen werden in vitro mit Schaferythrozyten und Komplement zusammengebracht. Um jede aktive
Zelle bildet sich ein Hof aus hämolysierten Erythrozyten. Die
Anzahl der Plaques korreliert mit dem Immunglobulinspiegel (33).

In diesem experimentellen System zeigte sich nach Halothaninhalation von 24 h sechs bis sieben Tage nach der Immunisierung
eine signifikante Verminderung der Plaquebildung bzw. der antikörperproduzierenden Milzzellen (32). In einer ähnlichen Studie
(4) war nach vierstündiger Halothanapplikation bei Mäusen die
IgG-Bildung deutlicher gehemmt als die IgM-Bildung. Die im Serum nachweisbaren Titer auf T-Zell-abhängige und -unabhängige
Antigene dagegen waren in tierexperimentellen Untersuchungen
nach Halothanapplikation zu verschiedenen Zeitpunkten nach Immunisierung nicht signifikant vermindert (59, 62). Die postoperativ nachgewiesenen Verminderungen der Immunglobulinspiegel
bei Patienten mit größeren operativen Eingriffen (22) haben
vermutlich eher eine traumabedingte Ursache, da sie nach klinisch üblicher kombinierter Halothaninhalationsanästhesie bei
Patienten mit gewebsatraumatischen Eingriffen nicht beobachtet
werden konnten (39).

Gewebsdestruktionen, die durch zytotoxische Lymphozyten (Abb. 5)
verursacht werden, können histopathologisch bei Transplantatabstoßungsreaktionen, Autoimmunkrankheiten oder als Folge einer

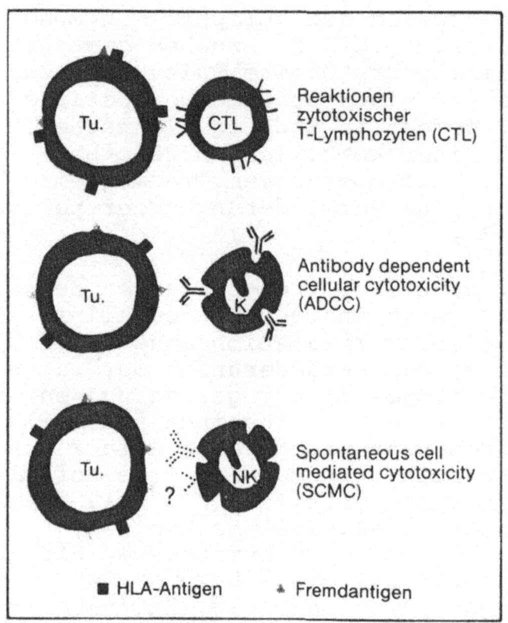

Abb. 5. Lymphozytotoxische Effektormechanismen gegen Tumorzellen (Nach 57)

Auseinandersetzung des Organismus mit intrazellulären Parasiten oder Tumoren beobachtet werden. Seit der Einführung der Gewebskulturtechnologie sind lymphozytotoxische Reaktionen in vitro quantifizierbar. Man mischt dazu die zu untersuchende zytotoxische Zellpopulation mit entsprechenden Zielzellen in einer Kulturschale. Die an Zielzellen bindenden Lymphozyten stellen sogenannte zytotoxische Effektorzellen dar, deren lytische Aktivität direkt durch visuelle Beobachtung des Zielzelluntergangs oder indirekt über Freisetzung isotopenmarkierter Zielzellbestandteile gemessen werden kann (57). Das Abtöten von Tumorzellen durch lymphoide Zellen ist für die Karzinomentstehung von Bedeutung.

In der Literatur ergab sich bei in-vitro-Untersuchungen, daß die Tumorzell-Lyse durch zytotoxische Effektorzellen bei direktem Halothankontakt in klinischer Dosierung, aber auch durch Stickoxydul, signifikant beeinträchtigt wurde (12).

In klinischen Untersuchungen wurde bei Patienten mit gut- und bösartigen Mammatumoren nach Halothananästhesie eine deutliche Reduktion der durch Lymphozyten vermittelten Zytotoxizität - einmal gegen antikörperbeladene Target-Zellen, zum anderen gegen Mammakarzinomgewebe - gefunden, die bis zu einer Woche andauerte (64, 65). Diese wurde allerdings auch nach operativen Eingriffen mit anderen Narkoseverfahren beobachtet (41).

Eine Hemmung der zellgebundenen Zytotoxizität im perioperativen Zeitraum könnte die Entwicklung von Metastasen fördern.

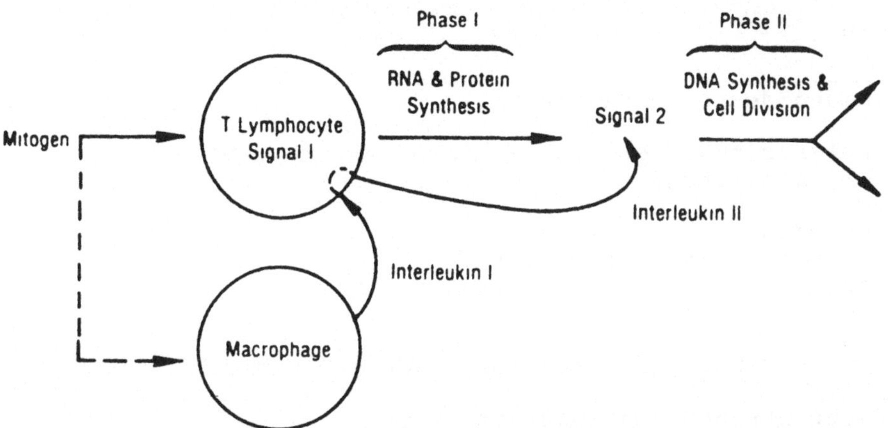

Abb. 6. Mitogeninduzierte Lymphozytenaktivierung (Nach 26)

Entsprechende Untersuchungen ergaben aber im Tierexperiment,
daß mit Sarkomzellen inokulierte Mäuse, die zu unterschiedlichen Zeiten nach der Inokulation über 5 - 7 h Halothan und
Luft bzw. Sauerstoff inhalierten, im Vergleich zu den nicht-
anästhesierten Kontrolltieren keine Unterschiede der Tumorpro-
gression oder Überlebenszeit zeigten (15). Vielmehr führte
erst ein zusätzliches operatives Trauma zu einer deutlichen
Erhöhung der Zahl der Lungenmetastasen (46).

Die durch T-Lymphozyten vermittelte zelluläre Immunität kann
unter anderem über die in vitro induzierte Lymphozytenproliferation mit spezifischen Antigenen oder unspezifischen Mitogenen, d. h. mit dem sogenannten Lymphozyten-Transformations-
Test (LTT) (69), überprüft werden (Abb. 6). In vivo transfor-
mieren sich nach Kontakt mit ihrem spezifischen Antigen Lymphozyten zu sogenannten Lymphoblasten, die nach Ablauf einer bestimmten Frist in die Zellteilung eintreten können bzw. DNA
synthetisieren. Die Aktivierung von Lymphozyten kann in vitro
nachvollzogen werden. Die spezifischen Antigene stimulieren
dabei nur maximal 50 % der vorher gegen sie sensibilisierten
Lymphozyten, die DNA-Synthese tritt erst nach etwa fünf bis
sieben Tagen ein (14). Bestimmte pflanzliche Lektine können
in vitro Lymphozyten unspezifisch stimulieren. Phytohämagglu-
tinin (PHA-P) transformiert ca. 60 - 80 % aller transformier-
baren Lymphozyten, die DNA-Synthese tritt nach etwa zwei bis
drei Tagen ein. Da PHA-P ausschließlich T-Lymphozyten stimuliert, gilt die Reaktivität der Lymphozyten auf PHA-P als Kor-
relat für die Bewertung der zellulären Immunität. Auch Con-
canavalin A (ConA) stimuliert vorrangig T-Lymphozyten - wahrscheinlich jedoch andere Subpopulationen -, Pokeweed mitogen
(PWM) dagegen vorrangig B-Lymphozyten (31, 69). Die neben dem
Lymphozytentransformationstest (LTT) mit Mitogenen und auch
spezifischen Antigenen überprüfbaren Parameter der zellulären
Immunität sind in Tabelle 3 aufgelistet.

Tabelle 3. Diagnostik zellulärer Abwehrstörungen (T-Lymphozyten) (Nach 52)

---

1. Bestimmung der Lymphozytenzahl

2. Intrakutantestung der Hautreaktion vom Spättyp, eventuell
   nach Immunisierung:
   Candida
   Trichophytin
   KLH = Keyhole limpet hemocyanin
   Streptokinase
   Tuberkulin

3. Epidermale Sensibilisierung mit DNCB = Dinitrochlorbenzol

4. Lymphozytentransformationstest (LTT):

   a) unspezifische Mitogene:
      PHA = Phytohämagglutinin
      ConA = Concanavalin A/Pokeweed

   b) spezifische Antigene:
      Candida
      Trichophytin
      PPD = Purified protein derivate
      Mumps
      Streptokinase
      KLH = Keyhole limpet hemocyanin

5. Lymphknotenhistologie

Der mit Hilfe der mitogeninduzierten Lymphozytenproliferation
geprüfte Einfluß von Halothan, Enfluran und Stickoxydul auf
die Lymphozytenfunktion erbrachte in der Literatur folgende
Ergebnisse: In-vitro-Zellkontakt mit Halothan führt zu einer
dosis- und zeitabhängigen Depression der Lymphozytenproliferation, die weitgehend reversibel ist (9, 14). Je nach Zeitpunkt
der Zugabe zu den Kulturen konnte sogar ein biphasischer Effekt
beobachtet werden (45).

Im in-vivo-Modell mit gesunden Probanden zeigte sich unter Ha-
lothan- bzw. Enfluran-Sauerstoff-Inhalation über mehrere Stunden ohne Operation keine signifikante Veränderung der Lymphozytenreaktivität auf PHA-P in vitro, tendenziell war aber allerdings unter Halothan eher eine Abnahme, unter Enfluran eher
eine Zunahme erkennbar (19). In einer ähnlichen Studie, jedoch
bei Kombination von Halothan mit Stickoxydul, Sauerstoff und
Thiopental, war die PHA-Reagibilität der Probandenlymphozyten
deutlich eingeschränkt (16).

Insgesamt widersprüchliche Ergebnisse ergaben sich bei klinischen Studien mit gleichzeitig durchgeführten operativen Eingriffen (1, 34, 35, 37, 55, 63).

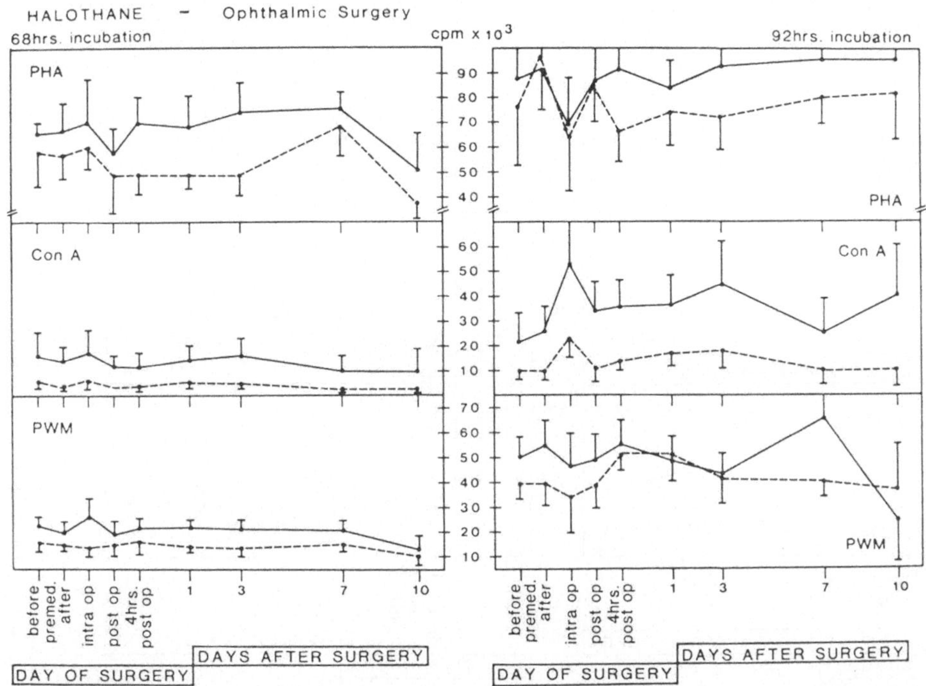

Abb. 7 a und 7 b. Perioperative Veränderungen der Stimulierbarkeit peripherer Lymphozyten durch PHA-P, ConA und PWM in optimaler (——) und suboptimaler (---) Konzentration nach einer
Inkubationszeit von 68 h (Abb. 7 a) und 92 h (Abb. 7 b) bei Patienten mit ophthalmochirurgischen Eingriffen (Gruppe 1) unter
kombinierter Halothaninhalationsanästhesie

Wir selbst haben unter verschiedenen Traumabedingungen bei gesunden Patienten den Einfluß einer kombinierten Halothan- bzw.
Enfluraninhalation auf die Lymphozytenproliferation nach Stimulation mit den drei Mitogenen PHA-P, ConA und PWM geprüft und
dabei zwei verschiedene Mitogenkonzentrationen und zwei verschiedene Inkubationszeiten eingesetzt. Dabei zeigten sich folgende Ergebnisse:

Eine kombinierte Halothaninhalationsanästhesie führt bei gesunden jüngeren Patienten bei elektiven, nicht gewebstraumatischen
ophthalmologischen Eingriffen zu keiner signifikanten Einschränkung der mitogeninduzierten Proliferation mit allen drei Mitogenen, intraoperativ werden tendenziell sogar Steigerungen beobachtet (Abb. 7 a und 7 b). Eine zusätzliche operative Belastung (gynäkologische Operationen) dagegen führt in Zusammenhang mit der kombinierten Halothaninhalationsanästhesie zu einer signifikanten Depression der Lymphozytenreaktivität auf alle
drei Mitogene, die auch bei Variation der Mitogenkonzentration
und Inkubationszeit erkennbar bleibt und je nach Mitogen bis
zum dritten bzw. zehnten postoperativen Tag anhält (Abb. 8 a
und 8 b). Demgegenüber fanden wir unter kombinierter Enfluran-

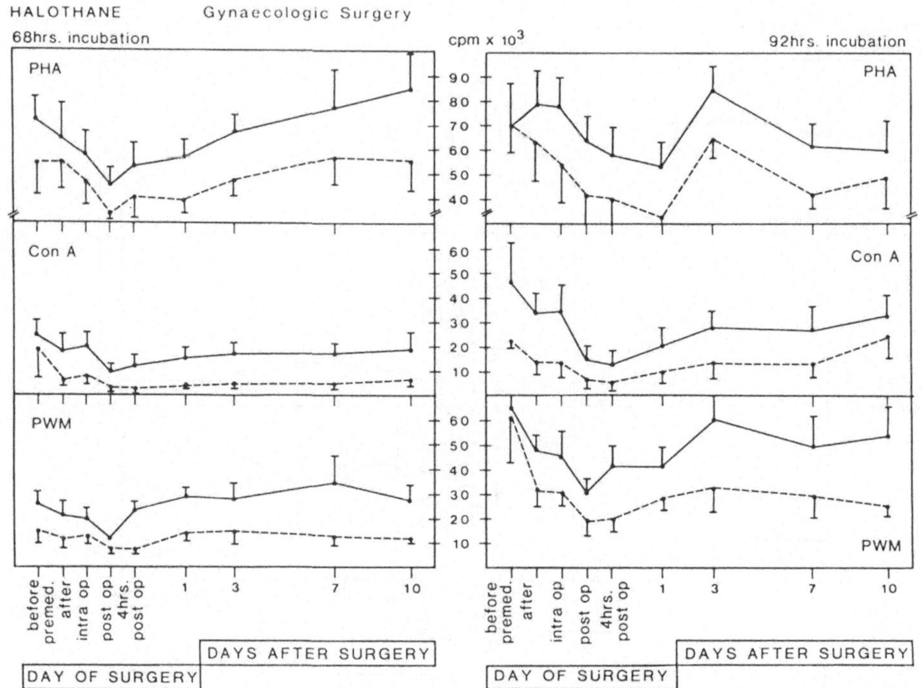

Abb. 8 a und 8 b. Perioperative Veränderungen der Stimulierbarkeit peripherer Lymphozyten durch PHA-P, ConA und PWM in optimaler (———) und suboptimaler (---) Konzentration nach einer Inkubationszeit von 68 h (Abb. 8 a) und 92 h (Abb. 8 b) bei Patientinnen mit gynäkologischen Eingriffen (Gruppe 2) unter kombinierter Halothaninhalationsanästhesie

inhalationsanästhesie weder bei den "atraumatischen" ophthalmologischen noch bei den mit einem größeren operativen Gewebs-
trauma einhergehenden gynäkologischen Eingriffen eine signifikante Veränderung der Lymphozytenproliferationsraten (Abb. 9 a
und 9 b, Abb. 10 a und 10 b).

In bezug auf die Lymphozyten ergibt sich somit zusammengefaßt
aus der zitierten Literatur, daß ein Langzeiteinfluß von Halothan die Antikörperproduktion von B-Zellen möglicherweise beeinträchtigen kann, daß dies aber im Serumtiter spezifischer
Antikörper bzw. im Immunglobulinspiegel keinen deutlichen Niederschlag findet.

Die zytotoxische Funktion von Lymphozyten wird in vitro wie in
vivo durch Halothan bzw. Stickoxydul beeinflußt, eine vermehrte Metastasierung resultierte jedoch im Tierexperiment nicht.

Die Reagibilität von Lymphozyten auf Mitogene in vitro wird
bei direktem Zellkontakt mit Halothan zeit- und dosisabhängig
vermindert, nicht dagegen durch Stickoxydul. Bei klinischer
Applikation von Halothan über einen kürzeren Zeitraum ohne

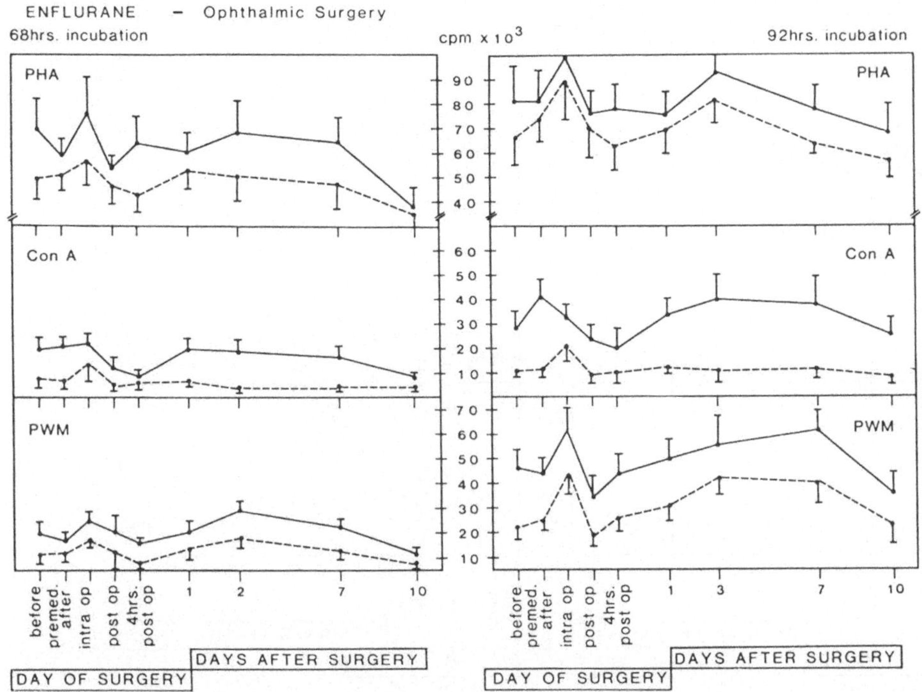

Abb. 9 a und 9 b. Perioperative Veränderungen der Stimulierbarkeit peripherer Lymphozyten durch PHA-P, ConA und PWM in
optimaler (——) und suboptimaler (---) Konzentration nach einer Inkubationszeit von 68 h (Abb. 9 a) und 92 h (Abb. 9 b)
bei Patienten mit ophthalmochirurgischen Eingriffen (Gruppe 1)
unter kombinierter Enfluraninhalationsanästhesie

Operation wird dagegen die PHA-P-induzierte Lymphozytenproliferation von Probandenlymphozyten nicht signifikant beeinträchtigt, ebenso wenig wie die PHA-P-, ConA- und PWM-induzierte
Proliferation bei kombinierter Halothaninhalationsanästhesie
bei gesunden Patienten mit gewebsatraumatischen Operationen.
Ein zusätzliches größeres operatives Trauma unter kombinierter
Halothaninhalationsanästhesie verursacht allerdings eine lang-
anhaltende Einschränkung der Lymphozytenreagibilität auf alle
drei Mitogene, wobei die durch ConA stimulierte Lymphozyten-
Subpopulation besonders betroffen ist. Unter kombinierter Enfluraninhalationsanästhesie tritt diese Depression auch bei dem
größeren operativen Eingriff nicht auf.

3. Aus der Fülle und Differenziertheit der genannten Daten
wird erkennbar, wie schwierig ihre Wertung bzw. eine allgemeine Aussage über den Einfluß von Inhalationsanästhetika auf
immunologische Vorgänge im menschlichen Organismus ist.

Halothan ist das potenteste volatile Anästhetikum. Bei einer
klinisch üblichen Halothaninhalationsanästhesie von 1 h bei

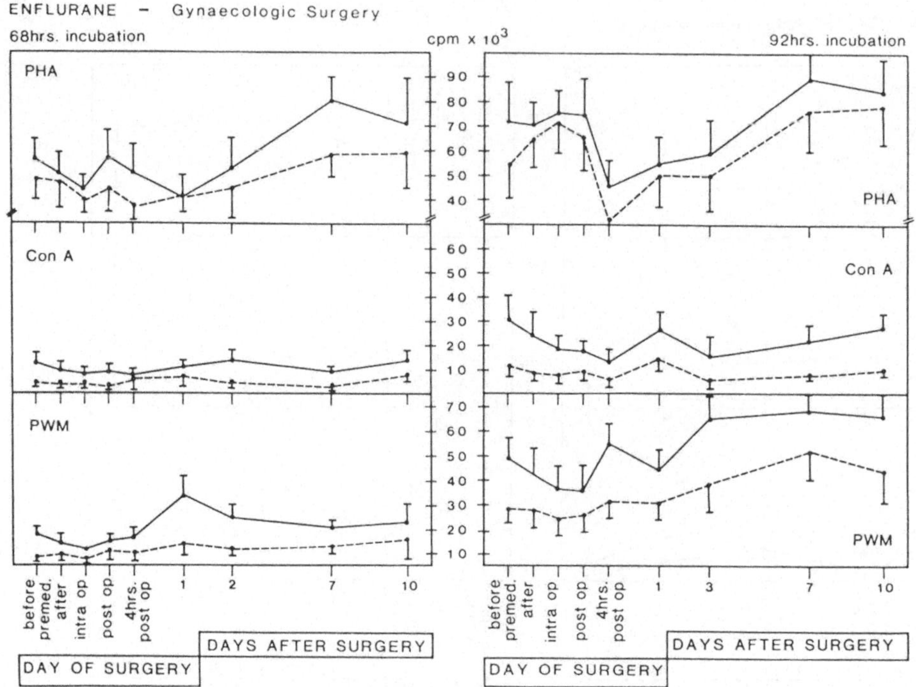

Abb. 10 a und 10 b. Perioperative Veränderungen der Stimulierbarkeit peripherer Lymphozyten durch PHA-P, ConA und PWM in optimaler (——) und suboptimaler (---) Konzentration nach einer Inkubationszeit von 68 h (Abb. 10 a) und 92 h (Abb. 10 b) bei Patientinnen mit gynäkologischen Eingriffen (Gruppe 2) unter kombinierter Enfluraninhalationsanästhesie

einer Halothandosierung von 1 Vol.% werden dem menschlichen Organismus etwa 2.000 mg Halothan zur Metabolisierung angeboten, gegenüber etwa 400 mg Enfluran (bei einer Dosierung von 1,5 Vol.%) (42). Außerdem sind seine Metabolite, insbesondere Bromide, noch bis in den postnarkotischen Zeitraum nachweisbar. Der Einfluß von Halothan auf die peripheren Leuko- und Lymphozyten müßte in Abhängigkeit von der Narkosedauer und Dosierung am deutlichsten sein. Bei direktem Zellkontakt in vitro sind denn auch für Halothan - in Abhängigkeit von Dosis und Kontaktzeit - zahlreiche zelluläre Effekte beschrieben, wobei menschliche Granulozyten hinsichtlich Morphe, Vitalität und Funktion relativ widerstandsfähig zu sein scheinen. In vivo konnten unter Halothaninhalation ohne Einfluß einer zusätzlichen Operation bei gesunden Probanden eine Zunahme der Zahl peripherer Granulo- und Lymphozyten sowie eine geringe, nichtsignifikante Depression der zellulären Immunität nachgewiesen werden, Befunde, die auch bei gesunden und jüngeren Patienten mit atraumatischen operativen Eingriffen, jedoch zusätzlicher psychischer Belastung durch die Operation, bestätigt wurden.

In Zusammenhang mit einem größeren operativen Trauma war dagegen die durch die Mitogene PHA-P, ConA und PWM induzierte Lymphozytenproliferation bis in den postoperativen Zeitraum eingeschränkt, für die durch ConA stimulierte Lymphozyten-Subpopulation (möglicherweise Suppressor-T-Zellen) sogar bis zum zehnten postoperativen Tag.

Vielleicht läßt sich aus der Beeinflussung des RES und der prolongierten Beeinträchtigung der Lymphozytenreagibilität auf Mitogene bei zusätzlichem operativem Trauma ableiten, daß Halothan bei größeren und längerdauernden operativen Eingriffen, bei Polytraumatisierten, bei Patienten mit schweren Infektionen, bei Autoimmunkrankheiten und Karzinomen sowie unter zytostatischer Therapie aus immunologischen Gesichtspunkten nicht eingesetzt werden sollte. Ob sich eine "immunologische Indikation" für Halothan, z. B. in der Transplantationschirurgie oder bei besonderen immunologischen Erkrankungen, ergibt, ist bislang nur Spekulation. Hier bedarf es weiterer umfangreicher Untersuchungen.

Für Enfluran scheinen die vorliegenden, fast ausschließlich klinischen Untersuchungen darauf hinzuweisen, daß generell unter dieser Inhalationsanästhesie die Zahl der Lymphozyten wie auch ihre Funktion weitgehend unverändert bleiben, wenn nicht sogar stimuliert werden.

Stickoxydul hat in den in der Literatur vorliegenden Untersuchungen keinen hemmenden Einfluß auf die Lymphozytenproliferation bei direktem in-vitro-Kontakt. Es zeigt jedoch einen hemmenden Einfluß auf die enzymatische Zellaktivität von Alveolarmakrophagen bzw. auf die zytotoxischen Fähigkeiten von Makrophagen.

Unter klinischen Bedingungen ist neben einem direkten Zelleffekt der volatilen Anästhetika auch ein indirekter Einfluß des entsprechenden Anästhesieverfahrens z. B. auf den Hypothalamus bzw. über endokrine Muster auf immunologische Reaktionsabläufe denkbar. Daneben sind andere mögliche Begleitumstände der Allgemeinanästhesie, wie Hypothermie, Azidose und anderes, als Einflußgrößen zu berücksichtigen.

Die bisherigen Untersuchungen fußen noch weitgehend auf unvollständigen Kenntnissen über immunologische Regelkreise. Sie sind trotz allem Hinweise auf die möglicherweise unterschiedliche Beeinflussung immunkompetenter Zellen durch Anästhetika, wie es für Halothan und Enfluran der Fall zu sein scheint, bzw. durch differente Anästhesieverfahren. Weitergehende Untersuchungen zum Wirkungsmechanismus von in der Anästhesie verwendeten Pharmaka auf die Antigenerkennung sowie Effektor- und Regulationsmechanismen der Immunantwort müssen neuere Methoden und Erkenntnisse miteinbeziehen.

Literatur

1. ADAM, H.: Schwächung der Immunabwehr durch Halothan. Allergie u. Immunologie 24, 133 (1978)

2. ALEXANDER, J. W., DIONIGI, R., MEAKINS, J. L.: Periodic variation in the antibacterial function of human neutrophils and its relationship to sepsis. Ann. Surg. 173, 206 (1971)

3. BADEN, J. M., EGBERT, B., RICE, S. A.: Enflurane has no effect on haemopoiesis in mice. Brit. J. Anaesth. 52, 471 (1980)

4. BAUR, K. F.: Tierexperimentelle und klinische Untersuchungen zum Einfluß verschiedener Anaesthetika auf das Immunsystem. Abstrakt Symposium: Neue Aspekte in der Regionalanästhesie. Düsseldorf, 12./13. Mai 1979

5. BENESTAD, H. B., BJERTNAES, L. J., HERSLETH, I. B.: Formation of granulocytes and macrophages in mouse bone marrow cultures exposed to various anaesthetics. Acta anaesth. scand. 26, 357 (1982)

6. BÖCKERS, H.: TTC-Reduktionsaktivität von Alveolarmakrophagen unter dem Einfluß von Halothane und Lachgas. Anaesthesist 28, 115 (1979)

7. BOHN, D., KENT, G., BIGGAR, W. D.: Changes in polymorphnuclear leukocyte function in vivo and in vitro with anesthesia and hypothermia. Anesthesiology 57, A 133 (1982)

8. BOREL, J. F., FEURER, C.: Chemotaxis of rabbit macrophages in vitro: inhibition by drugs. Experientia (Basel) 15, 12 (1975)

9. BRUCE, D. L.: Halothane inhibition of phytohemagglutinin-induced lymphocyte transformation. Anesthesiology 36, 201 (1972)

10. BRUCE, D. L., KOEPKE, J. A.: Changes in granulopoiesis in the rat associated with prolonged halothane anesthesia. Anesthesiology 27, 811 (1966)

11. CULLEN, B. F.: The effect of halothane and nitrous oxide on phagocytosis and human leukocyte metabolism. Anesth. Analg. 53, 531 (1974)

12. CULLEN, B. F., DUNCAN, P. G., RAY-KEIL, L.: Inhibition of cell-mediated cytotoxicity by halothane and nitrous oxide. Anesthesiology 44, 386 (1976)

13. CULLEN, B. F., HUME, R. B., CHRETIEN, P. B.: Phagocytosis during general anaesthesia in man. Anesth. Analg. Curr. Res. 54, 501 (1975)

14. CULLEN, B. F., SAMPLE, W. F., CHRETIEN, P. B.: In vitro effect of halothane on phytohemagglutinin(PHA)-induced human lymphocyte transformation. Anesthesiology 36, 206 (1972)

15. CULLEN, B. F., SUNDSMO, J. S.: Failure of halothane anesthesia to alter growth of sarcoma in mice. Anesthesiology 41, 580 (1974)

16. DOENICKE, A., GROTE, B., SUTTMANN, H., GRAF, K. J., SPECHT, U. v., OTT, H., SARAFOFF, B., BRETZ, C.: Effects of halothane on the immunological system in healthy volunteers. Clin. Res. Rev. 1, 23 (1981)

17. DOENICKE, A., KROPP, W.: Anaesthesia and the reticuloendothelial system: comparison of halothane-nitrous oxide and neuroleptanalgesia. Brit. J. Anaesth. 48, 1191 (1976)

18. DUNCAN, P. G., CULLEN, B. F.: Neutrophil chemotaxis and anesthesia. Brit. J. Anaesth. 49, 345 (1977)

19. DUNCAN, P. G., CULLEN, B. F., CALVERLY, R., SMITH, N. T., EGER, E. I., BONE, R.: Failure of enflurane and halothane anesthesia to inhibit lymphocyte transformation in volunteers. Anesthesiology 45, 661 (1976)

20. EISELE, J., GOLDSTEIN, E., MARTUCCI, R., et al.: The influence of acute respiratory acidosis on the pulmonary defense mechanisms in rats. Amer. Rev. resp. Dis. 108, 218 (1973)

21. GAYLORD, H. R., SIMPSON, B. T.: The effect of certain anesthetics and loss of blood upon the growth of transplanted mouse cancer. J. Cancer Res. 1, 379 (1916)

22. GIERHAKE, F. W., JOHANNSEN, R., STÖCKER, R., RICKMEYER, L., EBERT, K. P., MEYER-HOEPFEL, W., MEYER-HOEPFEL, I.: Immunsuppressive Wirkungen bei Operationen und Möglichkeiten ihrer Begrenzung. Immun. Infekt. 3, 116 (1975)

23. GILLISSEN, G.: Antibiotika und Immunantwort. Begleiteffekte der Chemotherapie. Immun. Infekt. 8, 79 (1980)

24. GOLDSTEIN, E., MUNSON, E., EAGLE, C., et al.: The effects of anesthetic agents on murine pulmonary bactericidal activity. Anesthesiology 34, 344 (1971)

25. GREEN, C. D., EASTWOOD, D. N.: Effects of nitrous oxide inhalation of hemopoiesis in rats. Anesthesiology 24, 341 (1963)

26. HADDEN, J. W., COFFEY, R. G.: Cyclic nucleotides in mitogen-induced lymphocyte proliferation. Immunology Today 3 (11), 299 (1982)

27. HEICAPPELL, R., KOENIG, A., KOENIG, U. D., STOECKEL, H.: Influence of combined inhalation anaesthesia and/or operative trauma on immune responsiveness. I. Halothane. Abstract. In: Volume of summaries, 6th European Congress of Anaesthesiology, London, p. 383. Anaesthesia 1982

28. HILL, H. R., ESTENSEN, R. D., QUIE, P. G., HOGAN, N. A.,
    GOLDBERG, N. O.: Modulation of human neutrophil chemotac-
    tic response by cyclic 3',5'-guanine monophosphate and
    cyclic 3',5'-adenosine monophosphate. Metabolism $\underline{24}$, 447
    (1975)

29. HILL, G. E., STANLEY, T. H., LUNN, J. K., et al.: Neutro-
    phil chemotaxis during halothane and halothane-N_2O anesthe-
    sia in man. Anesth. Analg. $\underline{56}$, 696 (1977)

30. HOFFMANN, G.: In: Theoretical immunology (eds. G. I. BELL,
    A. S. PERELSON, G. H. PIMBLEY, M. DEKKER). New York: Aca-
    demic Press 1978

31. HUME, D. A., WEIDEMANN, M. J.: Mitogenic lymphocyte trans-
    formation. Amsterdam, New York, Oxford: Elsevier/North-
    Holland Biomedical Press 1980

32. HUMPHREY, L. J., WINGARD, D. W., LANG, R.: The effect of
    surgery and anesthesia on the immunologic responsiveness
    of the rat. Surgery $\underline{65}$, 946 (1969)

33. JERNE, N. K., NORDIN, A. A., HENRY, C.: The agar plaque
    technique for recognizing antibody-producing cells. In:
    Cell-bound antibodies (eds. B. AMOS, H. KOPROWSKI). Genf:
    Wistar Institute 1963

34. JUBERT, A. V., LEE, E. T., HERSH, E. M., McBRIDE, Ch. M.:
    Effects of surgery, anesthesia and intraoperative blood
    loss on immuno-competence. J. surg. Res. $\underline{15}$, 399 (1973)

35. KANTO, J., VAPAAVUORI, M., VILJANEN, M. K.: Mitogen-indu-
    ced lymphocyte transformation after general anaesthesia.
    Brit. J. Anaesth. $\underline{46}$, 733 (1974)

36. KAPLAN, J. E., SABA, Th. M.: Humoral deficiency and reti-
    culoendothelial depression after traumatic shock. Amer. J.
    Physiol. $\underline{250}$, 7 (1976)

37. KEHLET, H., THOMSEN, M., KJAER, M., PLATZ, P.: Postopera-
    tive depression of lymphocyte transformation response to
    microbial antigens. Brit. J. Surg. $\underline{64}$, 890 (1977)

38. KOENIG, A., KOENIG, U. D., HEICAPPELL, R., STOECKEL, H.:
    Influence of combined inhalation anaesthesia and/or opera-
    tive trauma on immune responsiveness. II. Enflurane. Ab-
    stract. In: Volume of summaries, 6th European Congress of
    Anaesthesiology, London, p. 384. Anaesthesia 1982

39. KOENIG, A., STOECKEL, H., SCHLEBUSCH, H., KOENIG, U. D.:
    Das Verhalten der Immunglobuline IgG, IgM und IgA unter
    Operation, Anästhesie und im postoperativen Verlauf. In:
    Experimentelle Anaesthesie - Monitoring - Immunologie (eds.
    B. HAID, G. MITTERSCHIFFTHALER). Berlin, Heidelberg, New
    York: Springer 1981

40. KRIPKE, B. J., TALARICO, L., SHAH, N. K., KELMAN, A. D.:
Hematologic reaction to prolonged exposure to nitrous oxide.
Anesthesiology 47, 342 (1977)

41. KUMAR, S., TAYLOR, G.: Effect of surgery on lymphocytotoxi-
city against tumor cells. Lancet 1974 II, 1564

42. LAUVEN, P.: Biotransformation intravenöser Anästhetika. In:
Zentraleuropäischer Anästhesiekongreß (ZAK), Berlin 1981
(eds. J. B. BRÜCKNER, W. HESS), p. 44. Berlin: Enka-Druck
1981

43. LECKY, J. H., TWOMEY, P. L., HUMME, R., CHRETIEN, P. B.:
The effects of N_2O-morphine anesthesia on white cell function in human volunteers. Abstr. Scient. Papers, ASA Meeting, 1974, p. 203

44. LÖFSTRÖM, B., SCHILDT, B.: Reticuloendothelial function
under general anaesthesia. Acta anaesth. scand. 18, 34 (1974)

45. LO GERFO, P., HSU, C. C. S.: Effect of halothane and cyclo-
propane anesthesia on the PHA response of lymphocytes. J.
surg. Oncol. 5, 229 (1973)

46. LUNDY, J., LOVETT, E. J., HAMILTON, S., CONRAN, Ph.: Halothane, surgery, immunosuppression and artificial pulmonary
metastases. Cancer 41, 827 (1978)

47. MANWADU, B. R., LA FORCE, F. M.: Impairment of pulmonary
antibacterial defense mechanisms by halothane anesthesia.
Chest 75, 242 (1979)

48. MOUDGIL, G. C., ALLAN, R. B., RUSSELL, R. J., WILKINSON,
P. C.: Inhibition, by anaesthetic agents, of human leukocyte locomotion towards chemical attractants. Brit. J. Anaesth. 49, 97 (1977)

49. MOUDGIL, G. C., WADE, A. G.: Anaesthesia and immunocompe-
tence. Brit. J. Anaesth. 48, 31 (1976)

50. NUNN, J. F., STURROCK, J. E., HOWELL, A.: Effect of inhalation anaesthetics on division of bone-marrow cells in
vitro. Brit. J. Anaesth. 48, 75 (1976)

51. PERLMANN, P.: Die zytotoxische Effektorfunktion von Lymphozyten. Behring Inst. Mitt. 63, 20 (1979)

52. RICKEN, K. H.: Zelluläre Immunität und Therapie mit Trans-
fer-Faktor. Krankenhausarzt 54, 8 (1981)

53. ROSENBAUM, K. J., ORKIN, F.: The effects of halothane on
in vitro phagocytosis. Abstr. Scient. Papers, ASA Meeting,
San Francisco, Cal., 1973

54. RUBIN, G.: The influence of alcohol, ether and chloroform
on natural immunity and its relation to leukocytosis and
phagocytosis. J. infect. Dis. 1, 425 (1904)

55. RYHÄNEN, P.: Effects of anesthesia and operative surgery
    on the immune response of patients of different ages. Ann.
    clin. Res. 9, Suppl. 19 (1977)

56. RYHÄNEN, P., KARPPANEN, H., YRJÄNKEIKKI, E., HOLLMEN, A.:
    Lack of effect of halothane on E, EA and EAC rosette for-
    mation and cyclic AMP level of human lymphocytes. Med. Biol.
    56, 144 (1978)

57. SAAL, J. G.: Lymphozytotoxizität: Modell einer zellulären
    Tumorabwehr. Die gelben Hefte XXI, 139 (1981)

58. SABA, Th. M.: Mechanism mediating reticuloendothelial sy-
    stem depression after surgery. Proc. Soc. exp. Biol. (N. Y.)
    133, 1132 (1970)

59. SALO, M., VILJANEN, M., KANGAS, L., LEHTONEN, O. P.: Effect
    of halothane anaesthesia on primary antibody response in
    the chicken. Acta anaesth. scand. 23, 344 (1979)

60. SNEL, J. J.: Immunität und Narkose. Berlin. Klin. Wochen-
    schr. 40, 212 (1903)

61. STANLEY, T. H., HILL, G. E., PORTAS, M. R., HOGAN, N. A.,
    HILL, H. R.: Neutrophil chemotaxis during and after general
    anesthesia and operation. Anesth. Analg. Curr. Res. 55, 668
    (1976)

62. VILJANEN, M. K., KANTO, J., VAPAAVUORI, M., TOIVANEN, P.:
    Immunosuppression by halothane. Brit. med. J. 1973 III, 499

63. VON SPECHT, B. U., BREHM, A., BRENDEL, W., SUTTMANN, H.,
    BRETZ, Ch., DOENICKE, A.: Untersuchungen zur Mitogenstimu-
    lation peripherer Lymphozyten von Patienten unter Halothan-
    narkose. Symposium: Neue Erkenntnisse auf dem Gebiet der
    Immunologie in Anästhesie und Intensivmedizin. Einbeck,
    Mai 1981

64. VOSE, B. M., MOUDGIL, G. C.: Effect of surgery on tumour-
    directed leukocyte responses. Brit. med. J. 1975 I, 56

65. VOSE, B. M., MOUDGIL, G. C.: Postoperative depression of
    antibody-dependent lymphocyte cytotoxicity following minor
    surgery and anaesthesia. Immunology 30, 123 (1976)

66. WEISBECKER, L.: Hormone. In: Kurzgefaßtes Lehrbuch der
    Physiologie (ed. W. D. KEIDEL). Stuttgart: Thieme 1975

67. WELCH, W. D.: Halothane inhibits the microbicidal oxida-
    tive activity of pulmonary alveolar macrophages. Anesthe-
    siology 58, 456 (1983)

68. WELCH, W. D., ZACCARI, J.: Effect of halothane and N_2O on
    the oxidative activity of human neutrophils. Anesthesiology
    57, 172 (1982)

69. WHO/IUIS Working Group: Use and abuse of laboratory tests
    in clinical immunology: Critical considerations of eight
    widely used diagnostic procedures. Clin. Immunol. Immuno-
    path. 24, 122 (1982)

70. WINKELSTEIN, A.: Immunmangelzustände. Sandorama 5, 11 (1980)

Zusammenfassung der Diskussion zum Thema:
„Grundlagen der Kombinationsanästhesie"

FRAGE:
Welche Bedeutung haben die verschiedenen MAC-Werte (50, 95, EI,
BAR) für die einzelnen Inhalationsanästhetika aus pharmakologi-
scher und aus klinischer Sicht?

ANTWORT:
Aus pharmakologischer Sicht ist die Verwendung des 50-%-Werts
angebracht, da hier die Dosis-Wirkungs-Kurve am steilsten verläuft und die Unterscheidungsmöglichkeit verschiedener Substanzen am größten ist (2).

Für den Vergleich von Substanzen ist der MAC-50-Wert im Labor
sehr gut geeignet, da er eine Vergleichsgröße festlegt, anhand
derer man die Äquipotenz verschiedener Inhalationsanästhetika
quantitativ festlegen kann.

Aus klinischer Sicht kann der MAC-50-Wert nur einen groben An-
halt geben, da hier noch die Wirkung der Prämedikation und die
Art der Narkoseeinleitung, z. B. mit Analgetika, Hypnotika oder
Muskelrelaxanzien, hinzukommt.

Auch die Tatsache, daß bei Einstellung des MAC-50-Werts am Verdampfer nach einer entsprechenden Äquilibrierungszeit die Hälfte der Patienten noch eine Reaktion auf Schmerzreize zeigt,
deutet darauf hin, daß die Bedeutung des MAC-50-Werts aus klinischer Sicht dem der MAC-95-, MAC-EI-Werte und dem MAC-BAR-Wert
untergeordnet ist (siehe auch Beitrag PASCH).

FRAGE:
Bisher galt Stickoxydul als nahezu nebenwirkungsfreie Substanz
hinsichtlich der Hämodynamik. In jüngster Zeit werden zunehmend
Stimmen laut, wonach Lachgas zu einem Blutdruckanstieg, einem
Anstieg des Pulmonalarteriendrucks und ähnlichen - insbesondere
in der Herzchirurgie - unerwünschten Nebenwirkungen führt. Sind
diese Beobachtungen aus pharmakologischer und aus klinischer
Sicht inzwischen belegt?

ANTWORT:
Bei Patienten mit normalen pulmonalarteriellen Druckwerten erfolgt keine Beeinflussung durch Lachgas. Demgegenüber ist bei
einem schon vor der Anästhesie erhöhten pulmonalen Widerstand
mit einer weiteren Erhöhung zu rechnen. Es gibt Hinweise dafür,
daß an dieser Widerstandserhöhung eine sympathische Aktivierung
beteiligt ist. Unter einer Halothannarkose kommt dieser Effekt
nicht so deutlich wie bei einer Fentanylnarkose zum Tragen.

Ansonsten muß speziell bei kardialen Risikopatienten auf den negativ inotropen Effekt einer Kombination von Lachgas mit Opiaten und Opioiden hingewiesen werden (3).

FRAGE:
Bestehen im Hinblick auf Schädel-Hirn-traumatisierte Patienten mit primär erhöhtem intrakraniellem Druck Unterschiede zwischen Halothan, Enfluran und Isofluran hinsichtlich Hirndurchblutung und Hirndruck?

ANTWORT:
Die bisherigen Untersuchungen sprechen dafür, daß die zerebrale Durchblutung, der zerebrale Sauerstoffverbrauch und der intrakranielle Druck durch Isofluran ähnlich wie durch Enfluran beeinflußt werden. Es gibt Befunde, wonach Enfluran ein ebenso potenter zerebraler Vasodilatator ist wie Halothan (2).

FRAGE:
Gibt es aus klinischer Sicht Situationen, bei denen Luft als drittes Gas an Narkosegeräten wünschenswert ist und bei welchen die Anwendung von Lachgas zumindest mit großer Vorsicht erfolgen sollte oder kontraindiziert ist?

ANTWORT:
Diese Fälle kommen durchaus vor. So sollte in der Neugeborenenchirurgie bei Vorliegen eines Enterothorax Lachgas nur mit äußerster Vorsicht angewendet werden, solange sich der Darm noch im Thorax befindet.

Auch bei einem Ileus, dem eine nekrotisierende Enterokolitis zugrunde liegt, ist es günstig, Luft statt Lachgas zu verwenden, um einer Perforation der vorgeschädigten Darmwand vorzubeugen.

FRAGE:
Die Metabolisierung von Methoxyfluran kann zu nephrotoxischen Fluoridkonzentrationen führen. Sind derartige unerwünschte Wirkungen auch von den drei anderen Inhalationsanästhetika zu erwarten, insbesondere von Enfluran?

ANTWORT:
Grundsätzlich wird bei der Metabolisierung aller halogenierten Äther Fluorid frei. Die Nephrotoxizität hängt einerseits vom Ausmaß der Metabolisierung, andererseits von der zugeführten Gesamtdosis ab. Isofluran und Enfluran bieten in dieser Hinsicht zwei Vorteile: eine hohe Stabilität des Moleküls und eine geringe Gewebelöslichkeit. Beide Eigenschaften sind verantwortlich für die niedrigen Fluoridspiegel.

FRAGE:
Sind die experimentell erzeugten Immunstaten vergleichbar mit
Zuständen von Patienten nach immunsuppressiver Therapie?

ANTWORT:
Im Lymphozytentransformationstest kann nicht unterschieden werden, ob die Populationen der T-Zellen - man unterscheidet sogenannte Effektor-, Suppressor- und Helferzellen - verschoben
werden. Somit besteht durchaus die Möglichkeit, daß der Lymphozytentransformationstest ein negatives Ergebnis liefert, welches als Immunsuppression interpretiert wird, in Wirklichkeit
sind aber die T-Helferzellen vermehrt, und es besteht dadurch
ein positiver Effekt auf immunologische Vorgänge.

FRAGE:
Gibt es klinische Verfahren, die in relativ einfacher Weise
Veränderungen des Immunstatus feststellen lassen?

ANTWORT:
Die Hautteste bieten eine gute Korrelation zum Lymphozytentransformationstest. Sie spiegeln den Gesamtablauf einer Immunantwort auf ein Antigen wider und beinhalten verschiedene Einzel-
vorgänge des immunologischen Abwehrmechanismus (Interaktion der
Effektor-, Suppressor- und Helferzellen, Makrophagenfunktion
etc.).

<u>Literatur</u>

1. ADAMS, W. R., CUCCHIARA, R. F., GRONERT, G. A., MESSICK,
   J. M., MICHENFELDER, J. D.: Isoflurane and cerebral fluid
   pressure in neurosurgical patients. Anesthesiology $\underline{54}$, 97
   (1981)

2. Büch, H. P., Büch, U.:
   Narkotika, Narkose. In: Allgemeine und spezielle Pharmakologie und Toxikologie (eds. W. FORTH, D. HENSCHLER, W. RUM-
   MEL), p. 425. Mannheim, Wien, Zürich: Bibliographisches Institut 1983

3. STOELTING, R. K., GIBBS, P. S.: Hemodynamic effects of morphine and morphine-nitrous oxide in valvular heart disease
   and coronary artery disease. Anesthesiology $\underline{38}$, 45 (1973)

Technik und Durchführung der „Balanced anesthesia" mit intravenösen Anästhetika und Stickoxydul, Halothan bzw. Enfluran

Von H. Bergmann

<u>Einleitung</u>

<u>Begriffsbestimmung</u>

Unter dem Begriff "balancieren" versteht man, "das Gleichgewicht halten" bzw. "einen Ausgleich zwischen entgegengesetzten
Kräften zu gewinnen suchen".

LUNDY (<u>29</u>, <u>30</u>) hat den Begriff "Balanced anesthesia" 1926 als
Kombination von Anästhetika und Anästhesiemethoden deklariert,
die so ausbalanciert werden, daß ein Teil der Schmerzerleichte-
rung durch Prämedikation, ein Teil durch Lokalanästhesie und
ein Teil durch ein oder mehrere Allgemeinanästhetika hervorgerufen wird. Das erste Konzept zur balancierten Anästhesie lie-
ferte allerdings schon CRILE (<u>13</u>) 1911, dessen Theorie der
Anoci-Association eine Kombination von Morphin und Scopolamin
1 h vor der Operation, Lachgas und Sauerstoff intraoperativ
zur Verhütung psychischer Reize und eine Procaininfiltration
zur Blockade schädlicher Impulse aus dem Operationsfeld vorsah.

Eine moderne Aussage machten LITTLE und STEPHEN (<u>28</u>), die unter dem Begriff "Balanced anesthesia" die Verwendung jedes Medikaments für einen spezifischen Zweck in der dazu erforderlichen Dosierung verstanden, wenn damit der Zweck einer Anästhesie, abgestimmt auf den jeweiligen Fall, angemessen erfüllt
wird, der Verlauf der Operation für den Patienten angenehm und
sicher ist, optimale Arbeitsbedingungen für den Chirurgen geschaffen werden und eine rasche Wiederkehr zum präoperativen
physiologischen Status quo gewährleistet ist. STOELTING (<u>40</u>)
führt 1976 aus, daß der Begriff "balanced anesthesia" keine
strikte Bedeutung hätte und daher dazu benützt würde, viele
verschiedene Kombinationen von Substanzen zu beschreiben. Es
sei darunter die Aufrechterhaltung der Anästhesie mit geeigneten Dosen entweder von Inhalationsanästhetika und/oder von
i.v. Anästhetika mit oder ohne Muskelrelaxanzien zu verstehen.
Ziel der "Balanced anesthesia" sei es, ein Minimum an unerwünschten Nebenwirkungen zustandezubringen.

WILSON (<u>49</u>) bezeichnet ebenfalls 1976 als "Balanced anesthesia"
jede Kombination von Medikamenten, die in der Hand des jeweiligen Anwenders den gewünschten Anästhesieeffekt erzielt, dies
in einer physiologisch benignen Form zustandebringt und rasch
zur Wiederherstellung des präoperativen Status führt. TAMMISTO
(<u>45</u>) spricht 1980 vom "magischen Dreieck" (Trias: Schlaf, Analgesie, Muskelerschlaffung) der balancierten Anästhesie nach
REES und GRAY (<u>33</u>) und bezeichnet eine im idealen Sinne balancierte Anästhesie als Leitstern jedes Anästhesisten in seinem

Tabelle 1. Phasengerechte Erfordernisse einer Kombinationsnarkose

	Sedie- rung	Schlaf	Anal- gesie	Vegetative Dämpfung	Rela- xation
Prämedikation	+	(+)	(+)	(+)	
Einleitung		+		+	
Intubation		+		+	+
Aufrechterhaltung		+	+	+	+
Ausleitung			+	+	

Bestreben um eine bestmögliche individuelle Anästhesie. DUDZIAK
(17) nennt 1980 schließlich die balancierte Anästhesie einen
"alles verbindenden und alles umfassenden Begriff".

Als Fazit kann vom klinischen Standpunkt her also festgestellt
werden, daß der Begriff "Balanced anesthesia" einer Kombinationsnarkose entspricht und im Gegensatz zur "Mononarkose"
steht, bei der dem Grundsatz nach mit einer einzigen Substanz
alle Teileffekte einer Allgemeinanästhesie erzielt werden sollen.

Disposition

Bei der Abhandlung des Themas wollen wir nun die einzelnen Wir-
kungsfaktoren einer Allgemeinanästhesie, also Sedierung, Schlaf,
Analgesie, vegetative Dämpfung und Muskelrelaxation, innerhalb
der Ablaufphasen der Anästhesie, also Prämedikation, Narkoseeinleitung, Intubation, Aufrechterhaltung der Narkose und Narkoseausleitung, besprechen.

Die phasengerechten Erfordernisse einer solchen balancierten
Anästhesie sind in Tabelle 1 dargestellt: Bei der Prämedikation steht die Sedierung im Vordergrund, zur Narkoseeinleitung
wird Schlaf und vegetative Dämpfung erforderlich, die Intubation zwingt zur zusätzlichen Relaxation, während der intraoperativen Aufrechterhaltung ist eine volle Analgesie mit erforderlich, und von der Ausleitungsphase erwartet man sich neben
dem Fortbestehen dieser Analgesie auch noch eine entsprechende
Dämpfung vegetativer Reflexe.

Prämedikation

Das Ziel jeder Prämedikation ist vor allem in einer Sedierung
(= Zustand emotioneller Gelassenheit) (37) zu sehen. Hypnotische Effekte sollen nur schlafanstoßend und nicht schlaferz-
wingend sein, eine Analgesie ist nur bei präoperativem Schmerz

Tabelle 2. Wirkungsspektrum von Neuroleptika und Tranquilizern (Sedativa)

	Neuroleptika (Phenothiazine, Butyrophenone)	Tranquilizer (Benzodiazepine)
Analgesie	– *	– *
Sedierung	++	+
Hypnotisch	–	(+)
Vegetative Dämpfung	++	(+)
Extrapyramidal	+	–
Antipsychotisch	+	–
Spinale Reflexhemmung	–	+
Antikonvulsiv	–	+

* Keine analgetische Eigenwirkung, in Kombination aber Potenzierung von Analgetikaeffekten

erforderlich und eine vegetative Dämpfung eher zur Vorbereitung auf die Narkoseeinleitung und Intubation, denn zur parasympathischen Reflexausschaltung zu sehen.

Verwendete Substanzen

Sedativa
Das Wirkungsspektrum der zur Prämedikation verwendeten Psychopharmaka, aufgeteilt in die Gruppe der Neuroleptika und der Tranquilizer, ist in Tabelle 2 aufgeschlüsselt.

Im Vordergrund steht ganz allgemein der sedierende Effekt, eine analgetische Eigenwirkung der Substanzen liegt nicht vor, in Kombination mit Hypnoanalgetika potenzieren sie aber deren Effekt. Neue Benzodiazepine zeigen zunehmend eine hypnotische Eigenkomponente, die vegetative Reflexdämpfung ist bei den Neuroleptika schließlich deutlich stärker ausgeprägt als bei den Tranquilizern.

Zur Auswahl und Dosierung der Sedativa in der Prämedikation kann man zwischen Diazepam, Lormetazepam und Midazolam entscheiden. Die Prämedikationsdosis liegt für Diazepam bei 0,15 mg/kg, für Midazolam bei 0,10 mg/kg und für Lormetazepam bei 0,015 mg/kg. Ein Trend zur Verkürzung der Wirkungsdauer (26, 27) und zur Erhöhung der hypnotischen Teilkomponente (16, 26) der Benzodiazepine ist dabei nicht zu übersehen. Insgesamt zeigt diese Stoffgruppe nur geringe kardiozirkulatorische und respiratorische Nebenwirkungen (26), supraadditive Kombinationseffekte mit Lachgas (44) und eine deutliche Erhöhung der Eliminationshalbwertszeiten von Halothan und Enfluran durch Benzodiazepine (50) sind bekannt.

Tabelle 3. Wirkungsspektrum und Prämedikationsdosierung von
Hypnoanalgetika

Morphin		Pethidin		Fentanyl
0,15 mg/kg		1,5 mg/kg		1,5 µg/kg
(100)	:	(1.000)	:	(1)

	Morphin, Pethidin, Fentanyl
Analgesie	++
Sedierung	+
Hypnotisch	+
Vegetative Dämpfung	–
Extrapyramidal	–
Antipsychotisch	–
Spinale Reflexhemmung	–
Antikonvulsiv	–

Hypnoanalgetika

Das Wirkungsspektrum der Hypnoanalgetika, von denen Morphin,
Pethidin und Fentanyl unter Angabe der entsprechenden Prämedikationsdosierung genannt seien (Tabelle 3), stellt sich deutlich different zu dem der Sedativa dar. Im Vordergrund steht
die Analgesie, sedierende und hypnotische Teilkomponenten sind
Ergänzungsfaktoren, eine vegetative Reflexdämpfung kommt nicht
zum Tragen. Das Wirkungsmaximum nach i.m. Applikation ist für
Morphin mit 60 - 90 min, für Fentanyl mit 30 - 60 min anzunehmen. Atemdepressive Effekte sind je nach Patient und ausge-
wähltem Mittel verschieden stark ausgeprägt.

Anticholinergika

In der Gruppe der Anticholinergika, deren Problematik schon
gestreift worden ist, müssen bei der gegebenen Dosierung (Atropin oder Scopolamin 0,5 mg i.m.) hinsichtlich eines faktischen,
Vagalreflexe ausreichend dämpfenden peripheren parasympathiko-
lytischen Effektes Zweifel angemeldet werden (effektive Dosis
erst 1 mg i.m.). Das Scopolamin unterscheidet sich darüber hinaus zentral vom dort inerten Atropin durch eine depressive Wirkung mit Amnesie und hypnotischem Teileffekt.

Klinischer Effekt

Summiert man, klinisch gesehen, die einzelnen Wirkungskomponenten der bei der Prämedikation verwendeten Substanzen im Hinblick
auf ihre Ausgeglichenheit im Sinne einer balancierten Anästhesie
auf (Tabelle 4), so zeigt sich, daß Sedierung, hypnotischer Effekt und Reflexdämpfung in der unmittelbar präoperativen Phase
ausreichend abgedeckt erscheinen. Eine zusätzliche analgetische
Wirkung wird von der Entscheidung zum Einsatz von Hypnoanalgetika abhängen.

Tabelle 4. Wirkungskomponenten der Prämedikation (Aufsummierung der Teileffekte)

	Neuro-leptika	Tran-quilizer	Hypnoan-algetika	Anticholin-ergika	Σ
Analgesie	-	-	++	-	+
Sedierung	++	+	+	A - S (+)	++
Hypnotisch	-	-	+	A - S (+)	(+)
Vegetative Dämpfung	++	(+)	-	A (+) S (+)	(+)

A = Atropin
S = Scopolamin

Als Einflußfaktoren der eigentlichen balancierten Anästhesie sollen schließlich noch die Dosierung der Prämedikation in Relation zum Körpergewicht und das Timing der Prämedikation bedacht werden: Sedativa 2 h, Analgetika und Anticholinergika 1 h vor der Operation i.m. applizieren!

Narkoseeinleitung

Verwendete Substanzen

Barbiturate
Und nun zur Narkoseeinleitung, die eine eindeutige Domäne für die i.v. Anästhesie und nach wie vor für die Barbiturate darstellt. Auf den selektiv hypnotischen Effekt dieser Substanzen sei ebenso wie auf die klinisch allerdings unbedeutende Antanalgesiewirkung kleiner Barbituratdosen hingewiesen.

In Tabelle 5 sind Einleitungsdosen, relative Wirkungsstärken und Lösungskonzentrationen von Thiopental, Methohexital und Hexobarbital angegeben. Auf die Auswahl der Mittel wird später noch einzugehen sein.

Die Einschlafdosis der Barbiturate, also diejenige Dosierung, die zur Maskentoleranz, zum Tonusverlust und Zurückfallen des Kiefers und zum Verlust von Lid- und Kornealreflex führt, liegt bei etwa zwei Drittel der gesamten Einleitungsdosis. Bei langsamer Injektionsgeschwindigkeit sind dies 3 mg/kg Thiopental und 1 mg/kg Methohexital. Die Wirkungsdauer dieser Einschlafdosen kann für Methohexital mit 5 - 6 min, für Thiopental mit 10 - 14 min und für Hexobarbital mit 15 - 30 min angegeben werden (9). Injiziert man - etwa im Sinne einer "Crush induction" - rasch, so kann man mit einer Dosisminderung von etwa ein Drittel denselben hypnotischen Effekt erreichen (6), begibt sich jedoch dabei bewußt des Vorteils einer Dosierung nach Wirkung. Für mittellang bis lang dauernde Operationen, bei denen das

Tabelle 5. Wirkungskomponenten von Prämedikation und Narkoseeinleitung bis zur Intubation (Aufsummierung der Teileffekte)

	Prämedikation	Narkoseeinleitung bis zur Intubation	Σ
Analgesie	+	+	+
Sedierung	++	+	++
Hypnotisch	(+)	++	++
Vegetative Dämpfung	(+)	+	+ bis ++
Muskelrelaxation	(-)	(-)	(-)

gesamte bekannte Spektrum einer Kombinationsnarkose (N_2O/O_2, Hypnoanalgetika und/oder Halothan/Enfluran mit oder ohne Intubation und Beatmung) anfällt, ist grundsätzlich jedes der gängigen Thio- oder Methylbarbiturate zur Einleitung geeignet. Für kurzdauernde Operationen (Kombination mit N_2O/O_2, Hypnoanalgetikum-Einzeldosis, Relaxans-Minidosis, Spontanatmung ohne Intubation) wird wohl der Wirkungsdauer des gewählten Barbiturats größere Bedeutung zukommen und man wird sich daher leicht zum Methohexital mit dem kürzesten Effekt einer Einschlafdosis entscheiden.

Etomidat
Und nun noch kurz zum Etomidat, das in einer Dosierung von 0,3 mg/kg stärker wirksam als Barbiturateinleitungsdosen ist, dessen ebenfalls rein hypnotischer Effekt aber infolge einer ähnlich schnellen Kinetik wie beim Propanidid nur wenige Minuten anhält. Als Einschlafdosis werden 0,15 mg/kg angegeben, Etomidat stellt infolge seiner Kreislaufneutralität insbesondere bei kardiovaskulären Risikofällen eine Alternative zur Barbiturateinleitung dar (15).

Sedativa und Hypnoanalgetika
Bei der Narkoseeinleitung werden schließlich auch noch Sedativa und/oder Hypnoanalgetika zusätzlich verwendet. Je nach Prämedikationseffekt, abhängig von der Art der Vorbereitung, kann zur Verstärkung von Sedierung und Reflexdämpfung auch im Hinblick auf die Intubation ein Benzodiazepin i.v. (Diazepam oder Midazolam) verabreicht werden. Zur Erreichung eines analgetischen Teileffekts für die Operation selbst stehen Fentanyl oder Pethidin in Einzeldosen bis zu 1,5 µg bzw. mg/kg zur Verfügung. Eine damit auch erreichbare Gegenwirkung zur Antanalgesie kleiner Barbituratdosen ist aber praktisch klinisch ohne Bedeutung.

Klinischer Effekt
Überblicken wir nun im Rahmen unserer balancierten Anästhesie die Teileffekte von Prämedikation und Narkoseeinleitung bis

Tabelle 6. Muskelrelaxanzien zur Intubation

Konventionell:

- Succinylcholin   1 mg/kg   kurz
                    (in 1 min intubationsreif)

- Alcuronium   0,2 mg/kg   mittellang
                    (in 2 - 3 min intubationsreif)

- Pancuronium   0,06 mg/kg   lang
                    (in 2 - 3 min intubationsreif)

Neuentwicklungen:
(Kardiovaskuläre Effekte ↓, Kumulation ↓)

- Vecuronium   (ORG NC 45)   kurz
                    0,1 mg/kg   bis
                    (2 x ED 90)   mittellang
                    (in 2 - 3 min intubationsreif)

- Atracurium   (BW 33 A)   kurz bis
                    0,4 mg/kg   mittellang

---

zur Intubation (Tabelle 5), so ergibt sich aufsummiert eine
umfassende Sedierung und hypnotische Wirkung, eine ausreichende vegetative Dämpfung und ein mäßiger analgetischer Effekt,
der bei Bedarf einer bestehenden Schmerzsituation jederzeit
angepaßt werden kann. Eine praktisch klinisch verwertbare Muskelrelaxation liegt bislang nicht vor.

Intubation

Voraussetzungen für die Intubation selbst sind Schlaf, Muskelrelaxation, Reflexdämpfung und Präoxygenierung (atemdepressive
Effekte der Narkoseeinleitung, Relaxans-Apnoe).

Bei der Wahl des Muskelrelaxans kann man konventionelle Wege
gehen oder sich gewisser Neuentwicklungen bedienen (Tabelle 6).
Letztere zeigen vor allem verminderte kardiovaskuläre Effekte
und ebenso verminderte Kumulationserscheinungen (2, 3, 7).
Succinylcholin, Alcuronium und Pancuronium sind als Intuba-
tionsrelaxanzien lange bekannt, die früher fast uneingeschränk-
te Herrschaft des Succinylcholins ist in diesem Ausmaß zweifelsohne nicht mehr vorhanden. Vecuronium und Atracurium lassen sich in der zweifachen ED-90-Dosierung - 0,1 bzw. 0,4 mg/
kg - ebenfalls gut zur Intubation verwenden und bieten darüber
hinaus den Vorteil geringerer Nebenwirkungen.

Einer Reflexdämpfung bei der Intubation und damit einer Ver-
meidung von Blutdruckanstieg und Frequenzerhöhung als Ausdruck

sympathikoadrenerger Irritation kommt besondere Bedeutung zu.
In einer Vergleichsuntersuchung (10) waren wir imstande, Druckanstiege von durchschnittlich +47 % bei Intubation nach Etomidat 0,2 mg/kg und von +64 % nach Propanidid 6 mg/kg nachzuweisen. Ein Oberflächenanästhesiespray dämpft diese Reaktion, ist
aber nicht imstande, sie mit Sicherheit zu verhindern. Vergleichende Blutdruckkurven (10) zeigen dazu, daß im Unterschied zu
den sympathikoadrenergen Reaktionen nach Propanidid und Etomidat nach einer Einleitung mit Diazepam und Droperidol-Fentanyl
kein Blutdruckanstieg mehr zustande kommt, hier also eine ausreichende Reflexdämpfung vorliegt.

Aufrechterhaltung der Narkose

Wenden wir uns nun der Aufrechterhaltung der Narkose zu, so
wollen wir vorab festhalten, daß per definitionem der Abschnitt
nach der Intubation bis zum Erreichen eines Steady state und
damit einer Operationsfähigkeit des Patienten eigentlich noch
zum Begriff "Narkoseeinleitung" gehört. Abgesehen von intravenösen Einzeldosen von Hypnoanalgetika und einem nichtdepolarisierenden Relaxans wird die balancierte Anästhesie ab jetzt
aber vom Inhalationsweg mit beherrscht.

Anästhesietechnik

In diesem Zusammenhang einige Worte zur Anästhesietechnik, die
sich von der Narkosebeatmung im halboffenen System ohne Rückatmung bis zur manuellen Beatmung und auch zur Spontanatmung
im halbgeschlossenen System mit partieller Rückatmung erstrecken
kann.

Negative Kriterien beim halboffenen System (21) liegen im hohen Flow und damit hohen Verbrauch von Inhalationsanästhetika,
wodurch auch hohe Kosten verursacht werden, in der geringsten
Ausnutzung des Inhalationsangebots, in der höchsten Luftverschmutzung, gegen die Ejektorabsaugung oder Filter eingesetzt
werden können, und im höchsten Wasser- und Wärmeverlust während
der Exspiration. Positiv dagegen ist zu vermerken, daß die angebotene Konzentration des Inhalationsanästhetikums der eingeatmeten Konzentration gleich ist und letztere jederzeit raschest
geändert werden kann.

Beim halbgeschlossenen System mit partieller Rückatmung und Ab-
sorber mindern sich Verbrauch, Luftverschmutzung sowie Wasser-
und Wärmeverlust, die Ausnutzung der Inhalationsanästhetika
steigt jedoch an. Die angebotene Konzentration entspricht nicht
mehr der eingeatmeten, je geschlossener das System geführt wird,
desto größer ist die Differenz. Meßvorgänge zur Dauerinforma-
tion sind daher zu empfehlen.

Kombinationseffekte

Bei der Kombination von Lachgas mit Halothan bzw. Enfluran und

Relaxans wollen wir uns nun folgenden klinischen Überlegungen
zuwenden:
- Welche Teileffekte besitzen die einzelnen Substanzen?
- Welche Faktoren im Sinne einer balancierten Anästhesie sind
  bei der Kombination von Inhalationsanästhetika untereinander,
- bei der Kombination von Inhalationsanästhetika mit Sedativa,
  Hypnotika oder Analgetika,
- bei der Kombination von Inhalationsanästhetika mit Relaxanzien und
- bei der Kombination von Inhalationsanästhetika mit einer Epiduralanästhesie zu bedenken?
- Welche Dosierung der in Frage stehenden Mittel kann als klinisch gängig angesehen werden?

Teileffekte der Einzelsubstanzen

Lachgas zeigt eine sehr gute analgetische Wirkung, 25 % N_2O
üben einen stärkeren analgetischen Effekt aus als 10 mg Morphin
(48). Der hypnotische Effekt von Lachgas ist gering, was zur
Annahme drängt, daß bei der additiven MAC-Wirkung des Lachgases (siehe unten) die MAC-bestimmende Wirkungskomponente vor-
dergründig in der Analgesie zu suchen sein wird. Durch N_2O
kommt ferner eine Reflexdämpfung ebensowenig wie eine Relaxation zustande, es zeigt sich im Gegenteil eher eine supraspinal
verursachte Rigidität der Muskulatur (23, 36). Den Teileffek-
ten von Halothan und Enfluran liegt vor allem die unterschiedliche Wirkungsstärke zugrunde. Wirkungsstärke und MAC verhalten sich reziprok (= 1/MAC) (MAC: Halothan 0,77 Vol.%, Enfluran 1,68 Vol.%). Unter dem Begriff "MAC" versteht man diejenige alveoläre Konzentration eines Inhalationsanästhetikums, die
bei 50 % der Patienten eine muskuläre Bewegung nach Hautschnitt
zu verhindern imstande ist (19). Der Öl-Gas-Verteilungskoeffizient nimmt mit zunehmendem MAC-Wert ab (Halothan 224, Enfluran 98,5), das Produkt aus beiden Größen ist in etwa konstant
(K ∿ 150 - 170).

Die potenten Inhalationsanästhetika haben sehr gute analgetische und hypnotische Wirkungskomponenten, die Frage der vegetativen Dämpfung wird komplex und auch kontrovers beantwortet,
beiden genannten Anästhetika sind gute Relaxationsqualitäten
zuzuerkennen.

Kombination von Inhalationsanästhetika

Kombiniert man Lachgas mit Halothan bzw. Enfluran, so verhalten sich die MAC-Wirkungsanteile rein additiv (8). Durch 70 %
Lachgaszusatz wird der Halothan-MAC etwa von 0,77 auf 0,29 und
der Enfluran-MAC von 1,68 auf 0,57 Vol.% reduziert. Als Faustregel (39) kann angenommen werden, daß pro Vol.% alveolärer
Lachgaskonzentration mit einer Abnahme des ursprünglichen MAC
des potenten Inhalationsanästhetikums um etwa je 1 % seines
Wertes zu rechnen ist. Naturgemäß werden durch diese Kombination auch die Nebenwirkungen der potenten Inhalationsanästhetika herabgesetzt.

<u>Kombination Inhalationsanästhetika mit Sedativa, Hypnotika
oder Analgetika</u>
Kombiniert man Inhalationsanästhetika mit Sedativa bzw. Hypnotika oder Analgetika, so wird ein Lachgaseffekt durch Benzodiazepine deutlicher als durch Neuroleptika oder Barbiturate verstärkt (<u>42</u>). Ebenso sind auch supraadditive Wechselwirkungen
von Halothan mit Diazepam stärker ausgeprägt als mit Barbituraten (<u>43</u>). Thiopental (<u>24</u>) ist ferner ebenso wie eine Diazepam-
Morphin-Prämedikation (<u>35</u>) imstande, die Katecholaminfreisetzung
durch Halothan und damit auch Arrhythmien zu vermindern.

Daß Lachgas schließlich keine kardiovaskulär inerte Substanz
ist, geht aus Untersuchungsergebnissen hervor, die nach Kombination mit Morphin eindeutig kardiodepressive Effekte nachweisen konnten (<u>32</u>, <u>41</u>).

Versuche der Quantifizierung einer idealen "Balance" (Kombination optimaler Teileffekte bei minimalen Nebenwirkungen unter
Berücksichtigung auch von Interaktionen) sind für N_2O/O_2 in
Kombination mit Thiopental + Fentanyl von TAMMISTO et al. (<u>47</u>),
mit Diazepam + Fentanyl von AROMAA et al. (<u>5</u>), und mit Halothan + Fentanyl von TAMMISTO und AROMAA (<u>46</u>) angegeben worden.

<u>Kombination von Inhalationsanästhetika mit Muskelrelaxanzien</u>
Die gemeinsame Verwendung von Inhalationsanästhetika und nichtdepolarisierenden Relaxanzien führt zu einer Potenzierung des
Relaxanseffektes, der bei Enfluran deutlicher als bei Halothan
ausgeprägt ist. Die Relaxansdosis ist daher bei der Verwendung
von Halothan auf zwei Drittel, bei der Verwendung von Enfluran
auf die Hälfte bis ein Drittel der ohne Inhalationsanästheti-
kum erforderlichen Dosis zu senken (<u>4</u>, <u>14</u>, <u>22</u>, <u>25</u>). Darüber
hinaus scheinen zentrale Effekte der Relaxanzien auch imstande
zu sein, eine Inhalationsnarkose zu vertiefen. Als ursächlich
mögliche Faktoren können dafür eine relaxansbedingte Minderung
afferenter Impulse von den Muskelspindeln und die Passage der
Blut-Hirn-Schranke durch Relaxanzien (<u>31</u>), was zur Besetzung
von zerebralen Acetylcholinrezeptoren führen kann, genannt werden (<u>14</u>).

<u>Kombination Inhalationsanästhetika mit Epiduralanästhesie</u>
Als spezielle, zeitaufwendige und eher komplizierte Methode
ist schließlich die Kombination mit einer Epiduralanästhesie
anzusehen. Die Ausschaltung operativer Streßreaktionen durch
einen praktisch kompletten Sympathikusblock (Th 4 - S 5) (<u>20</u>)
und die damit auch zusammenhängende Verbesserung der Cardiac
performance (Koronardurchblutung ↑, Nachlast ↓, Wanddruck ↓,
O_2-Bedarf ↓) (<u>34</u>) stellen jedoch gute Ergänzungseffekte zur
Inhalationsanästhesie dar. Für kardiovaskuläre Risikopatienten könnte diese Methode daher mehr als bisher ins Auge gefaßt
werden.

<u>Klinischer Effekt</u>
Unter Einbeziehung aller bisher besprochenen Abschnitte der
balancierten Anästhesie läßt die Totalsummierung der Einzelef-

Tabelle 7. Herstellung eines Wirkungsgleichgewichts durch eine balancierte Anästhesie (Aufsummierung aller Teileffekte in allen Wirkungskomponenten und über alle Phasen der Anästhesie)

	Prämedikation	Lachgas	Halothan	Enfluran	Epiduralanalgesie	Relaxanzien	Σ
Sedierung	++						
Analgesie	+	++	++	+	++	−	++
Schlaf	(+)	(+)	++	++	−	(+)?	++
Vegetative Dämpfung	(+)	−	(+)	(+)	++	(+)	++
Relaxation	−	−	+	+	++	++	++

fekte der verwendeten Substanzen innerhalb der verschiedenen Wirkungskomponenten der Anästhesie nunmehr tatsächlich ein optimales Globalwirkungsspektrum erkennen (Tabelle 7). Dabei zustandekommende Dosierungsminderungen der Einzelfaktoren, wie dies auch für die Inhalationsanästhetika Geltung hat (N_2O : 50 - max. 70 %, Halothan 1/2 - 3/4 MAC 0,4 - 0,6 Vol.%; Enfluran 0,8 - 1,2 Vol.%), verringern im Sinne der balancierten Anästhesie naturgemäß auch die Nebenwirkungen.

Narkoseausleitung (Aufwachphase)

Intravenöse Substanzen

Überlegungen zur Narkoseausleitung haben sich kinetisch zunächst mit Eliminationshalbwertszeiten zu befassen. Unter den i.v. verabreichten Substanzen hat Diazepam eine solche von 20 - 37 h, der aktive Hauptmetabolit von 51 h. Lormetazepam liegt bei 13 h, Midazolam mit 1,3 - 2,5 h wesentlich kürzer (ein Appell zur Ablösung des alteingesessenen Diazepams durch das kurzwirksame neue Agens läßt sich aus diesen Daten ableiten).

Die Hypnoanalgetika in der zur Prämedikation und als intraoperative Einzelgabe verwendeten Dosierung führen nicht zu Übergangsphänomenen. Dies gilt auch und insbesondere für das diesbezüglich immer wieder angeschuldigte Fentanyl (1, 38).

Bei Verwendung von Barbituraten sollte man schließlich den Begriff des "Überhangs" nicht vergessen: Methohexital mit einer

Eliminationshalbwertszeit von 70 - 125 min und einem Abbau von 10 - 20 %/h unterscheidet sich dabei vom Thiopental mit einer t/2 von 3 - 8 h und einem Abbau von 15 %/h nicht unwesentlich (11, 12). Das Aufwachen des Patienten nach Thiopental ist nur durch Rückverteilung, nach Methohexital sowohl durch Rückverteilung als auch durch den raschen Abbau bedingt.

Inhalationsanästhetika

Bei den Inhalationsanästhetika stellt sich schlußendlich die Ausleitungszeit für Enfluran deutlich kürzer als für Halothan dar, es bestehen aber große individuelle Schwankungen. Halbwertszeiten, wie sie für die Elimination von Inhalationsanästhetika aus der Blutbahn sehr exakt gemessen worden sind (18), besitzen für die klinisch oft ganz unterschiedlichen Verhältnisse keine eindeutige Relevanz.

Schlußfolgerungen

Nach Darstellung der Verhältnisse in den einzelnen Ablaufphasen der Anästhesie läßt sich schlußfolgernd sagen, daß durch eine sinnvolle Kombination aller dabei verwendeten Substanzen eine Optimierung von Effekten bei Minimierung von Nebenwirkungen wohl erreicht werden kann, ohne daß wir dabei balancieren, also nur mühsam das Gleichgewicht halten müssen.

"Balance" im Englischen drückt nämlich mehr Stabilität, Ausgewogenheit und tatsächliches Gleichgewicht aus als "balancieren" im Deutschen.

Sollte es uns nicht ähnlich gehen wie mit dem Ausdruck "Intensive care", der als übergeordneter Begriff wörtlich mit dem im Deutschen nicht überzuordnenden Wort Intensivpflege übersetzt und "Care" dabei mit "Nursing care" verwechselt worden ist, so sind wir der Meinung, daß die feinen sprachlichen Unterschiede zwischen dem englischen "Balanced" und dem deutschen "balancieren" zu berücksichtigen wären.

Wir schlagen daher vor, den Balanceakt der wörtlichen Übersetzung nicht zu gehen und dem Wort "Kombinationsanästhesie", das eine sinnvolle Ausgewogenheit a priori in sich trägt und auch etwaige Methoden der Regionalanästhesie als Teilfach mit einschließen könnte, den Vorzug zu geben.

Literatur

1. ADAMS, A. P., PYBUS, D. A.: Delayed respiratory depression after use of fentanyl during anaesthesia. Brit. med. J. 1978 I, 278

2. AGOSTON, S., SALT, P., NEWTON, D., BENCINI, A., BOOMSMA, P., ERDMANN, W.: The neuromuscular blocking action of Org NC 45, a new pancuronium derivative, in anaesthetized patients. Brit. J. Anaesth. 52, Suppl. I, 53 S - 595 (1980)

3. AGOSTON, S., SWEN, J., RICHARDSON, F. J., RASHKOVSKY, O. M., NEWTON, D. E. F., BENCINI, A., KET, J. M.: Recent developments in the field of muscle relaxants. Clinical pharmacology and pharmacokinetics. (Abstr.) Anaesthesist 32, Suppl. H 18.3, 89 (1983)

4. ALI, H. H., SAVARESE, J. J.: Monitoring of neuromuscular function. Anesthesiology 45, 216 (1976)

5. AROMAA, U., KORTTILA, K., TAMMISTO, T.: The role of diazepam and fentanyl in the production of balanced anaesthesia. Acta anaesth. scand. 24, 36 (1980)

6. AVELING, W., BRADSHAW, A. D., CRANKSHAW, D. P.: The effect of speed of injection on the potency of anaesthetic induction agents. Anaesth. intens. Care 6, 116 (1978)

7. BASTA, S. J., ALI, H. H., SAVARESE, J. J., SUNDER, N., GIONFRIDDO, M., CLOUTIER, G., LINEBERRY, C., CATO, A. M.: Clinical pharmacology of atracurium besylate (BW 33 A): A new non-depolarizing muscle relaxant. Anesth. Analg. 61, 723 (1982)

8. BERGMANN, H.: MAC-Verkleinerung durch Kombination mit Lachgas. Proc. Zentraleuropäischer Anaesthesiekongreß 1977, Refresher Course. Médecine et Hygiène, Genève 1979, p. 25

9. BERGMANN, H.: Barbiturate. In: Die intravenöse Narkose. Klinische Anästhesiologie und Intensivtherapie (eds. F. W. AHNEFELD, H. BERGMANN, C. BURRI, W. DICK, A. DOENICKE, M. HALMAGYI, G. HOSSLI, E. RÜGHEIMER), Bd. 23, p. 94. Berlin, Heidelberg, New York: Springer 1981

10. BERGMANN, H., NECEK, St.: Vergleichende hämodynamische Untersuchungen zur Narkoseeinleitung. Proc. 7. Internat. Fortb. Kurs klin. Anaesth. Wien, p. 233. Wien: Egermann 1975

11. BREIMER, D. D.: Pharmacokinetics of methohexitone following intravenous infusion in humans. Brit. J. Anaesth. 48, 643 (1976)

12. CARSON, I. W., GRAHAM, J., DUNDEE, J. W.: Clinical studies of induction agents. XLIII: Recovery from althesin - a comparative study with thiopentone and methohexitone. Brit. J. Anaesth. 47, 358 (1975)

13. CRILE, G. W.: The kinetic theory of shock. Lancet 1913 II, 7

14. CRUL, J. F.: Die Wirkung von Inhalationsanaesthetika auf die Skelettmuskulatur und die glatte Muskulatur. In: Inhalationsanaesthesie heute und morgen (eds. K. PETER, F. JESCH). Anaesthesiologie und Intensivmedizin, Bd. 149, p. 193. Berlin, Heidelberg, New York: Springer 1982

15. DOENICKE, A.: Etomidate. In: Hypnomidate und Analgetika
(ed. H. BERGMANN), p. 1. Wien, München, Bern: Maudrich 1981

16. DOENICKE, A., KUGLER, J., LAUB, M., DITTMANN, I., HUG, P.:
Lormetazepam zur Prämedikation bei Etomidatnarkosen vergli-
chen mit Diazepam. In: Lormetazepam (eds. A. DOENICKE, H.
OTT). Anaesthesiologie und Intensivmedizin, Bd. 133, p. 10.1.
Berlin, Heidelberg, New York: Springer 1980

17. DUDZIAK, R.: Lehrbuch der Anästhesiologie, p. 219. Stuttgart, New York: Schattauer 1980

18. DUDZIAK, R., SCHMIDT, H.: Pharmakokinetik der Aufwachphase:
Inhalationsanästhetika. In: Aufwachraum - Aufwachphase. Kli-
nische Anästhesiologie und Intensivtherapie (eds. F. W. AHNE-
FELD, H. BERGMANN, C. BURRI, W. DICK, M. HALMAGYI, G. HOSSLI,
E. RÜGHEIMER), Bd. 24, p. 33. Berlin, Heidelberg, New York:
Springer 1982

19. EGER II, E. I., SAIDMAN, L. J., BRANDSTATER, B.: Minimum
alveolar anesthetic concentration: A standard of anesthetic
potency. Anesthesiology 26, 756 (1965)

20. ENGQUIST, A., BRAND, M. R., FERNANDEZ, A., KEHLET, H.: The
blocking effects of epidural analgesia on the adrenocorti-
cal and hyperglycemic responses to surgery. Acta anaesth.
scand. 21, 330 (1977)

21. ERNST, E. A.: Selection of the anesthesia delivery system:
From open drop to closed circuit. Annual Refresher Course
Lectures A.S.A., Atlanta, Georgia, October 1983

22. FOGDALL, R. P., MILLER, R. D.: Neuromuscular effects on
enflurane alone and in combination with d-tubocurarine,
pancuronium and succinylcholine in man. Anesthesiology 42,
173 (1975)

23. FREUND, F. G., MARTIN, W. E., WONG, K. C., HORNBEIN, T. F.:
Abdominal muscle rigidity induced by morphine and nitrous
oxide. Anesthesiology 38, 358 (1973)

24. JOYCE, J. T., ROIZEN, M. F., EGER II, E. I.: Thiopental
blocks halothane and nitrous oxide induced increases in
plasma catecholamines. Anesthesiology 55, A 272 (1981)

25. KRIEG, N., KOPP, K.-H., CRUL, J. F.: Die Wirkungsverstär-
kung von Vecuronium (Norcuron) durch Halothan und Ethrane.
(Abstr.) Anaesthesist 32, Suppl. V 13.3, 221 (1983)

26. LAUVEN, P. M., STOECKEL, H., OCHS, H., GREENBLATT, D. J.:
Pharmakokinetische Untersuchungen mit dem neuen wasserlös-
lichen Benzodiazepin Midazolam. Anaesthesist 30, 280 (1981)

27. LIST, W. F., PONHOLD, H.: Vergleichende Untersuchungen der
Wirkung von Midazolam und Hypnomidate auf die Herz- und
Kreislauffunktion. Anaesthesist 32, 395 (1983)

28. LITTLE, D. M. jr., STEPHEN, C. R.: Modern balanced anesthesia. Anesth. Analg. $\underline{15}$, 246 (1954)

29. LUNDY, J. S.: Clinical anesthesia, p. 559. Philadelphia, London: Saunders 1942

30. LUND, J. S.: zit. bei 29.

31. MATTEO, R. S., PUA, E. K., KHAMBATTA, H. J., SPECTOR, S.: Cerebrospinal fluid levels of d-tubocurarine in man. Anesthesiology $\underline{46}$, 396 (1977)

32. McDERMOTT, R. W., STANLEY, T. H.: The cardiovascular effects of low concentrations of nitrous oxide during morphine anesthesia. Anesthesiology $\underline{41}$, 89 (1974)

33. REES, G. J., GRAY, T. C.: Methyl-n-propyl ether. Brit. J. Anaesth. $\underline{22}$, 83 (1950)

34. REIZ, S.: Haemodynamic and cardiometabolic effects of thoracic epidural block. Anaesthesia and betablockade. Gothenburg: Lindgren & Söner 1980

35. SIGURDSSON, G. H., LINDAHAL, S., NORDEN, N.: Influence of premedication on the sympathetic and endocrine responses and cardiac arrhythmias during halothane anaesthesia in children undergoing adenoidectomy. Brit. J. Anaesth. $\underline{55}$, 961 (1983)

36. SKOLL, M. D., HOYT, J. L., GERGIS, S. D.: Studies in muscle rigidity, nitrous oxide and narcotic analgesic agents. Anesth. Analg. $\underline{51}$, 16 (1972)

37. SOLLMAN, T.: A manual of pharmacology and its applications to therapeutics and toxicology, 8th ed., p. 273. Philadelphia: Saunders 1957

38. STOECKEL, H., HENGSTMANN, J. H., SCHÜTTLER, J.: Pharmacokinetics of fentanyl as a possible explanation for recurrence of respiratory depression. Brit. J. Anaesth. $\underline{51}$, 741 (1979)

39. STOELTING, R. K.: The effect of nitrous oxide on the minimum alveolar concentration of methoxyflurane needed for anesthesia. Anesthesiology $\underline{34}$, 353 (1971)

40. STOELTING, R. K.: Questions and answers. Anesth. Analg. $\underline{55}$, 907 (1976)

41. STOELTING, R. K., GIBBS, P. S.: Hemodynamic effects of morphine and morphine-nitrous oxide in valvular heart disease and coronary-artery disease. Anesthesiology $\underline{38}$, 45 (1973)

42. STUMPF, Ch., GOGOLAK, G., HUCK, S., ANDICS, A.: Wirkung zentral dämpfender Pharmaka auf die Stickoxydul-Narkose. Anaesthesist $\underline{24}$, 264 (1975)

43. STUMPF, Ch., GOGOLAK, G., HUCK, S., ANDICS, A.: Beeinflussung der Halothan-Narkose durch zentral dämpfende Pharmaka. Anaesthesist 25, 579 (1976)

44. STUMPF, Ch., JUNDRA, R., HUCK, S., EWERS, H.: Wechselwirkungen zwischen Stickoxydul und zentralwirkenden Pharmaka. Anaesthesist 28, 3 (1979)

45. TAMMISTO, T.: Das magische Dreieck der balancierten Anästhesie. Anästh. Intensivmed. 21, 157 (1980)

46. TAMMISTO, T., AROMAA, U.: The role of halothane and fentanyl in the production of balanced anaesthesia. Acta anaesth. scand. 26, 225 (1982)

47. TAMMISTO, T., AROMAA, U., KORTTILA, K.: The role of thiopental and fentanyl in the production of balanced anaesthesia. Acta anaesth. scand. 24, 31 (1980)

48. TARBROOK, G. D., REES, G. A. D., ROBERTSON, G. S.: Relief of postoperative pain: Comparison of a 25 % nitrous oxide and oxygen mixture with morphine. Brit. med. J. 1964 II, 480

49. WILSON, R. D.: Questions and answers. Anesth. Analg. 55, 907 (1976)

50. YOUNES, M., BOLLKÄMPER, A., SIEGERS, C.-P.: Einfluß von Diazepam und Barbituraten auf den in-vivo-Metabolismus von Halothan und Enfluran bei Ratten. Anaesthesist 32, 399 (1983)

Technische Probleme bei der Anwendung von Inhalationsanästhetika

Von H. Frankenberger

1 Einleitung

In der Augustausgabe von "Technology for Anesthesia" (8) wird
über den Rückruf eines amerikanischen Anästhesiegerätes berichtet, das mit einem "Copper-kettle"-Narkosemittelverdunster und
einem "Plenum"-Verdunster ausgerüstet war. Ursache für diese
Rückrufaktion war das Versagen eines Umschaltventils zu den
Narkosemittelverdunstern. Aufgrund dieses Fehlverhaltens konnte ein so hoher Gasstrom durch die Verdunsterkammer des "Copper-
kettle"-Verdunsters fließen, daß von dem Gerät deutlich über-
höhte Narkosemittelkonzentrationen abgegeben wurden.

Bei der Behandlung des Themas "Technische Probleme bei der Anwendung von Inhalationsanästhetika" soll das Augenmerk weniger
auf derartige außergewöhnliche Fälle gerichtet werden, als
vielmehr auf Problemstellungen, die für die sichere Anwendung
von Inhalationsanästhetika nach heutigem Stand des Wissens von
der Technik her beherrschbar sind.

Den heute bei Inhalationsanästhesien zum Einsatz kommenden halogenierten Kohlenwasserstoffverbindungen Halothan (7), Ethrane
(5) und Isofluran (3) ist gemeinsam, daß sie unter klinischen
Einsatzbedingungen (20 °C, 1.013 mbar) eine vom Patienten nicht
tolerierte Sättigungskonzentration haben. Zur klinischen Anwendung dieser Inhalationsanästhetika muß eine Transformation von
der Sättigungskonzentration auf die jeweils klinisch erforderliche Konzentration durchgeführt werden. Diese Transformation
erfolgt mit Hilfe verschiedener physikalisch-technischer Verfahren, den Dosierverfahren. In Abhängigkeit von den Forderungen, die an diese Transformation gestellt werden, und dem Dosierverfahren zur Durchführung dieser Transformation sind unterschiedliche Probleme für die Anwendung von Inhalationsanästhetika zu lösen.

Folgende Problemkreise sollen in diesem Zusammenhang erörtert
werden, die für die sichere Durchführung einer Inhalationsanästhesie von entscheidender Bedeutung sind:
- Anforderungen an Narkosemittelverdunster und an die Zuordnung des Narkosemittelverdunsters zu den weiteren Funktionskomponenten eines Anästhesiegerätesystems.
- Dosierverfahren zur Sicherstellung der definierten und re-
  produzierbaren Arbeitsweise eines Narkosemittelverdunsters.
- Systembetrachtungen zur Zuordnung des Narkosemittelverdunsters bei Anästhesiegerätesystemen für die halboffene, halb-
  geschlossene und total geschlossene Anwendung.
- Last not least sollen anwendungstechnische Probleme angesprochen werden, die sich aus dem gleichzeitigen Vorhanden-

sein mehrerer Inhalationsanästhetika in einer Klinik ergeben
können. Auch hierzu sollen technische Abhilfemaßnahmen angesprochen werden.

2 Anforderungen an Narkosemittelverdunster und ihre Zuordnung zu anderen Funktionskomponenten eines Anästhesiesystems

2.1 Anforderungen an Narkosemittelverdunster (2)

2.1.1 Aus sicherheitstechnischen Gründen ist die Forderung
nach narkosemittelspezifischen Verdunstern mit einer Limitierung der maximalen Narkosemittelkonzentration am Ausgang des
Verdunsters zu fordern.

2.1.2 Aufgrund der hohen narkotischen Potenz und den physika-
lischen Eigenschaften der angesprochenen Inhalationsanästhetika ist die Forderung nach einer kalibrierten Dosiermöglichkeit
zu erheben. Diese Forderung umfaßt dabei:
- eine möglichst große Unabhängigkeit der in Vol.% gemessenen
  Konzentration vom Frischgasfluß (in einem spezifizierten Bereich von 0,5 l/min bis 15 l/min) und von der Umgebungstem-
  peratur (in einem spezifizierten Bereich von 15 bis 35 °C),
- eine möglichst große Unabhängigkeit der abgegebenen Narkosemittelkonzentration von Druckschwankungen, wie sie durch eine
  Narkosebeatmung hervorgerufen werden und
- eine möglichst große Unabhängigkeit der in Vol.% abgegebenen Narkosemittelkonzentration von dem Umgebungsdruck.

2.1.3 Aus sicherheitstechnischen Gründen ist zu fordern, daß
Narkosemittelverdunster eine Überfüllsicherung haben.

2.1.4 Aus ergonomischen und sicherheitstechnischen Gründen
ist bei Narkosemittelverdunstern in Drehknopfausführung zu
fordern, daß die Konzentrationsabgabe bei Linksdrehung gesteigert wird, des weiteren, daß die Verdunster eine Nullpunkt-
arretierung haben.

2.2 Anforderungen an die Zuordnung eines Narkosemittelverdunsters zu den anderen Funktionskomponenten eines Anästhesiegerätes

Aus sicherheitstechnischen Gründen ist zu fordern, daß bei Verwendung von mehreren Narkosemittelverdunstern an einem Anästhe-
siegerät jeweils nur ein Verdunster in Betrieb genommen werden
kann.

2.3 Anforderungen, die sich aus dem gleichzeitigen Vorhandensein mehrerer Inhalationsanästhetika ergeben

Die Forderung nach einer kalibrierten Dosiermöglichkeit eines
Inhalationsanästhetikums kann in einem Oberflächenverdunster

nur erreicht werden, wenn dieser narkosemittelspezifisch ist.
Aus sicherheitstechnischen Gründen ist daher eine Sicherheitsfülleinrichtung für Narkosemittelverdunster zu fordern.

3 Dosierverfahren

Die heute gebräuchlichen Inhalationsanästhetika liegen unter
Einsatzbedingungen in flüssiger Form vor und müssen dem Patienten in dampfförmiger Form zudosiert werden - unter Berücksichtigung der angesprochenen Forderungen. Zur Dosierung von Inhalationsanästhetika bieten sich vom Prinzip her folgende Verfahren an:
- Die Flüssigkeitsdosierung und
- die Dampfdosierung.

3.1 Flüssigkeitsdosierung

Die Flüssigkeitsdosierung stellt ein Dosierprinzip dar, bei dem
eine definierte Menge flüssigen Inhalationsnarkotikums entweder dem Frischgas oder dem Atemsystem zudosiert und dann dort
verdampft wird. Die Flüssigkeitsdosierung stellt damit ein Dosierprinzip dar, das nicht auf einer Kopplung von Narkosemittelmenge und Gasmenge basiert.

Für eine Dosierung in der Flüssigkeitsphase sprechen folgende
Punkte:
- Die Dosierung ist unabhängig vom Gasfluß.
- Eine Flüssigkeit ist inkompressibel und wird daher nicht von
  Druckschwankungen im System beeinflußt.
- Eine Temperaturkompensation ist nicht erforderlich.
- Die Flüssigkeitsdosierung erlaubt, die vom Narkosebeginn an
  verabreichte Menge zu erfassen.

Die Notwendigkeit einer Flüssigkeitsdosierung wird bei der Systembetrachtung: Narkosemittelverdunster - Narkoseatemsystem
erörtert.

3.2 Dampfdosierung

Bei der Dampfdosierung wird eine physikalisch definierbare Menge dampfförmigen Inhalationsanästhetikums einem Trägergas hin-
zugefügt. Realisiert wird dieses Prinzip beispielsweise bei
Oberflächenverdunstern, bei denen der durch den Verdunster
fließende Gasstrom aufgeteilt wird in einen durch die Verdunsterkammer fließenden Anteil und einen Bypassstrom. Der durch
die Verdunsterkammer fließende Anteil wird dabei mit dem Dampf
des flüssigen Narkosemittels voll gesättigt (6). Noch innerhalb des Narkosemittelverdunsters werden diese beiden Teil-
ströme vereinigt (Abb. 1). Dadurch, daß der durch die Verdunsterkammer fließende Anteil des Gasstromes mit dem Narkosemitteldampf voll gesättigt wird, wird eine starre Kopplung zwi-

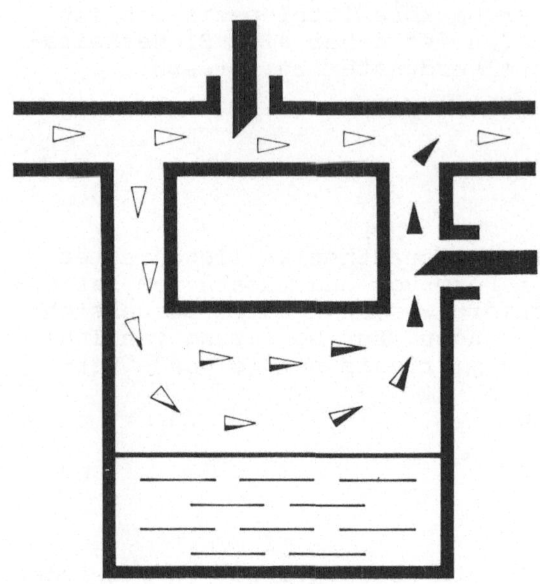

Abb. 1. Prinzip eines
Narkosemittelverdunsters

schen der transportierten Narkosemittelmenge und der Gasmenge
hergestellt. Dieser Sachverhalt ist von entscheidender Bedeutung für die Erörterung der Einsatzmöglichkeiten von Verdunstern, die nach dem Prinzip der Dampfdosierung arbeiten, zusammen mit den verschiedenen Narkoseatemsystemen.

Da zur Zeit mehr als 99 % aller Narkosemittelverdunster, die
im klinischen Routineeinsatz eingesetzt werden, Oberflächenverdunster sind, die nach dem Prinzip der Dampfdosierung arbeiten,
sollen diese im folgenden schwerpunktmäßig behandelt werden.

3.3 Klassifizierung von Oberflächenverdunstern

Für den Gasfluß stellt der Verdampfer einen Widerstand dar.
Die Art und Weise, wie der Widerstand überwunden wird, führt
zu unterschiedlichen Ausführungsformen eines Narkosemittelverdunsters (Abb. 2).

3.3.1 Draw-over-Verdunster
Wird der Widerstand durch einen negativen Druck an der Ausgangs-
seite des Verdunsters von dem Patienten oder einer apparativen
Vorrichtung, wie z. B. von einem sich selbst füllenden Atembeu-
tel, hervorgerufen, so führt dies zu den in der englischspra-
chigen Literatur als "Draw-over" bezeichneten Verdunstern (4).
Der innere Widerstand dieser Draw-over-Verdunster muß sehr niedrig sein, um den Atemwiderstand des Patienten nicht zu sehr zu
erhöhen. Da der Unterdruck bei jedem Atemzug erzeugt werden
muß, werden Draw-over-Verdunster diskontinuierlich mit Atemgas
durchströmt.

3.3.2 Plenum-Verdunster
Wird der Widerstand eines Verdunsters durch einen kontinuier-

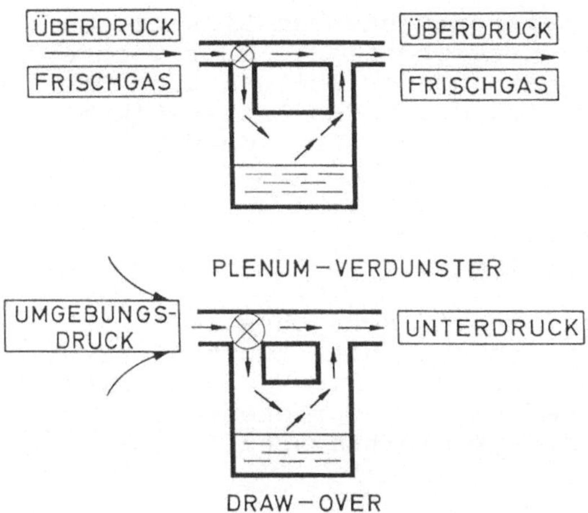

Abb. 2. Prinzip eines Narkosemittelverdunsters

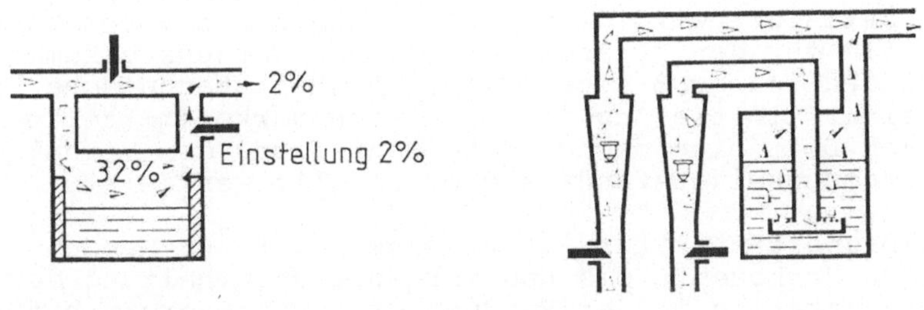

Abb. 3. Prinzip des Plenum-Verdunsters und des Copper-kettle-Verdunsters

lichen Gasstrom, der unter positivem Druck in den Verdunster
eingeleitet wird, überwunden, so führt dies zu den heute am
meisten gebräuchlichen Verdunstern, die in der englischsprachi-
gen Literatur "Plenum-vaporizer" genannt werden (4) (Abb. 3).
Um sicherzustellen, daß der durch die Verdunsterkammer gelei-
tete Teilgasstrom voll mit dem Narkosemitteldampf gesättigt
wird, und zwar bei allen spezifizierten Gasflußraten, wird die
Verdunstungsoberfläche innerhalb der Verdunsterkammer mög-

lichst groß gestaltet. Bei den meisten heute zum Einsatz kommenden Verdunstern wird die Verdunsteroberfläche über Dochte vergrößert. Läßt man den in Frage kommenden Teilgasstrom über eine geeignet geformte Sinterscheibe durch das Anästhetikum hindurchperlen, so führt dies zu den sogenannten Copper-kettle-Verdunstern (4).

3.4 Dampfdruck und Verdampfungstemperatur

Da jedes Inhalationsnarkosemittel spezifische physikalische Kenndaten und chemische Zusammensetzungen hat, führt die Erfüllung der Forderung: Sättigung des durch die Verdunsterkammer fließenden Teilgasstroms jedes der angesprochenen Inhalationsnarkosemittel dazu, daß ein narkosemittelspezifischer Verdunster eingesetzt werden muß.

Der Dampfdruck des Anästhetikums bestimmt die für jede Temperatur erreichbare Sättigungskonzentration. Der an einem Narkosemittelverdunster einstellbare Konzentrationsbereich wird bestimmt durch das Verhältnis der Aufteilung des Gasstroms in einen Bypassstrom und einen durch die Verdunsterkammer fließenden Anteil. Realisiert wird diese Aufteilung durch Strömungswiderstände, die für den Bypassstrom und den Verdunsterkammerstrom unterschiedlich groß sind. Die sicherheitstechnische Forderung nach einer Limitierung der maximalen Narkosemittelkonzentration kann über eine mechanische Begrenzung des Verhältnisses der Strömungswiderstände sichergestellt werden.

Zu der Verdampfungstemperatur ist zu sagen, daß zur Verdunstung eines flüssigen Narkosemittels und zur Aufrechterhaltung der Sättigungskonzentration in der Verdunsterkammer Energie benötigt wird. Als Folge sinkt die Temperatur des flüssigen Narkosemittels, damit erniedrigt sich auch der Dampfdruck und die damit korrelierte Sättigungskonzentration in der Verdunsterkammer. Bei der konstruktiven Auslegung eines Narkosemittelverdunsters, der nach dem Prinzip der Dampfdosierung arbeitet, ist die durch den Wärmeverlust bei der Verdunstung entstehende Erniedrigung des Dampfdrucks und damit der Sättigungskonzentration in der Verdunsterkammer auszugleichen. Dieser Ausgleich kann z. B. dadurch geschehen, daß dem Verdunstungsraum die Wärmemenge zugeführt wird, die zur Narkosemittelverdunstung benötigt wird. In den heute zum Einsatz kommenden Plenum-Verdunstern wird der Ausgleich dadurch erreicht, daß der Anteil des Frischgases, der durch den Narkosemittelverdunstungsraum strömt, sich mit der Temperatur ändert. Sichergestellt sein muß, daß bei erniedrigter Temperatur mehr Frischgas durch die Verdunsterkammer fließt.

Realisiert wird dies durch die in Abb. 4 dargestellten Prinzipien: In A wird der Anteil des Frischgasflusses durch die Verdunsterkammer verändert durch die mit der Temperaturänderung verbundenen Längenänderung eines Metallstabes. Anwendung findet dieses Prinzip der Temperaturkompensation in dem Vapor 19. In B wird der Anteil des Frischgasflusses durch die Verdunsterkammer verändert durch ein Ventil, dessen Öffnung von einer Bi-

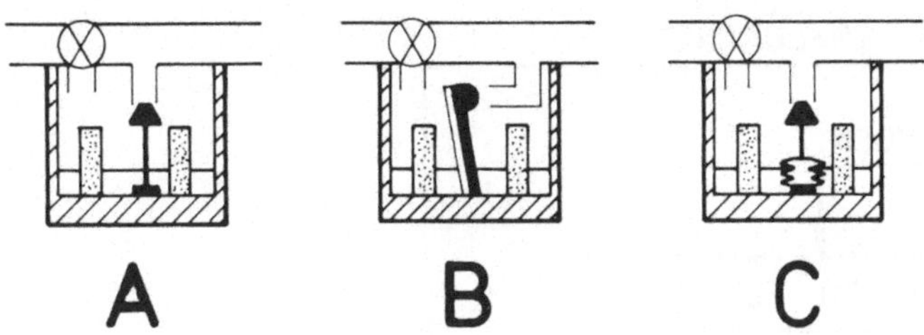

Abb. 4. Prinzipien zur Temperaturkompensation

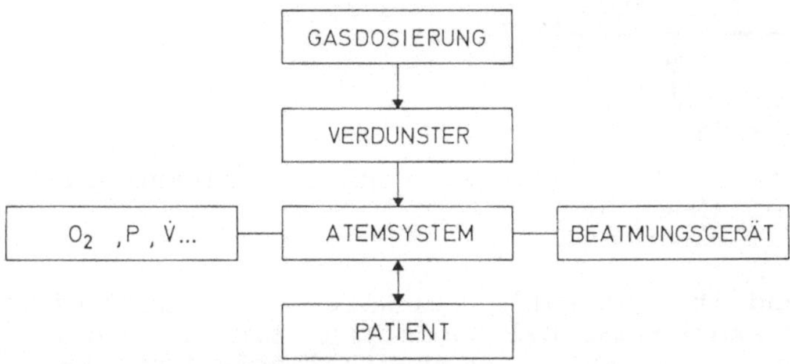

Abb. 5. Anästhesiesystem - Zuordnung der Funktionskomponenten
in Überschußsystemen

metalldrossel gesteuert wird. Anwendung findet dieses Prinzip
in den Fluotec-Verdunstern. In C wird der Anteil des Frischgasflusses durch die Verdunsterkammer verändert durch die Ausdeh-
nungsänderung eines mit speziellen Flüssigkeiten gefüllten Fal-
tenbalges. Anwendung findet dieses Prinzip z. B. bei den Abing-
don- und Ohio-Verdunstern.

Sichergestellt ist diese Temperaturkompensation bei den meisten
Verdunstern in einem Bereich von 15 bis 30 °C für Gasflüsse,
die zwischen 1 l/min und 10 l/min liegen.

4 Systembetrachtungen

In einem Anästhesiegerätesystem ist der Narkosemittelverdunster
weiteren Funktionskomponenten zuzuordnen, wie z. B. der Gasdosierung, dem Atemsystem, dem Beatmungsgerät und dem Meßsystem.

Bei der Verwendung von halboffenen und halbgeschlossenen Atemsystemen kommt die in Abb. 5 dargestellte Anordnung zum Einsatz, d. h. die Funktionskomponenten Gasdosierung und Narkosemitteldosierung sind seriell zu dem Atemsystem angeordnet. Bei
diesen Atemsystemen, aber auch bei Low-flow- und Minimal-flow-
Systemen ist diese serielle Anordnung möglich, da es sich um

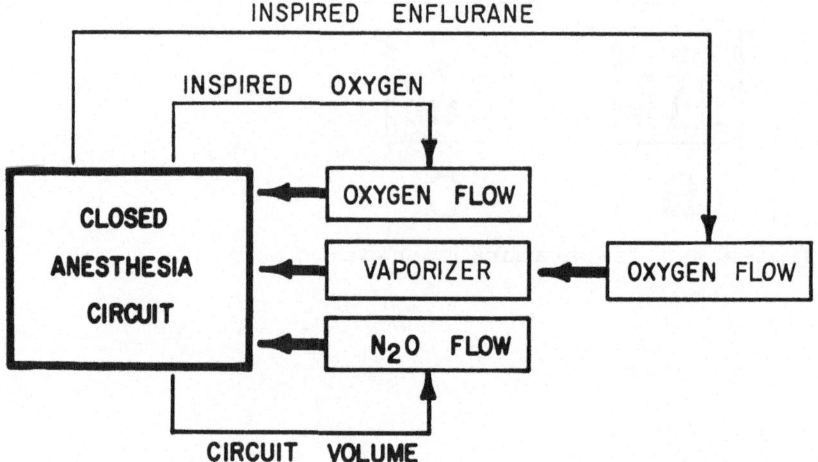

Abb. 6. Anästhesiesystem - Zuordnung der Funktionskomponenten
im Gleichgewichtssystem (Nach 9)

"Überschußsysteme" handelt. Dem Patienten wird mehr Sauerstoff,
Lachgas und Inhalationsnarkosemittel angeboten, als er in der
betrachteten Zeiteinheit aufnimmt. Die physikalische Kopplung
von Narkosemittelmenge und der durch die Verdunsterkammer
fließenden Gasmenge stellt für diese Überschußsysteme keine
Beeinträchtigung dar, da diese dem Patienten in größerer Menge angeboten werden, als sie von ihm aufgenommen werden.

Im Gegensatz dazu stellt das total geschlossene Narkosesystem
ein "Gleichgewichtssystem" dar. Die angesprochenen Funktionskomponenten können nicht mehr seriell angeordnet werden, sondern müssen beispielsweise wie in der von WESTENSKOW (9) angegebenen Weise angeordnet werden (Abb. 6). Sichergestellt sein
muß, daß dem Patienten nur die Mengen an Gasen und Inhalationsnarkosemittel angeboten werden, die er in der betrachteten Zeiteinheit aufnimmt. Für die Systembetrachtung ist hierbei von besonderer Bedeutung, daß der zeitliche Verlauf der Aufnahme von
Gasen und Inhalationsnarkosemittel durch den Patienten nicht
notwendigerweise gleich ist mit der durch physikalische Gesetzmäßigkeiten vorgegebenen Kopplung zwischen Gasmenge und Inha-
lationsnarkosemittelmenge. Aus diesem Grund ist für die Narkosemitteldosierung im total geschlossenen System das Prinzip
der Flüssigkeitsdosierung zu wählen, das nicht auf einer Kopplung von Narkosemittelmenge und Gasmenge basiert. Diese beiden
Größen sind entkoppelt, wenn die Narkosemittelmenge in flüssiger Form dem Frischgas oder dem Atemsystem zudosiert wird. Nur
so ist in einem total geschlossenen System sicherzustellen, daß
dem Patienten nur die Mengen an Gasen und Narkosemitteln angeboten werden, die pro Zeiteinheit auch von ihm aufgenommen werden können. Bei der Flüssigkeitsdosierung sind jedoch folgende
Sicherheitsaspekte zu beachten:
- Da 1 ml Flüssigkeit ca. 220 ml Dampf entspricht, ist sicherzustellen, daß von der Dosiervorrichtung her keine Überdosierung möglich ist. Sichergestellt werden kann dies, wenn μl-

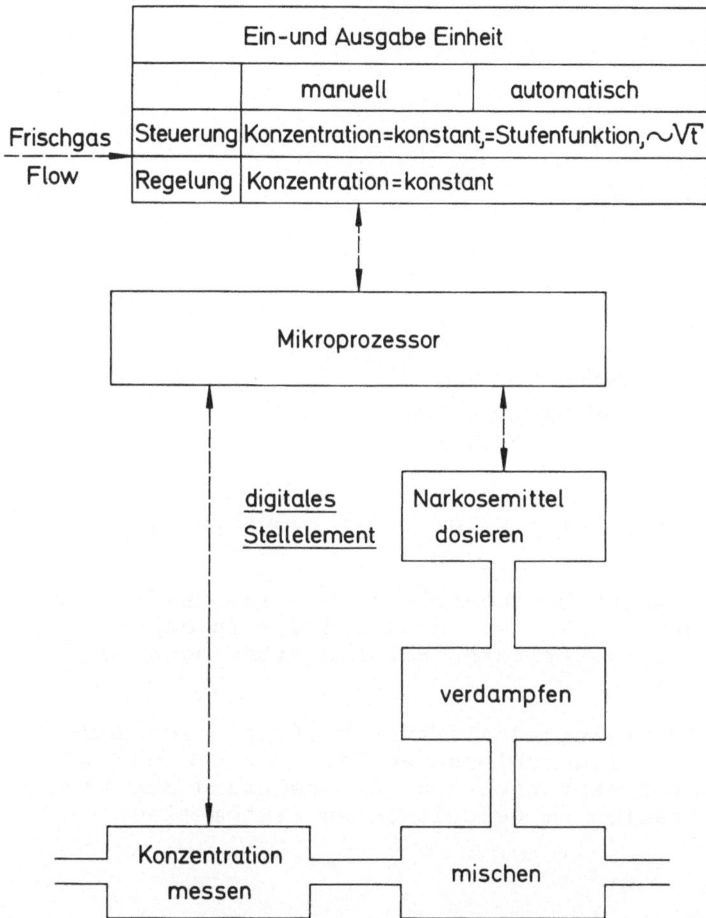

Abb. 7. Prinzip einer ansteuerbaren Narkosemitteldosierung

Quantitäten des flüssigen Narkotikums mit hoher Genauigkeit
und Reproduzierbarkeit dosiert werden können. Eine kontinuier-
liche Dosierung des flüssigen Narkosemittels sollte nicht erfolgen. Im Fehlerfalle, z. B. bei Unterbrechen des Frischgasflusses oder Fehlverhalten der Dosierpumpe, könnten sehr
schnell sehr hohe Konzentrationen im System entstehen.
- Eine vollständige Verdampfung des in das System eingespritzten Narkosemittels muß sichergestellt sein.
- Da im geschlossenen System die Aufnahme an Narkosemittelmen-
gen nichtlinearen Gesetzmäßigkeiten unterliegt, sollte eine
elektrische Auslesung der dosierten Narkosemittelmenge möglich sein.

Ein Prinzip zur digital ansteuerbaren Dosierung im µl-Bereich
ist in Abb. 7 dargestellt. Über eine geeignete Dosierpumpe werden beispielsweise pro Pumpenhub 5 µl Flüssigkeit in Pulsform
in das Narkosegas eingespritzt, was einer Dampfmenge von 1,1 ml/
Hub entspricht. Die gewünschte Dosiermenge erhält man durch Mul-

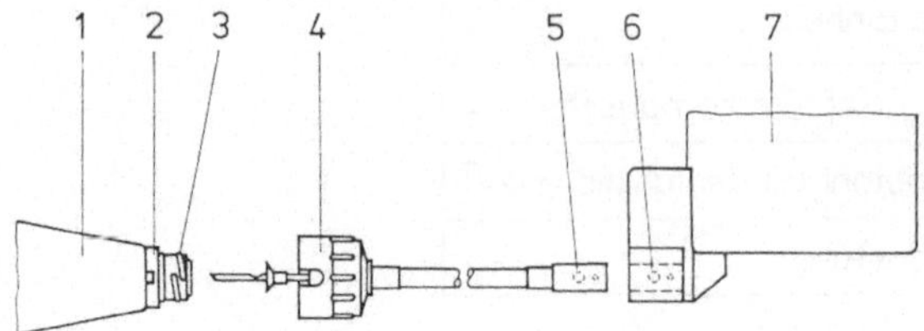

SICHERHEITSFÜLLSYSTEM FÜR NARKOSEMITTELVERDUNSTER

1 Narkosemittelflasche
3 Flaschengewinde
5 Kodierter Anschlußstecker
7 Narkosemittelverdunster

2 Sicherheitskragen
4 Kodierter Flaschenadapter
6 Kodierte Füllöffnung

Abb. 8. Sicherheitsfüllsystem - prinzipieller Aufbau

tiplikation des pro Pumpenhub eingespritzten Volumens mit der
Pumpenfrequenz. Sichergestellt sein muß, daß die in das Atemsystem oder Frischgas eingespritzten Flüssigkeitsmengen ver-
dampfen.

Ein so aufgebautes Flüssigkeitsdosiersystem eignet sich speziell zum Einsatz in total geschlossenen Narkosesystemen und
kann über eine Mikroprozessorsteuerung zur Steuerung der An-
ästhesiemittelkonzentration im geschlossenen System eingesetzt
werden (1).

5   Anwendungstechnische Probleme

Unabhängig davon, ob Narkosemittelverdunster eingesetzt werden,
die nach dem Prinzip der Dampfdosierung oder nach dem Prinzip
der Flüssigkeitsdosierung arbeiten, ist für die klinische Rou-
tine sicherzustellen, daß Narkosemittelverdunster nur mit dem
Narkosemittel befüllt werden, für das sie kalibriert sind. Da
auch in absehbarer Zukunft mindestens drei Inhalationsnarkosemittel auf dem Markt angeboten werden, wurde auf internationa-
ler Ebene ein Vorschlag für eine Sicherheitsfülleinrichtung
für Narkosemittelverdunster erarbeitet. In der Bundesrepublik
ist die Forderung nach einer Sicherheitsfülleinrichtung in der
Norm DIN 13252 (2) für Inhalationsnarkosegeräte festgeschrieben.

Aus Abb. 8 ist der prinzipielle Aufbau dieser genormten Sicherheitsfülleinrichtung zu erkennen:

Zwischen Narkosemittelflasche und Verdunster existieren zwei
kodierte Trennstellen, die Bestandteil eines Adapterschlauches
sind: Flaschengewinde und zusätzlicher Sicherheitskragen auf

der einen Seite und kodierter Anschlußstecker auf der anderen.
Durch diese Maßnahmen ist sichergestellt, daß beim Befüllen des
Verdunsters z. B. nur Halothan in einen Halothanverdunster ein-
gefüllt werden kann. Die Kodierungen des Sicherheitsfüllsystems
sind so festgelegt, daß acht verschiedene Mittel damit abgedeckt
sind. Die Einführung des Sicherheitskragens muß von den Narkose-
mittelherstellern für die zur Zeit gebräuchlichen Narkosemittel
noch realisiert werden.

6 Schlußbetrachtungen

Angesprochen wurde ein technisches Detail eines Narkosegerätes:
der Narkosemittelverdunster. Dieses Detail ist notwendige Voraussetzung bei der Anwendung der angesprochenen Inhalationsanästhetika. Die Anforderungen an Narkosemittelverdunster orien-
tieren sich an den in der DIN 13252 formulierten Kriterien.
Frühere Narkosemittelverdunster, die sich auch heute noch im
klinischen Einsatz befinden, erfüllen noch nicht alle diese
Forderungen, sondern nur die, die nach dem jeweiligen Stand.
der Technik erfüllbar waren. Wenn auch aus der Sicht der Technik ausgereifte Verdunster nach dem Prinzip der Dampfdosierung
zur Verfügung stehen, so sei abschließend ein Hinweis gestattet, der sich aus dem Gerätesicherheitsgesetz ableitet. Auch
wenn ein Gerät allen klinischen Anforderungen genügt, so setzt
jede Handhabung an dem Gerät eine genaue Kenntnis über das
Gerät voraus. Ebenso wie die Kenntnis über das Gerät Störungen im Betriebsablauf vermeiden hilft, so folgt auch eine In-
spektion und Wartung in regelmäßigen Abständen diesem Ziel.
Mit technischen Weiterentwicklungen sollte die Sicherheit für
den Patienten und auch den Anästhesisten noch weiter erhöht
werden.

Literatur

1. COOPER, J. B., et al.: A new anesthesia delivery system.
   Anesthesiology 49, 310 (1978)

2. DIN 13252: Inhalationsnarkosegeräte. Berlin: Beuth 1983

3. EGER II, E. I., EDMOND, I.: Isoflurane: A Review. Anesthesiology 55, 559 (1981)

4. HILL, D. W.: Physics applied to anaesthesia. London, Boston:
   Butterworths 1980

5. LAWIN, P., BEER, R.: Ethrane. Anaesthesiologie und Wiederbelebung, Bd. 84. Berlin, Heidelberg, New York: Springer
   1974

6. SCHREIBER, P.: Anaesthesia equipment. Anaesthesiologie und
   Wiederbelebung, Bd. 59. Berlin, Heidelberg, New York: Springer 1972

7. SUCKLING, C. W.: Some chemical and physical factors in the development of fluothane. Brit. J. Anaesth. <u>29</u>, 466 (1957)

8. Technology for anesthesia, vol. 4, 2 August 1983

9. WESTENSKOW, D. R., et al.: Electronic feedback control and measurement of oxygen consumption during closed circuit anesthesia. In: Low flow and closed system anesthesia (eds. J. A. ALDRETE, H. J. LOWE, R. A. VIRTUE). New York: Grune and Stratton 1979

Risiken der Exposition

Von A. Steuer und H. Schmidt

Betrachtet man die potentiellen gesundheitlichen Risiken von
Inhalationsanästhetika, so muß man zunächst zwei verschiedene
Arten von Exposition unterscheiden: Zum einen die Inkorporation
von anästhetischen Dosen, wie sie der anästhesierte Patient erfährt, und zum zweiten die chronische Exposition von OP-Perso-
nal gegenüber Spuren von Inhalationsanästhetika als Folge der
Kontamination der Raumluft.

Im Zentrum der Diskussion der Gefährdung des Patienten durch
Inhalationsanästhetika steht die potentielle Hepatotoxizität,
die sogenannte "Halothanhepatitis" nach Narkosen.

Seit der ersten Veröffentlichung eines Falles von "Halothanhepatitis" durch VITRUE im Jahre 1958 wurden in der Folge über
900 Fälle von Leberschädigung nach Gabe von Halothan publiziert.
Obwohl keine kausale Beziehung begründet werden konnte, eta-
blierte sich der Begriff "Halothanhepatitis". Im Jahre 1966
sollte die "Nationale Halothanstudie" in den USA (6) Klarheit
über die Existenz und wenn möglich über die Inzidenz von "Halothanhepatitis" bringen. Nach Prüfung von 855.000 Fällen wurden
neun Fälle mit foudroyantem Leberversagen ungeklärter Genese
gefunden. Sieben dieser Fälle hatten Halothan erhalten. Die
rein rechnerische Inzidenz blieb damit bei 1 : 36.400 Halothannarkosen. Da aber massive Leberzellnekrosen auch bei anderen
Narkosearten auftraten, wurde das Problem leider nur beschrieben, aber nicht erhellt. Es konnte keine eindeutige Kausalität
zwischen Halothan und dem fatalen Leberversagen hergestellt
werden.

Auch spätere, nunmehr prospektive Studien zu diesem Komplex
(1, 15, 27, 36, 44) kamen zu keiner eindeutigen Aussage. Ana-
lysiert man die unter "fraglicher Halothanhepatitis" publizierten Fälle, so lassen sich in der Mehrzahl in bezug auf die Kausalität typische Gruppen erkennen:
a) Patienten, bei denen eine durchgeführte Operation nachweislich in die Zeit der Inkubation einer infektiösen Hepatitis
   fiel,
b) eine auffallend große Gruppe von Patienten mit septischem
   Bild und/oder langen Hypoxiephasen, wie man sie heute zur
   Genüge kennt (septischer Schock, Endotoxinschock, kardio-
   gener Schock, hypovolämischer Schock),
c) Patienten mit bereits präoperativ bestehender Leberschädigung, sei es aufgrund von Medikamenten bzw. Alkoholabusus,
   sei es aufgrund einer chronisch rezidivierenden Hepatitis.

Nur die Fälle, die nach Ausschluß dieser auch möglichen Ursachen für ein schweres Leberversagen verbleiben, sind als verdächtig auf primäre Halothanschädigung einzuordnen. Alle Ver-

suche, aus dem klinischen Verlauf auf die Ursache des Leberversagens zu schließen, hielten kontrollierten Überprüfungen
nicht stand (30).

Mitte der 70er Jahre wurden Tiermodelle entwickelt. McLAIN (28)
und ROSS (32) zeigten in Untersuchungen an Ratten, daß es nach
kovalenter Bindung von Halothanmetaboliten, die auf reduktivem
Abbauweg entstanden, an mikrosomale Makromoleküle (37) zu massiven Leberzellschäden kommen kann. Allerdings war eine vorheri-
ge Induktionsbehandlung mit Phenobarbital und hypoxischen Bedingungen notwendig (34). SHINGU et al. (33) konnten die Ergebnisse aber durch den Nachweis relativieren, daß die Hypoxie allein schon zu ähnlichen Veränderungen führen kann. Laut Untersuchungen von GELMAN (18) ist die Leberperfusion insbesondere
bei chirurgischen Oberbaucheingriffen deutlich und stark alte-
riert. Untersuchungen von GORSKY und CASCORBI (19) sowie von
GOURLAY et al. (20) an Versuchstieren sowie die Berichte von
HOFT et al. (21) über Ergebnisse bei engverwandten Patienten
lassen den Schluß zu, daß besondere, genetisch bedingte Varian-
ten bei Entstehung einer Zellschädigung durch auf reduktivem
Wege gebildete Intermediärprodukte des Halothanstoffwechsels
eine Rolle spielen können. Überträgt man diese, aus tierexperimentellen Untersuchungen gewonnenen Ergebnisse mit aller Vorsicht auf unsere Patienten, so dürfte dieser hypothetische
Schädigungsweg nur unter besonderen Bedingungen, wie z. B.
Enzyminduktion nach vorheriger Behandlung mit Medikamenten
oder Alkoholabusus, und/oder gleichzeitiger hepatozellulärer
Hypoxie eine Rolle spielen. Möglicherweise sind beschriebene
leichtere Funktionsstörungen der Leber nach Halothannarkose auf
diesem Wege zu erklären.

Rezidivierende Leberfunktionsstörungen nach wiederholter Exposition gegenüber Spuren von Halothandämpfen beschrieben BEL-
FRAGE et al. (5) sowie KLATSKIN und KIMBERG (23) bei jeweils
einem Anästhesisten, JOHNSTON und MENDELSOHN (22) bei einer
Laborantin, LUND et al. (26) bei einer Anästhesieschwester und
NEUBERGER et al. (29) bei zwei Chirurgen. In diesen Fällen könnte es sich möglicherweise um eine immunologisch vermittelte Reaktion gegenüber dem Anästhetikum gehandelt haben. 1980 berichteten VERGANI und Mitarbeiter (39), daß das Serum von Patienten, die ein schweres Leberversagen nach Halothan durchgemacht
hatten, spezifische Antikörper gegen Leberzellen besaßen, die
vorher gegenüber Halothan exponiert wurden. Sie konnten zeigen,
daß nach Bildung von Antigen-Antikörper-Komplexen auf der Leberzellmembran normale Lymphozyten diese zerstörten. Diese Ergebnisse wurden durch NEUBERGER aus der gleichen Arbeitsgruppe
1983 durch Untersuchungen an 16 Patienten mit Leberversagen
nach Halothannarkose innerhalb eines Monats erhärtet (30). Bei
acht Patienten konnten diese halothanbedingten Antikörper nachgewiesen werden. Bei den übrigen acht Patienten konnte Halothan
als Ursache des Leberversagens aufgrund plausibler anderer Ursachen ausgeschlossen werden. Ursache und Mechanismus dieser
halothaninduzierten Veränderung der Leberzellmembran ist zur
Zeit unklar. Dosisunabhängige foudroyante Leberversagen nach
Halothanexposition würden jedoch in dieser induzierten Autoaggression ihre Erklärung finden. Die Brauchbarkeit dieser Analyse als Test für die potentielle Provokation einer "Halothan-

hepatitis" ist eingeschränkt. Zunächst ist die Methode noch
nicht im Handel und ihre Spezifität und Empfindlichkeit noch
nicht endgültig bestätigt. Wichtig wäre diese Untersuchung zur
quantitativen Sicherung der Inzidenz dieser schweren Verläufe
der "Halothanhepatitis".

In bezug auf das Enfluran sind die Ergebnisse noch außerordent-
lich spärlich. Nach CAHALAN (7) wurden bis zum Frühjahr 1983
in den USA schätzungsweise 43 Millionen Enflurannarkosen durchgeführt. Dabei wurden sechs Fälle mit schweren Leberschädigungen gefunden, für die es außer der Enfluranapplikation keine
andere plausible Erklärung gibt. Unter der hypothetischen Voraussetzung eines kausalen Zusammenhangs würde sich daraus eine
Inzidenz von 1 : 7,16 Millionen ergeben. Tierexperimentelle Untersuchungen, vergleichbar denjenigen, die mit Halothan durchgeführt wurden, führten nur dann zu einem Ergebnis, wenn die
Hepatozytenhypoxie extrem wurde. Dann allerdings wurden gleich-
artige Ergebnisse auch durch Fentanyl und Thiopental erreicht.
EGER und Mitarbeiter (14) konnten 1976 nach 9 MAC-h Enflurannarkose nur geringgradige Leberfunktionsstörungen bei gesunden
freiwilligen Versuchspersonen nachweisen. Bei verschiedenen
klinischen Untersuchungen (1, 15, 41) wurden keine signifikanten Leberfunktionsstörungen nach Enflurannarkosen nachgewiesen.

Zu Isofluran gibt es bis jetzt keine publizierten Berichte über
schwere Leberfunktionsstörungen. Während der multizentrischen
klinischen Prüfung in den USA an über 6.000 Patienten wurde
über eine Hepatitis berichtet, ohne daß die Rolle des Isoflurans
in diesem Zusammenhang eindeutig bewertet werden konnte (7).
Ein abschließendes Urteil wird allerdings erst in der Zukunft
nach weiterer Verbreitung dieses Inhalationsanästhetikums möglich sein.

Bei aller gebotenen Vorsicht aufgrund der zum Teil deutlichen
Widersprüchlichkeit der vorliegenden Daten kann man zusammenfassend folgendes sagen:

1. Es muß als gesichert angesehen werden, daß Halothan schwere
   Leberschädigungen hervorrufen kann, allerdings ist die Inzidenz dieser Fälle ausgesprochen gering. Wahrscheinlich ist
   die foudroyant verlaufende Leberzellnekrose eine Immunreaktion.

2. Bei Enfluran steht der wissenschaftliche Beweis für die Hepatotoxizität noch aus, rein deskriptiv ergibt sich eine
   200fach geringere Inzidenz von ungeklärten schweren Leberschädigungen nach Enfluran als nach Halothan.

3. Berichte über Isofluran fehlen.

4. Die weitaus häufigsten Gründe für akutes Leberversagen sind
   Ischämie und Hypoxie der Leber, gefolgt von Hepatitisinfek-
   tionen.

5. Sichere klinische Unterscheidungsmerkmale beim Leberversagen
   unterschiedlicher Genese gibt es nicht.

6. Trotz widersprüchlicher Angaben gibt es keinen wissenschaftlichen Beweis für das höhere Risiko bei Wiederholungsnarkosen, somit kann auch kein sicherer Abstand zwischen zwei aufeinanderfolgende Halothannarkosen angegeben werden.

7. Wiederholungsnarkosen bei Kindern sind auch in kurzen Abständen ohne wesentliches Risiko.

8. Das Risiko postoperativer Leberfunktionsstörungen ist bei übergewichtigen Patienten, insbesondere Frauen, nach Halothannarkose gesteigert (15). Im Vergleich dazu zeigt Enfluran bei übergewichtigen Patienten keine Leberfunktionsstörungen.

9. Patienten, die nach einer Halothannarkose eine Hepatitis unklarer Genese durchgemacht haben, sollten von weiteren Halothannarkosen ausgeschlossen werden.

10. Für die überwiegende Anzahl der Patienten ist das Risiko eines schweren Leberversagens durch Inhalationsanästhetika von untergeordneter Bedeutung und sollte kein primärer Beweggrund sein für die Auswahl eines Narkoseverfahrens.

Die Diskussion der gesundheitlichen Risiken, bedingt durch chronische Exposition gegenüber Spuren von Inhalationsanästhetika, wurde 1967 durch eine Publikation von Frau VAISMAN (38) über die Resultate einer Umfrage bei Anästhesistinnen und Anästhesisten in der UdSSR in Gang gebracht. Obwohl gerade aus dieser Studie kein direkter Zusammenhang zwischen den mitgeteilten Gesundheitsschäden und der chronischen Exposition gegenüber einem einzelnen Anästhetikum allein abzuleiten ist, wurde in der Folgezeit die generelle Schädlichkeit der Inhalationsanästhetika, vor allem des Halothans, unterstellt.

Wie aus der Tabelle 1 zu entnehmen ist, erlitten nach Mitteilungen aus mehreren retrospektiven Studien Frauen, die während ihrer Schwangerschaft chronisch unbekannten Konzentrationen von Halothandämpfen ausgesetzt waren, häufiger Fehlgeburten als nicht exponierte Schwangere. Die wichtigsten, von verschiedenen Autoren (13, 16, 40, 43) gegen diese Ergebnisse vorgebrachten Einwände umfassen sowohl kritische Hinweise auf mögliche Fehlerquellen, wie Suggestivfragen in den verschickten Fragebögen, unzulässige Methoden hinsichtlich der statistischen Auswertung und widersprüchliche Angaben in einigen Studien, als auch die Feststellung, daß wesentliche Kovariable, wie Lebensalter, Zigarettenkonsum, Alkoholgenuß, Medikamentenabusus, psychischer und physischer Streß während der Schwangerschaft, nicht oder nicht ausreichend in die Auswertung der Daten einbezogen worden seien. Die einzige prospektive Studie, von KNILL-JONES 1981 auf der Jahrestagung der amerikanischen Anästhesisten vorgestellt, kam zu dem Ergebnis, daß unter Berücksichtigung der oben genannten Kovariablen die Frequenz der Fehlgeburten bei exponierten Schwangeren nicht höher ist als in den Kontrollgruppen.

Tabelle 1. Fehlgeburtenrate bei Schwangeren mit Halothanexposition

Autoren	Jahr	Exponierte Personen	Spontanaborte Exponiert : nicht exponiert
ASKROG und HARVALD	1970	Anästhesistinnen und Anästhesieschwestern	2 : 1
COHEN et al.	1971	Anästhesistinnen OP-Schwestern	3,7 : 1 3,3 : 1
KNILL-JONES et al.	1972	Anästhesistinnen	1,2 : 1
Amerikanische Nationalstudie	1974	Anästhesistinnen Anästhesieschwestern OP-Schwestern	1,9 : 1 1,9 : 1 2,2 : 1
KNILL-JONES et al.	1975	Anästhesistinnen	Keine Differenz
GARSTKA et al.	1975	Anästhesistinnen	Keine sicheren Angaben
DFG-Studie	1977	Anästhesistinnen	1 : 1,4
COHEN et al:	1980	Nicht exponierte Frauen exponierter Zahnärzte	4,1 : 1
		Assistentinnen von Zahnärzten	1,3 - 1,7 : 1
KNILL-JONES	1981	Anästhesistinnen	Keine Differenz

Eine erbgutverändernde Wirkung von Halothan, Enfluran und Isofluran konnte durch Untersuchungen von BADEN (3, 4) an Bakte-
rien nicht aufgezeigt werden. Über die mögliche Teratogenität
volatiler Anästhetika liegen zwar einige Publikationen vor (11,
12, 31, 35), die jedoch einer kritischen Beurteilung (13) in
Anbetracht der applizierten Dosen nicht standhalten konnten.

In der vorliegenden Literatur sind Mitteilungen über Leberschäden, als deren Ursache die chronische Inhalation geringer Mengen Halothan nicht auszuschließen ist, ausgesprochen selten.
Sowohl die amerikanische "Nationalstudie" (6) als auch die von
COHEN et al. (9) durch eine Umfrage bei Zahnärzten gewonnenen
Ergebnisse enthalten lediglich allgemeine Angaben über eine Zunahme der Leberfunktionsstörungen um das 1,3- bis 2,2fache bzw.
das 1,6- bis 1,7fache bei exponierten Personen im Vergleich zu
Kontrollgruppen und den Hinweis, daß Fälle von Serumhepatitis
nicht in die Auswertung einbezogen worden seien.

Neurotoxische Auswirkungen von Inhalationsanästhetika ermittelten COHEN et al. (9) in einer retrospektiven Studie bei Zahnärzten und ihren Assistentinnen, die gegenüber geringen Lach-
gaskonzentrationen chronisch exponiert waren. Dabei traten Taub-
heitsgefühl, Parästhesien und Muskelschwäche 2- bis 4mal häufiger auf als bei Zahnärzten und ihren Mitarbeiterinnen, die keine Inhalationsanästhetika in ihrer Praxis verwandten. Als mögliche Ursache derartiger neurologischer Störungen diskutieren
die Autoren Interferenzen zwischen Lachgas und Vitamin B_{12}.

Wenn man auch in dem Fall der chronischen Exposition eine vorsichtige Zusammenfassung der vorliegenden epidemiologischen und
tierexperimentellen Befunde wagt, bleibt festzustellen:

1. Eine echte Kausalität zwischen Exposition gegenüber Spuren
   von Inhalationsanästhetika und den diskutierten Auswirkungen
   läßt sich nicht sichern; allerdings, und das muß betont werden, auch nicht ausschließen. In Anbetracht der hohen Anzahl
   der Kovariablen dürfte eine eindeutige wissenschaftliche Klärung noch lange auf sich warten lassen.

2. Obwohl damit die Notwendigkeit der Installation von technischen Vorrichtungen zur Minimierung der Konzentration von
   volatilen Anästhetika in der Raumluft wissenschaftlich nicht
   zu begründen ist, sind sie dennoch, abgesehen von den gesetzlichen Vorschriften, die im Mutterschutzgesetz § 4 Abs. 1
   festgelegt sind, aufgrund der ungeklärten Situation unbedingt
   zu empfehlen.

Literatur

1. ALLAN, P. J., DOWNING, J. W.: A prospective study of hepato-
   cellular function after repeated exposures to halothane and
   enflurane in women undergoing radium therapy for cervical
   cancer. Brit. J. Anaesth. 49, 1035 (1977)

2. ASKROG, V., HARVALD, B.: Teratogen effekt af inhalationsanaesthetika. Nord. med. 83, 498 (1970)

3. BADEN, J. M., BRINKENHOFF, M., et al.: Mutagenicity of volatile anesthetics. Anesthesiology 45, 311 (1976)

4. BADEN, J. M., KELLEY, R. S., et al.: Mutagenicity of halogenated ether anesthetics. Anesthesiology 46, 346 (1977)

5. BELFRAGE, S., AHLGREN, I., AXELSON, S.: Halothane hepatitis
in an anaesthetist. Lancet 1966 II, 1466

6. BUNKER, J. P., et al.: Summary of the national halothane
study. JAMA 197, 775 (1966)

7. CAHALAN, M. K.: Do anesthetics cause hepato-toxicity? ASA
Meeting, Refresher-Course Lectures, p. 209 (1983)

8. COHEN, E. N., et al.: Occupational disease among operating
room personnel: a national study. Anesthesiology 41, 321
(1974)

9. COHEN, E. N., et al.: Occupational disease in dentistry and
chronic exposure to trace anesthetic gases. JADA 101, 21
(1980)

10. COHEN, E. N., BELLVILLE, J. W., BROWN, B. W.: Anesthesia,
pregnancy and miscarriage: a study of operating room nurses
and anesthetists. Anesthesiology 35, 343 (1971)

11. CORBETT, T. H., CORNELL, R. G., et al.: Birth defects among
children of nurse-anesthetists. Anesthesiology 41, 341 (1974)

12. CORBETT, T. H., CORNELL, R. G., et al.: Incidence of cancer
among Michigan nurse-anesthetists. Anesthesiology 38, 261
(1973)

13. DUDZIAK, R.: Nebenwirkungen von flüchtigen Anästhetika auf
das Anästhesiepersonal unter besonderer Berücksichtigung
des Mutterschutzgesetzes. Anästh. Intensivmed. 22, 81 (1981)

14. EGER, E. I., CALVERLEY, R. K., SMITH, N.: Changes in blood
chemistries following prolonged enflurane anesthesia. Anesth.
Analg. 55, 547 (1976)

15. FEE, J. P. H., BLACK, G. W., et al.: A prospective study of
liver enzyme and other changes following repeat administration of halothane and enflurane. Brit. J. Anaesth. 51, 1133
(1979)

16. FERSTANDING, L. L.: Trace concentrations of anesthetic gases:
a critical review of their disease potential. Anesth. Analg.
57, 328 (1978)

17. GARSTKA, G., WAGNER, K. L., HAMACHER, M.: Schwangerschafts-
komplikationen bei Anästhesistinnen. Geburtsh. u. Frauen-
heilk. 35, 826 (1975)

18. GELMAN, S. I.: Disturbances in hepatic blood flow during anesthesia and surgery. Arch. Surg. $\underline{111}$, 881 (1976)

19. GORSKY, B. H., CASCORBI, H. F.: Halothane hepatotoxicity and fluoride production in mice and rats. Anesthesiology $\underline{50}$, 123 (1979)

20. GOURLAY, G. K., et al.: Genetic differences in reductive metabolism and hepatotoxicity of halothane in three rat strains. Anesthesiology $\underline{55}$, 96 (1981)

21. HOFT, H., BUNKER, J. P., et al.: Halothane hepatitis in three pairs of closely related women. New Engl. J. Med. $\underline{304}$, 1023 (1981)

22. JOHNSTON, C. I., MENDELSOHN, F.: Halothane hepatitis in a laboratory technician. Aust. N. Z. J. Med. $\underline{2}$, 171 (1971)

23. KLATSKIN, G., KIMBERG, D. V.: Recurrent hepatitis attributable to halothane sensitization in an anesthetist. New Engl. J. Med. $\underline{280}$, 515 (1969)

24. KNILL-JONES, R. P., NEWMAN, B. J., et al.: Anaesthetic practice and pregnancy. Controlled survey of male anaesthetists in the United Kingdom. Lancet 1975 II, 807

25. KNILL-JONES, R. P., MOIR, D. B., et al.: Anaesthetic practice and pregnancy: a controlled survey of woman anaesthetists in the United Kingdom. Lancet 1972 II, 1326

26. LUND, I., SKULBERG, A., HELLE, I.: Occupational hazard of halothane. Lancet 1974 II, 528

27. McEWAN, J.: Liver function tests following anaesthesia. Brit. J. Anaesth. $\underline{48}$, 1065 (1976)

28. McLAIN, G. E., SIPES, I. G., BROWN, B. R.: An animal model of halothane hepatotoxicity: roles of enzyme induction and hypoxia. Anesthesiology $\underline{51}$, 321 (1979)

29. NEUBERGER, J., et al.: Hepatic damage after exposure to halothane in medical personnel. Brit. J. Anaesth. $\underline{53}$, 1173 (1981)

30. NEUBERGER, J., et al.: Specific serological markers in the diagnosis of fulminant hepatic failure associated with halothane anaesthesia. Brit. J. Anaesth. $\underline{55}$, 15 (1983)

31. POPE, W. D., HALSEY, M. J., et al.: Fetotoxicity in rats following chronic exposure to halothane, nitrous oxide, or methoxyflurane. Anesthesiology $\underline{48}$, 11 (1978)

32. ROSS, W. T., DAGGY, B. P., CARDELL, R. R.: Hepatic necrosis caused by halothane and hypoxia in phenobarbital-treated rats. Anesthesiology $\underline{51}$, 327 (1979)

33. SHINGU, K., EGER, E. I., JOHNSON, B. H.: Hypoxia may be
more important than reductive metabolism in halothane-in-
duced hepatic injury. Anesth. Analg. 61, 824 (1982)

34. SIPES, I. G., BROWN, B. R.: An animal model of hepatotoxicity associated with halothane anesthesia. Anesthesiology
45, 622 (1976)

35. TOMLIN, P. J.: Health problems of anaesthetists and their
families in the West Midlands. Brit. med. J. 1979 I, 779

36. TROWELL, J., PETO, R., SMITH, A. C.: Controlled trial of
repeated halothane anaesthetics in patients with carcinoma
of the uterine cervix treated with radium. Lancet 1975 I,
821

37. UEHLEKE, H., HELLMER, K. H., POPLAWSKI, T.: Metabolic acti-
vation of halothane and its covalent binding in liver endo-
plasmatic proteins in vitro. Arch. Pharmacol. 279, 39 (1973)

38. VAISMANN, A. I.: Working conditions in surgery and their
effect on the health of anesthesiologists. Eksp. Khir. An-
esteziol. 3, 44 (1967)

39. VERGANI, D., et al.: Antibodies to the surface of halothane-
altered rabbit hepatocytes in patients with severe halothane
associated hepatitis. New Engl. J. Med. 303, 66 (1980)

40. VESSEY, M. P.: Epidemiological studies of the occupational
hazards of anaesthesia. A review. Anaesthesia 33, 430 (1978)

41. VIEGAS, O., STOELTING, R. K.: LDH changes after cholecyst-
ectomy or hysterectomy in patients receiving halothane,
enflurane, or fentanyl. Anesthesiology 51, 556 (1979)

42. VITRUE, R. W., PAYNE, K. W.: Postoperative death after
fluothane. Anesthesiology 19, 562 (1958)

43. WALTS, L. F., FORSYTHE, A. B., et al.: Critique: occupational disease among operating room personal. Anesthesiology
42, 608 (1975)

44. WRIGHT, R., EADE, O. E., et al.: Controlled prospective
study of the effect on liver function of multiple exposures
to halothane. Lancet 1975 I, 817

Low-flow und Closed-circuit anaesthesia*

Von E. Rügheimer

Das geschlossene Narkosesystem ist keine Erfindung unserer Tage. John SNOW experimentierte bereits 1850 mit Chloroform und Diäthyläther im geschlossenen System, und später nach Entdeckung von Cyclopropan im Jahre 1933 fand dieses System eine weite Verbreitung. Die Entdeckung der Muskelrelaxanzien und die schlimmen Ersterfahrungen einiger Anästhesisten mit Halothan im geschlossenen System verdrängten diese Methode zugunsten des halbgeschlossenen bzw. halboffenen Narkosesystems (8). Wenn die Low-flow und Closed-circuit anaesthesia seit etwa 1970 eine gewisse Renaissance erfährt, dann deshalb, weil man diesem Verfahren eine erhebliche Kostenersparnis und eine geringere Umweltbelastung zuschreibt. Zwei Argumente, die man in Zeiten leerer Kassen und eines besonders ausgeprägten Umweltbewußtseins nicht überhören kann. Und auf den ersten Blick sind die wirtschaftlichen Vorteile des geschlossenen Narkosesystems auch beeindruckend. Die Verminderung des Gasflusses von 200 bzw. 400 l/h auf 12 bzw. 15 l/h und eine Verringerung des stündlichen Narkotikaverbrauchs von beispielsweise einigen Litern Halothandampf auf einige Milliliter ist beeindruckend (1, 3). Wenn man aber Wirtschaftlichkeitsberechnungen anstellt, dann muß man die echten Kosten für beide Systeme miteinander vergleichen. Das beginnt damit, daß dem geschlossenen System zunächst die Anschaffung eines Kreisteils, eine Mindestausstattung an Überwachungsgeräten - zumindest für O_2, besser auch für CO_2, N_2O und die verwendeten volatilen Anästhetika - sowie der Verbrauch großer Mengen Absorberkalk anzulasten ist. Umgekehrt entfallen gerade die hohen Kosten für volatile Anästhetika, wie Halothan, Ethrane oder Isofluran, bei Anwendung der Neuroleptanalgesie oder anderer intravenöser Narkotika.

Im übrigen sind Wirtschaftlichkeitsberechnungen in der Medizin nicht eo ipso hilfreich und nur dann zulässig, wenn eine Kostensenkung ohne gleichzeitige Risikoerhöhung für den Patienten möglich ist.

Zum Argument geringerer Raumluftbelastung im Operationsbereich und größerer Umweltfreundlichkeit ist folgendes anzumerken: Auch bei Anwendung einer Low-flow oder Closed-circuit anaesthesia kann auf die Anschaffung einer Narkosegasabsaugung im Operationsbereich nicht verzichtet werden, zumal die Einleitungsbzw. Ausleitungsphase von den meisten Autoren im halboffenen bzw. halbgeschlossenen System gefahren wird. Übrigens sollte auch das bei der Wirtschaftlichkeitsberechnung berücksichtigt werden.

---

* Mit Unterstützung des BMFT

Die in die Atmosphäre abgegebenen volatilen Anästhetikamengen
betragen nach Angaben des Bundesinnenministeriums pro Jahr etwa 75 t Halothan und etwa 25 t Enfluran. Die gesamte emittier-
te Menge von 100 t pro Jahr nimmt sich bescheiden aus im Vergleich mit der Summe aller halogenierten kurzkettigen Kohlenwasserstoffe, von denen in Deutschland rund 250.000 t pro Jahr
verbraucht und emittiert werden. Noch bescheidener wirken diese 100 t pro Jahr neben der Leitkomponente aller Luftverunrei-
nigungen, dem Schwefeldioxyd, von dem allein in Deutschland
größenordnungsmäßig 3 Millionen Tonnen pro Jahr emittiert werden.

Erwähnung verdient unter dem Gesichtspunkt der Ökotoxizität auch
das Lachgas. Immerhin werden in der Bundesrepublik Deutschland
2.500 t Lachgas pro Jahr in die Luft geblasen. Lachgas ist in
der Troposphäre langlebig und wird in der Stratosphäre zu Stick-
stoffmonoxyd umgesetzt, das mit Ozon reagiert. Nach Modellrech-
nungen trägt dieser Mechanismus am stärksten zum Abbau von Ozon
in der Stratosphäre bei. Allerdings wird gleichzeitig festgestellt, daß Lachgas an der Erdoberfläche weltweit jährlich in
Millionen-Tonnenmengen durch mikrobielle Prozesse entsteht und
somit ein natürlicher Bestandteil des atmosphärischen Kreislaufs
ist.

Von den Verfechtern der Closed-circuit anaesthesia wird insbesondere noch die Erhaltung des tracheobronchialen Bioklimas
herausgestellt (23). Dieser Vorteil ist mehr theoretischer Na-
tur, in der Praxis hat es sich als schwierig erwiesen, einen
signifikant schädlichen Effekt der Einatmung trockener Gase
während der doch begrenzten Narkosedauer nachzuweisen (14).
Im übrigen kann durch die Anwendung eines Wärme- und Feuchtig-
keitsaustauschers, z. B. eines Humid-Vent oder Servo-Humidi-
fier, dieser Nachteil ausreichend minimiert werden.

Mit anderen Worten, wären Wirtschaftlichkeit, Umweltbelastung
und Atemgasbefeuchtung die einzigen Argumente, die für die Anwendung der Closed-circuit anaesthesia sprächen, so könnte nach
dieser kritischen Analyse, spätestens aber nach Aufzählung der
Forderungen, die heute an ein geschlossenes System gestellt
werden (Tabelle 1), dieser Bericht beendet werden, beendet zumindest für jene, die Anästhesie als Profession und nicht nur
im Experiment betreiben. Da es sich aber noch nie ausgezahlt
hat, Medizin nur unter dem Aspekt der Kosten zu sehen, sollten
wir, allerdings ohne den eingeengten Blick des Eiferers, auch
die anderen der Low-flow bzw. Closed-circuit anaesthesia zuge-
schriebenen Vorteile durchleuchten:
- Dosierbarkeit der volatilen Narkosemittel nach MAC-Werten,
- exakte Meßbarkeit der Aufnahme volatiler Anästhetika,
- Steuerbarkeit von Normoventilation mit Hilfe der notwendigen
  kontinuierlichen CO_2-Messung,
- sofortige Erkennbarkeit eines Herzzeitvolumenabfalls im
  Schock oder bei Herzinsuffizienz durch verminderte O_2-Auf-
  nahme,
- Erkennbarkeit pathologischer Stoffwechselveränderungen, zu
  oberflächlicher Narkosetiefe und einer malignen Hyperthermie.

Tabelle 1. Voraussetzungen für das geschlossene Narkosesystem

---

Dichtigkeit der Narkose- und Beatmungsgeräte
(Leckrate < 5 ml/min gefordert)

Sichere Meßgeräte für
- O_2, CO_2
- Narkosemittel, Lachgas
- Temperatur

Sichere Dosiersysteme für
- O_2 im ml-Bereich
- N_2O im ml-Bereich
- volatile Narkosemittel im µl-Bereich

Verwendung von Kunststoffen, die Narkosemittel nicht absorbieren

---

Diese Parameter sind für den Anästhesisten von großem prakti-
schem Wert, zumal wenn man sie gewissermaßen als Nebeneffekt
der Narkoseführung und noch dazu auf nichtinvasivem Weg gelie-
fert bekäme. Ob sich diese Vorgaben halten lassen, soll im folgenden untersucht werden.

Zum besseren Verständnis der Charakteristika der Low-flow und
der Closed-circuit anaesthesia vorab eine kurze terminologi-
sche Abklärung. Sie erscheint wichtig, weil der Gebrauch einiger Bezeichnungen zu Mißverständnissen Anlaß geben könnte.

Bei einem geschlossenen Narkosesystem entspricht der Frischgasfluß exakt dem Sauerstoffverbrauch und der Anästhetikaaufnahme.
Die gebräuchlichen Systeme für Low-flow und Minimal-flow sind
letztlich Variationen des halbgeschlossenen Narkosesystems.
Der Frischgasfluß ist zwar gegenüber dem üblichen halbgeschlossenen System reduziert, bewegt sich aber nach wie vor im Über-
schußbereich.

In der Literatur ist eine Vielzahl von Methoden beschrieben
worden, wie man eine Narkose im Kreissystem bei niedrigem und
minimalem Frischgasflow betreiben kann (z. B. 1, 4, 6, 7, 9,
10, 11, 16, 17, 19, 20, 22, 25, 27, 29). Es ist nicht die Ab-
sicht, die vielen Bewältigungsversuche mit diesen Methoden wie-
derzugeben, sondern es sollen einige wesentliche Überlegungen
dargelegt werden, die beim Einsatz eines Kreissystems mit niedrigem Frischgasfluß von Bedeutung sind.

Wenn man eine Low-flow oder Closed-circuit anaesthesia von Anfang an mit geringem Frischgasflow fährt, so stellen sich drei
Probleme: die Elimination des in der FRC und im Körper vorhandenen Stickstoffs, die rasche Anflutung ausreichender Anästhetikamengen und die Vorausberechnung der erforderlichen O_2- und
Anästhetikamengen für die Weiterführung der Anästhesie. Bevor
der theoretische Hintergrund dieser Problematik beleuchtet wird,
sollen zunächst drei Methoden kurz vorgestellt werden, die in
der Literatur gewissermaßen als Urrezepte für die praktische

Tabelle 2. Low-flow- und Closed-circuit-Anästhesie. VIRTUE-Methode (1974)

Einleitung 15 - 20 min	Thiopental O_2 : 1,5 l/min N_2O : 3,5 l/min Halothan: 2 Vol.% oder Enfluran: 3 - 4 Vol.%
Narkoseführung	O_2 : 300 ml/min N_2O : 200 ml/min Halothan oder Enfluran

Tabelle 3. Low-flow- und Closed-circuit-Anästhesie. Methode nach BARTON und NUNN (1975)

Einleitung	Präoxygenierung mit 100 % O_2 (5 - 25 min) Thiopental und Relaxans Anschluß an vorgefülltes Kreissystem mit 100 % N_2O
Narkoseführung	Einstellung des Frischgasflows orientiert an inspiratorische O_2-Konzentration 30 % Adjuvans: i.v. Narkotikum oder Halothan Monitoring: inspiratorische O_2-Konzentration 30 % Füllungszustand des Atembeutels

Anwendung der Low-flow und Closed-circuit anaesthesia angeboten werden:

Die VIRTUE-Methode (27) (Tabelle 2)
Einleitung mit Thiopental und einer Anfangseinstellung von 1,5 l Sauerstoff und 3,5 l Lachgas für 15 - 20 min, um den rasch verfügbaren Stickstoff zu eliminieren und genügend Lachgas anzufluten. Nach 15 - 20 min Reduktion des Flows auf 300 ml O_2 und 200 ml N_2O mit entsprechender Ergänzung durch ein volatiles Anästhetikum, entweder 3 - 4 Vol.% Enfluran oder 2 Vol.% Halothan.

Die Methode nach BARTON und NUNN (4) (Tabelle 3)
Zur Elimination des Stickstoffs Präoxygenation für 5 - 25 min im offenen System und Standardeinleitung mit Thiopental. Danach Anschluß des Patienten an ein mit 100 % Lachgas vorgefülltes Kreissystem. Aus der Mischung des Lachgases im System und des Sauerstoffs in der Lunge resultiert im Gesamtventilationsvolumen eine Sauerstoffkonzentration von etwa 30 %. Der Frischgasflow wird so eingestellt, daß der Reservoirbeutel weder nach Exspiration ganz gefüllt noch nach Inspiration leer ist. Nachregulierung der Gase, daß eine inspiratorische Sauerstoffkonzentration von 30 % nicht unterschritten wird. Ergänzung des Lachgases durch Halothan oder ein i.v. Narkotikum.

Tabelle 4. Low-flow und Closed-circuit-Anästhesie. Methode
nach LOWE und ERNST (1979, 1981)

Einleitung	Präoxygenierung mit 100 % O_2
	Thiopental
	Aufladung des Systems (Prime dose): N_2O : 6 – 10 l/min
	dazu volatiles Anästhetikum bis exspiratorische O_2-Konzentration 40 – 45 % (15 – 30 s)
Narkoseführung	Einstellung Frischgasflow und Anästhetikakonzentration nach Berechnungstabelle
	Monitoring: exspiratorische O_2-Konzentration Füllungszustand des Atembeutels

Die Methode nach LOWE und ERNST (1, 10, 16, 17) (Tabelle 4)
Voratmung mit reinem O_2 zur Elimination des N_2 und Standardeinleitung mit Thiopental. Danach Rücknahme des O_2-Flows auf die
Basalrate und rasche Aufladung des Systems mit einem initialen
Lachgasflow von 6 – 10 l/min für etwa 15 – 30 s, bis die endexspiratorische O_2-Konzentration auf 40 – 45 % absinkt. Das volatile Anästhetikum wird gegebenenfalls gleichzeitig zugeschal-
tet. Danach erfolgt bei dieser Methode die Einstellung vorbe-
rechneter Konzentrations- und Flowwerte, die für bestimmte Zeitintervalle aus dem $\sqrt{t}$-Modell abgeleitet werden.

Die empirisch gewonnenen Berechnungsformeln von LOWE und ERNST
(12, 16), die auf den ersten Blick verwirrend anmuten und vermutlich schon manchen Anästhesisten von einer näheren Beschäf-
tigung mit der Low-flow und Closed-circuit anaesthesia abgehal-
ten haben, sind aus theoretischen, aber durchaus plausiblen Überlegungen zu den im Körper ablaufenden Strömungs- und Stofftrans-
portmechanismen bei der Aufnahme und Verteilung von Anästhetika
hervorgegangen.

Zur Erläuterung der prinzipiellen Abhängigkeit der Aufnahme
sei zunächst ein beliebiges Einzelorgan betrachtet (Abb. 1).
Über eine hier nicht näher interessierende mathematische Be-
trachtung eines differentiellen Abschnitts einer Kapillare und
eines angrenzenden, ebenfalls differentiellen Gewebeabschnitts
kommt man zu einer Beziehung, die den zeitlichen Verlauf der
Organaufsättigung beschreibt. Diese ist eine Funktion der arteriellen Konzentration und der Organdurchblutung. Ferner stehen im Exponent der Exponentialfunktion das Organvolumen, der
Blut-Organ-Verteilungskoeffizient und die Zeit. Die Darstellung des zeitlichen Verlaufs der Aufsättigung ergibt eine für
solche Ausgleichsprozesse charakteristische Exponentialfunktion.
Aufgrund der in der Formel zu findenden Einflußgrößen verläuft
die Aufsättigung für jedes Organ nach einer anderen Kurve, die
bei Kenntnis der Einflußgrößen berechnet werden kann. Im unteren Teil von Abb. 1 sind einige für verschiedene Organe typische Aufnahmekurven aufgezeichnet.

$$\dot{V}_{u,\,Organ} = C_a \cdot \dot{V}_{Organ} \cdot e^{-\dfrac{\dot{V}_{Organ} \cdot t}{V_{Organ} \cdot \lambda}}$$

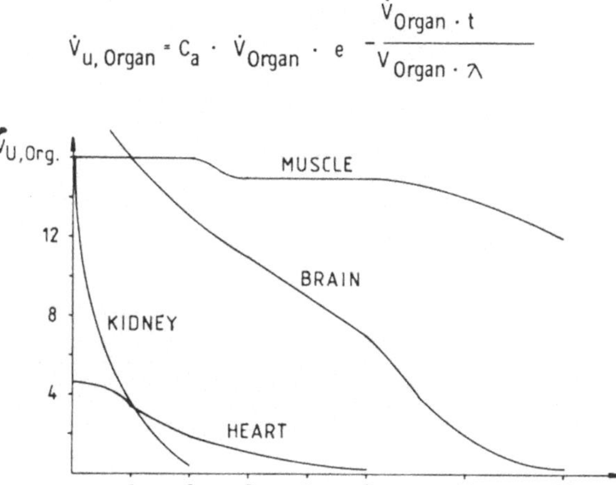

Abb. 1. Mathematisches Modell für die Aufnahme. Allgemeine Beziehung für beliebige Aufnahme eines Einzelorgans

Für die tägliche klinische Anwendung gibt es eine ganze Reihe von Gründen, die diese rein theoretisch abgeleiteten Gleichungen unbrauchbar erscheinen lassen. Man ersetzt sie daher durch empirisch ermittelte Gebrauchsformeln und Richtwerte. Diese beruhen auf Meßdaten für die einzelnen Konzentrationen, die bei einer mehr oder weniger großen Patientenzahl während der Narkose aufgenommen wurden. Zur Vereinfachung wird die schwierig zu handhabende Exponentialfunktion durch das $1/\sqrt{t}$-Gesetz angenähert. Weiterhin werden potenzierende Wirkungen der Anästhetika vernachlässigt, indem ihre Einzelwirkungen, ausgedrückt durch den MAC-Wert, linear aufsummiert werden, d. h. bei Verwendung von Lachgas mit 65 Vol.% = 0,65 MAC muß zur Erreichung der geforderten 1,3 MAC durch volatile Narkosemittel nur noch die verbleibende Differenz von 0,65 MAC an Anästhesiewirkung aufgebracht werden.

Der zu erwartende durchschnittliche Sauerstoffverbrauch läßt sich mit der in Abb. 2 gezeigten Gebrauchsformel errechnen, wobei die O_2-Aufsättigung bereits durch die Voratmung als abgeschlossen angenommen wird. Im Gegensatz zu den volatilen Narkosemitteln und zum Lachgas läuft die Gleichgewichtseinstellung so rasch ab, daß hierfür kein Dosierungsschema erstellt werden muß. Es genügt vielmehr, einen einfachen, von der Zeit unabhängigen Rechenansatz zu wählen. Bei Narkosen unterhalb der normalen Körpertemperatur wird eine Temperaturkorrektur erforderlich, die eine Abnahme des Sauerstoffverbrauchs pro Grad Celsius um etwa 10 % berücksichtigt. Die Beispielrechnung wurde für einen 70-kg-Patienten durchgeführt, in der Graphik sind Sauerstoffaufnahmekurven als Funktion des Körpergewichts und für drei verschiedene Körpertemperaturen dargestellt.

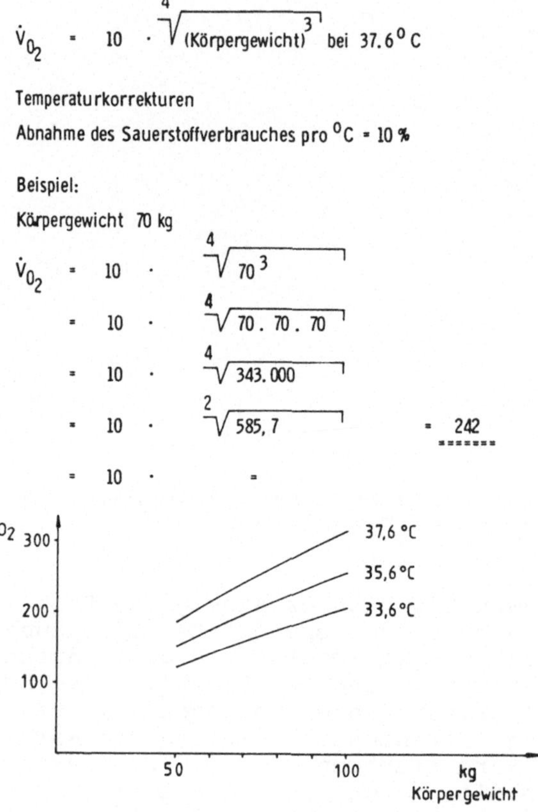

Abb. 2. Praktische Vorausberechnung der Aufnahmemengen

Für die praktische Durchführung der Anästhetikadosierung wird
die Gleichung, die den zeitlichen Verlauf der Aufnahme angibt,
zunächst allgemein integriert. Man erhält dann aufgrund der
Abhängigkeit der zu dosierenden Menge zwei Möglichkeiten für
die Anwendung (Tabelle 5):
1. Man hält die Zeitintervalle konstant und variiert die Dosis.
2. Man hält die Dosis konstant und variiert die Zeitintervalle.

Die erste Möglichkeit hat den entscheidenden Nachteil, daß die
Gleichung für die vorgegebenen Zeitintervalle jeweils neu berechnet werden muß, so daß diese Anwendungsart bisher keinen
Eingang in die Praxis gefunden hat. Bei der zweiten, in der
Praxis üblichen Dosierungsart macht man sich den Vorteil zu-
nutze, daß die Aufnahme als lineare Funktion der $\sqrt{t}$-Werte auf-
gefaßt werden kann. Dadurch kann man die Dosismenge konstant
halten und kann nach dem $\sqrt{t}$-Gesetz die Zeitintervalle so aus-
wählen, daß die Wurzeln glatte Zahlen ergeben, z. B. $\sqrt{1}$, $\sqrt{4}$,
$\sqrt{9}$ usw.

Tabelle 5. Praktische Vorausberechnung der Aufnahmemengen

Bestimmung der zu dosierenden Menge aus dem zeitlichen Verlauf
der Aufnahmekurve

$$\dot{Q}_{An} = 0{,}65 \cdot MAC \cdot \lambda_{B/G} \cdot 2 \sqrt[4]{\text{Körpergewicht}^3} \cdot t - \frac{1}{2}$$

durch Integration folgt

$$\int_{t_1}^{t_2} \dot{Q}_{An} = 2\,(0{,}65 : MAC : \lambda_{B/G} : 2 \sqrt[4]{\text{Körpergewicht}^3}) \cdot t + \frac{1}{2}$$

Dosierung mit <u>konstanten Zeitintervallen</u>

- Aufnahme muß für jedes Zeitintervall ausgerechnet werden
- die pro konstantem Zeitintervall zu dosierende Menge wird von
  Intervall zu Intervall <u>kleiner</u>

Dosierung mit <u>konstanten Mengen</u>

- Aufnahme ist lineare Funktion von $\sqrt{t}$
- Aufnahme bleibt konstant, die Intervalle aber <u>immer länger</u>

Zur Veranschaulichung sind beide Dosierungsmöglichkeiten in
Abb. 3 grafisch dargestellt. In der oberen Skizze sieht man,
daß sich bei der Dosierung mit konstanten Zeitintervallen die
Dosis von Intervall zu Intervall verändert und mit zunehmender
Zeit immer kleiner wird. Für die unten dargestellte Dosierung
mit konstanten Mengen trägt man die integrierte zeitliche Ver-
laufskurve über der $\sqrt{t}$ auf, so daß sich der bereits beschriebene lineare Zusammenhang ergibt. Die zu verabreichende Nar-
kosemittel- und/oder Lachgasmenge ermittelt man aus der Differenz zwischen zwei beliebigen $\sqrt{t}$-Werten. Die Zeitintervalle
selbst gewinnt man, indem man einem bestimmten $\sqrt{t}$-Intervall
die jeweiligen Zeiten zuordnet.

LOWE (<u>16</u>, <u>17</u>) differenziert zwischen der Ladedosis, der sogenannten Prime dose, das ist die erforderliche Anästhetikamenge,
um bis zum Ende der 1. min die FRC auf 0,65 MAC und das Herzzeitvolumen entsprechend aufzusättigen, und der Unit dose, die
erforderlich ist, diese Anästhesiekonzentration in einem Zeitintervall nach dem $\sqrt{t}$-Gesetz aufrechtzuerhalten. Für die klinischen Belange können Prime dose und Unit dose gleichgesetzt werden. Das Problem ist, wie man die entsprechende Anästhetika-
dampfmenge innerhalb kürzester Zeit in das System einbringen
kann, um nach 1 min die Einstellung des Frischgasflows und der
Konzentrationen für die Verabreichung der ersten Unit dose vor-
nehmen zu können. So faszinierend diese Berechnungen auch sind,
eine Untersuchung von GORSKY, HALL und REDFORD (<u>13</u>) ergab sehr
hohe Abweichungen von den aufgrund der Vorausberechnung erwar-
teten exspiratorischen Anästhetikakonzentrationen, insbesondere
während der Anfangsphase bis etwa zur 20. min (Abb. 4). Bei
drei der insgesamt 30 Patienten kam es zu einer massiven arteriellen Hypotension wegen Überdosierung. Das $\sqrt{t}$-Modell kann

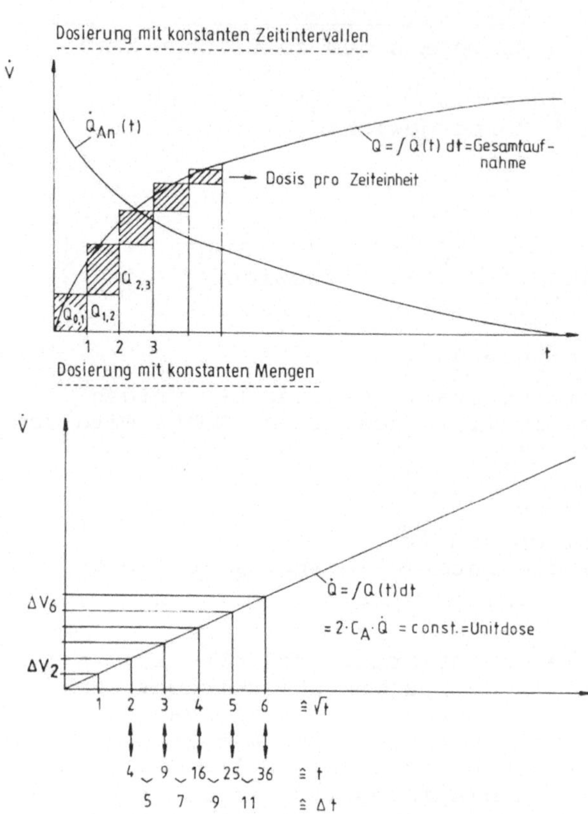

Abb. 3. Praktische Vorausberechnung der Aufnahmemengen

- wie grundsätzlich auch gar nicht anders zu erwarten ist -
die tatsächlichen Aufnahmevorgänge nur annäherungsweise wie-
dergeben und daher nur Anhaltswerte für die praktische Anästhesieführung bieten, die aufgrund aktueller und individueller
Einflußgrößen (z. B. Alter, Körpertemperatur, Dehydratation,
Hypovolämie) nach oben bzw. unten korrigiert werden müssen.
Deshalb ist eine exakte Kontrolle der Anästhetikakonzentrationen erforderlich. Wegen der unsicheren Verhältnisse während
der Einleitungsphase halten GORSKY und Mitarbeiter eine Einleitung im halbgeschlossenen System für günstiger.

Für den Kliniker, der bisher nicht mit der Low-flow und Closed-
circuit anaesthesia gearbeitet hat, stellt sich nach dem bisher Gesagten die grundsätzliche Frage, ob und inwieweit man mit
den angegebenen Rezepten eine sichere Anästhesie fahren kann.

Zuvorderst steht die Frage, ob sich eine Hypoxämie entwickeln
kann. Nun, grundsätzlich ist bei jeder Anästhesietechnik eine
Hypoxämie möglich. Sie ist allerdings wegen des systemspezi-
fisch geringen Frischgasflows bei Low-flow oder Closed-circuit

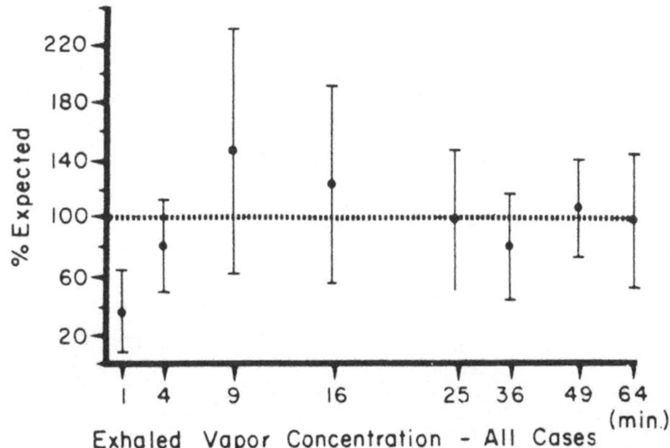

Abb. 4. Abweichung der gemessenen von der vorherberechneten Anästhetikakonzentration in der Exspiration (Mittelwert und Stan-
dardabweichung, n = 30) (Aus 13)

anaesthesia eher möglich als bei der Anwendung hoher Flows. Dies
ist ein entscheidender Punkt der Kritik an der Methode von VIRTUE,
bei der eine feste Frischgaseinstellung von 300 ml/min Sauerstoff
und 200 ml/min Lachgas über die gesamte Anästhesiedauer beibe-
halten wird. VIRTUE selbst hat Meßergebnisse veröffentlicht (27),
aus denen hervorgeht, daß der durchschnittliche Sauerstoffanteil
von anfänglich 42 % trotz Pufferung durch das Gesamtventilationsvolumen von 4 - 6 l nach etwa dreistündiger Anästhesiedauer die
Sicherheitsmarke von 30 % unterschreitet und in Einzelfällen
auf 22 % abfallen kann (Tabelle 6). Die hohe Zeitkonstante des
Systems (Berechnung siehe Tabelle 7) bietet also keine absolute
Sicherheit gegen eine schleichende Hypoxie. Ein Monitoring der
inspiratorischen oder exspiratorischen Sauerstoffkonzentration
ist unverzichtbar (24). Gleichwohl, während der Unterhaltsphase
der Narkose ist die Pufferung ein gewisser Vorteil. Während der
Ein- und Ausleitung einer Low-flow oder Closed-circuit anaesthesia ist diese Systemeigenschaft allerdings ein Hindernis. Man
behilft sich deshalb bei der Einleitung entweder mit hohem
Frischgasflow im halboffenen bzw. halbgeschlossenen System oder
mit Kunstgriffen zur Erreichung möglichst hoher Anfangskonzen-
trationen von Lachgas und der volatilen Anästhetika über eine
Vorladung des Systems bzw. die Einspritzung entsprechend frak-
tionierter Mengen der volatilen Anästhetika in flüssiger Form,
z. B. mit 8 l N_2O und 0,6 ml Halothan direkt in das Kreissystem injiziert (17), ein unangenehmer Gedanke, zumal wenn man
bedenkt, daß bereits 2 ml Halothan zu einer erheblichen Überdosierung führen können.

Als nächstes ist zu fragen, ob der Stickstoffgehalt gefährlich
werden kann.

Die Stickstoffauswaschung ist bei der Low-flow und Closed-circuit anaesthesia wegen der durch N_2-Akkumulation möglichen Verdünnung von O_2 und N_2O im System absolut notwendig. Ohne Aus-
waschung kann die N_2-Konzentration im geschlossenen System auf-

Tabelle 6. Verlauf der inspiratorischen Sauerstoffkonzentration (Aus 27)

Per cent oxygen using 300 ml/min oxygen and 200 ml/min nitrous oxide

	Minutes after induction											
	15	20	25	30	35	40	45	50	55	60	120	140
Number of patients	39	92	97	106	105	108	104	101	96	94	30	7
Average per cent oxygen	42	42	41	41	40	40	39	38	38	37	33	29
Standard deviation	4	4	4	4	4	4	5	5	5	5	4	4
Oxygen, per cent, lowest individual value, patients weighing less than 80 kg	34	31	32	32	31	30	30	30	30	30	24	22

Tabelle 7. Berechnung der Zeitkonstanten eines Narkosesystems

---

$$\text{Zeitkonstante} = \frac{\text{Gesamtventilationsvolumen}}{\text{Frischgasfluß} - \text{Nettogasaufnahme}}$$

Gesamtventilationsvolumen = Volumen des Kreissystems + FRC

---

grund der raschen Verfügbarkeit der 1.600 ml N_2 in der FRC und
eines Großteils der 550 ml aus dem Flüssigkeitskompartiment im
geschlossenen System auf bis zu 30 % und darüber ansteigen (8).
Derartige N_2-Konzentrationen würden bei Verwendung von Lachgas
adäquate Konzentrationen unmöglich machen und gleichzeitig zu
einer Hypoxie führen. Deshalb wird die Stickstoffauswaschung
bei allen Spielarten der Low-flow und Closed-circuit anaesthesia durch eine initiale High-flow-Phase, sei es mit reinem
Sauerstoff oder mit einem Lachgas-Sauerstoff-Gemisch empfohlen.
Dafür genügen gewöhnlich 2 - 5 min, mit 15 - 20 min ist man auf
jeden Fall auf der sicheren Seite. Nach verschiedenen Untersuchungen kann es in der Folge zu einer weiteren Stickstofffrei-
setzung insbesondere aus dem Fettkompartiment, das nochmals
550 ml enthält, kommen, wodurch im Verlauf der 1. h immerhin
bis zu 10 % im Kreissystem akkumulieren können (25). Dies ist
insbesondere bei schweren Patienten mit entsprechend großem
Stickstoffreservoir der Fall. Hält man die O_2-Konzentration
über das O_2-Monitoring konstant, so ginge eine Stickstoffakku-
mulation zu Lasten der Lachgaskonzentration. Diese mögliche begrenzte und an sich unschädliche Verminderung der Lachgaskonzentration kann gegebenenfalls durch fünfminütiges "Ausspülen"
nach 30 und 90 min im halbgeschlossenen System weitgehend verhindert werden (25).

Auf die Stickstoffauswaschung kann man nur dann verzichten,
wenn man kein Lachgas verwendet. Unter diesen Umständen könnte
man in der N_2-Akkumulation sogar einen Vorteil sehen, weil die
Reduktion der respiratorischen O_2-Konzentration die Wahrschein-
lichkeit des Auftretens von Resorptionsatelektasen verringert
(8). Der Stickstoffanteil im System reduziert jedoch in jedem
Fall die inspiratorische Konzentration des verwendeten Anästhetikums.

Kann Kohlenmonoxyd gefährliche Spiegel erreichen?

Kohlenmonoxyd ist ein natürliches Endprodukt des Hämoglobinab-
baus, das durch die Lungen ausgeschieden wird und sich normalerweise nicht im Körper ansammelt. Auch im geschlossenen System kann sich Kohlenmonoxyd nicht allzu sehr anreichern, weil
es durch den üblicherweise erhöhten PaO_2 zu einer Abnahme des
HbCO kommt. Allerdings wurden in einer Untersuchung bei einzelnen Patienten erhöhte CO-Konzentrationen gemessen (18).
Zwar lagen die Werte unter dem toxischen Schwellenwert von
600 ppm, bei dem es zu Nausea und Kopfschmerzen kommt, aber
das Problem verdient in jedem Fall Beachtung.

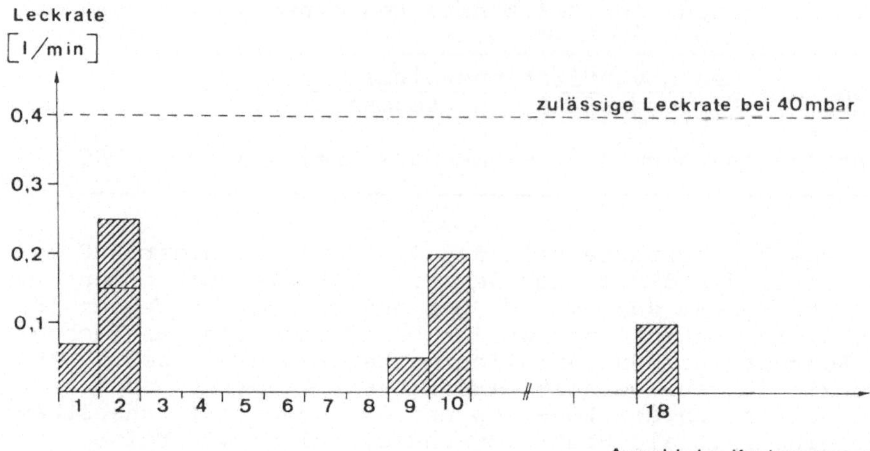

Abb. 5. Dichtigkeitsprüfung von Kreissystemen

Eine ganz praktische Frage ist schließlich: Läßt sich eine Low-
flow oder Closed-circuit anaesthesia mit den vorhandenen Geräten durchführen? Neben einigen Berichten aus der Literatur kann
ich Ihnen im folgenden Prüfergebnisse einzelner Systemkomponen-
ten vorstellen, die wir im Rahmen eines BMFT-Forschungsvorha-
bens gewonnen haben.

Dichtigkeit der Narkose- und Beatmungsgeräte

In der Literatur findet man Angaben über erhebliche Leckagen
bei den marktgängigen Narkose- und Beatmungsgeräten. Die routinemäßige tägliche Überprüfung der Kreissysteme in unserem
Hause ergab ein durchaus erfreuliches Bild (Abb. 5). Bei einer
Stichprobe von 40 untersuchten Kreissystemen haben wir unter
einem Prüfdruck von 40 mbar eine höchste Leckage von 0,25 l/min
gemessen. Zehn Kreissysteme lagen bei 0,2 l, was gerade der
halben zulässigen Leckrate entspricht. Die Leckagen der weitaus meisten Geräte sind kleiner oder gleich 100 ml. Die verwendeten Beatmungsgeräte haben beim gleichen Prüfdruck Leckraten zwischen 300 und 800 l/min (Abb. 6). Obwohl die effekti-
ven Leckraten wesentlich geringer sind, weil die Spitzendrücke
unter 40 mbar liegen und unter I : E-Verhältnissen auch nicht
konstant, sondern lediglich in einem Drittel der Zeit anste-
hen, können mit unseren Narkosebeatmungsgeräten nur halbge-
schlossene oder Minimal-flow-Anästhesien mit entsprechendem
Meßaufwand gefahren werden.

Es bedarf aus meiner Sicht keiner Diskussion, daß die von DROH
aufgestellte Forderung nach absoluter Dichtigkeit von Kreissystem und Beatmungsgerät mit den auf dem Markt befindlichen
Geräten nicht zu erfüllen ist. Inwieweit ein System, das zur
Reinigung regelmäßig auseinandergenommen werden muß, überhaupt
so dicht zu bekommen ist, ist ein Problem, das wir gern an die
Herstellerfirmen weiterreichen.

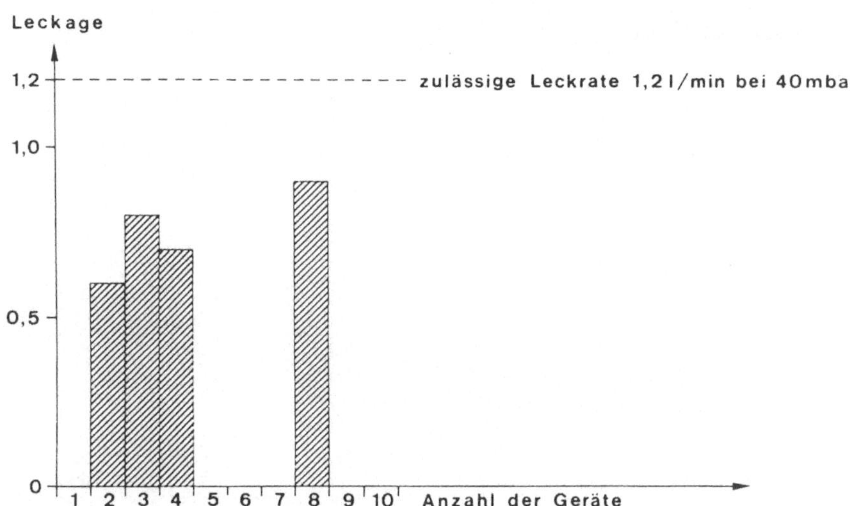

Abb. 6. Leckraten Spiromat 656

Bei Verwendung von Narkosebeatmungsgeräten im geschlossenen System tritt nach BAUM und SCHNEIDER (5) kurzfristig ein initial exspiratorischer Unterdruck auf, der bei allen Geräten durch Einstellen eines PEEP kompensiert werden kann.

Sichere Meßgeräte
Bei uns wurden das Sauerstoffmeßgerät Oxidig der Firma Dräger sowie das Narkosemittelmeßgerät Emma der Firma Engström vermessen. Für die Referenzmessungen verwendeten wir ein Massenspektrometer (Vacuum Instruments, System Petra).

Beim Oxidig ergab sich eine Meßgenauigkeit von $\pm$ 1 - 2 Vol.%, die den klinischen Erfordernissen einer Low-flow bzw. Minimalflow anaesthesia völlig genügt. Während mit dem Massenspektrometer der Konzentrationsverlauf Atemzug für Atemzug aufgelöst werden kann, führt das Oxidig lediglich eine Mittelung durch. Die Messung des Oxidig bleibt um etwa 8 s hinter dem Massenspektrometer zurück (Abb. 7). Die Änderungsgeschwindigkeit der Anzeige beträgt bei einem Frischgasflow von 2 l/min 0,6 Vol.%. Unter diesen Bedingungen ist das Gerät beispielsweise für Sauerstoffaufnahmemessungen zu träge und damit für ein total geschlossenes System nicht geeignet.

Das Narkosemittelgerät Emma wird als exakt und gut anwendbar bezeichnet. Bei Labormessungen in der klinischen Erprobung fanden wir aber:
1. eine Anzeigeerhöhung durch größere Gasgeschwindigkeiten,
2. einen vernachlässigbaren Druckeinfluß,
3. einen erheblichen Feuchtigkeitseinfluß und
4. eine Dämpfung des Feuchtigkeitseinflusses durch volatile Narkosemittel.

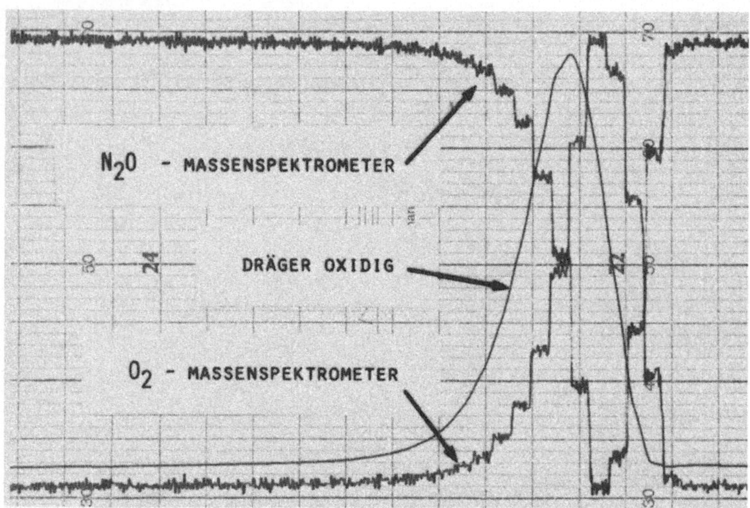

Abb. 7. Zeitliche Auflösung des O_2-Konzentrationsverlaufs durch Oxidig und Massenspektrometer (1 Teilstrich ≙ 12 s)

Die teilweise gegenläufigen Auswirkungen der verschiedenen Parameter verbieten den Einsatz der Emma-Meßgeräte zur Narkoseüberwachung im Kreissystem und zu wissenschaftlichen Narkosegasmessungen etwa in der Ein- und Ausleitungsphase. Das Gerät kommt aus unserer Sicht lediglich für die Frischgasüberwachung im halbgeschlossenen Narkosesystem in Betracht.

Sichere Dosiersysteme
Eine Kontrollmessung mit Meßröhren eines Dräger Spiromat 650 und eines Sulla 800 mit neuen Low-flow-Meßröhren bestätigen die in der Literatur dokumentierten Abweichungen bei anderen Systemen nicht (vergleiche z. B. 28). Bei unseren Versuchen wurde - ebenfalls im Gegensatz zur Literatur - die sich einstellende Konzentration gemessen, wenn jeweils ein Lachgas- und ein Sauerstoff-Flowmeter parallel geschaltet sind. Bei beiden Geräten lassen sich die gewünschten O_2-N_2O-Konzentrationen mit einem Fehler kleiner + 3 % einstellen und reproduzieren (Abb. 8 a und b). Voraussetzung für diese Genauigkeit ist allerdings, daß man nur die Skalenstriche und auf gar keinen Fall Zwischenwerte benutzt. Mit den neuen Meßröhren lassen sich die für Low-flow und Minimal-flow anaesthesia benötigten Frischgasströme gut einstellen.

Beim Vergleich oder Test von Meßröhren muß unbedingt auf eine Kenngröße der Flowmeter, nämlich den Dynamikbereich geachtet werden. Der Dynamikbereich gibt das Verhältnis zwischen dem kleinsten und dem größten Flow an. Meßröhren mit einem hohen Dynamikbereich sind naturgemäß vor allem in den unteren Flowbereichen ungenauer als angegeben.

Die Genauigkeit der Narkosemittelverdunster zeigt erhebliche Unterschiede. Unsere Vermessung der Konzentrationsabgabe hat

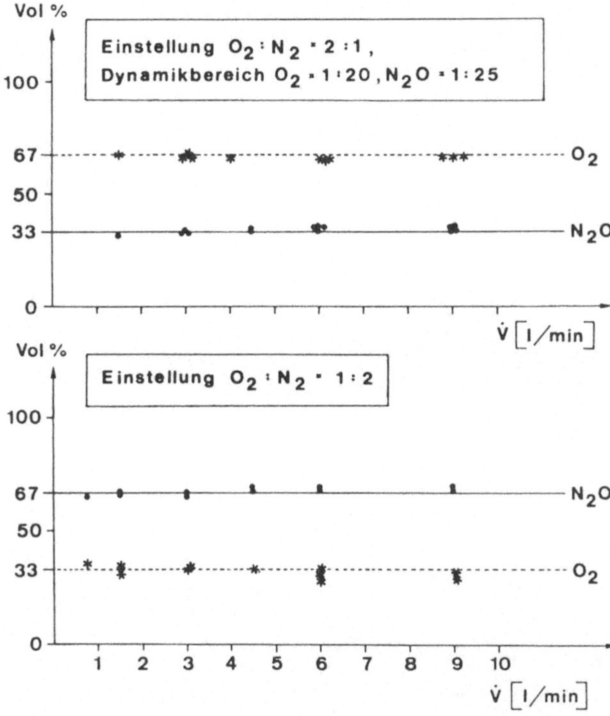

Abb. 8 a. Meßröhrentest beim Spiromat 650 (Dräger)

gezeigt, daß die vorhandenen Vaporen um bis zu 50 % unter den
eingestellten Werten liegen. Dies ist zum Teil darauf zurückzuführen, daß manche Verdunster mit Luft kalibriert werden und
daher aus strömungstechnischen Gründen im N_2O-O_2-Betrieb niedrigere Werte liefern (15, 21). Unsere Messungen deckten neben-
bei ein Problem der technischen Kundendienste der Firmen auf.
Diese sind nicht mit Konzentrationsmeßgeräten ausgerüstet und
können somit bei ihren regelmäßigen Kontrollen lediglich die
Dichtigkeit der Verdunster prüfen. Eine korrekte Wartung ist
nur in den Firmen möglich.

In Abb. 9 sind die Abweichungen zwischen eingestellten und gemessenen Konzentrationen für den Dräger Vapor alt und Vapor 19.1
für N_2O, N_2O/O_2 30 : 70 und O_2 aufgetragen. Die Messungen wurden
mit neu justierten Verdampfern durchgeführt. Die Abweichungen
sind, abgesehen von kleinen Volumenströmen (vergleiche 2),
praktisch vom Frischgasfluß unabhängig, scheinen jedoch mit
zunehmender Konzentration größer zu werden. Bei unseren derzeit laufenden Messungen werden hauptsächlich die für Low-flow-
und Minimal-flow-Systeme benötigten kleinen Frischgasflüsse untersucht.

Zusammenfassend läßt sich feststellen, daß ein im strengen Sinne geschlossenes System mit serienmäßigen Narkosegeräten besonders wegen insuffizienter Systemdichtigkeit, Rotameterkalibrie-

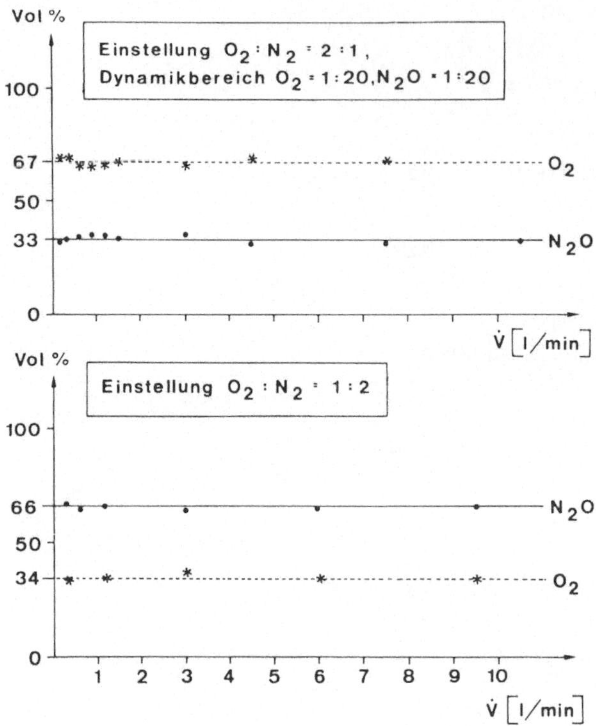

Abb. 8 b. Meßröhrentest beim Sulla 800 (Dräger)

rung und Verdampferleistung heute nicht durchführbar ist. Auch
die Meßgenauigkeit der gegenwärtig auf dem Markt befindlichen
Meßgeräte für O_2, CO_2 (<u>26</u>) und Narkosegase ist für eine zuverlässige Überwachung einer Narkose im geschlossenen System noch
nicht sicher genug. Insofern kann der spezifische Vorteil des
geschlossenen Systems, nämlich die nichtinvasive Gewinnung
kardiopulmonaler und metabolischer Parameter aus dem Sauerstoffverbrauch und der CO_2-Produktion bisher nicht realisiert
werden.

Mit heutigen Mitteln besteht in der klinischen Praxis lediglich
die Möglichkeit, alle Variationen des halbgeschlossenen Systems
mit niedrigem Frischgasflow bis hin zur Minimal-flow anaesthesia im eigentlichen Sinne anzuwenden, wenn man das Monitoring
sicherstellen kann. Das bringt, wie man ebenfalls ganz klar sagen muß, dem Anästhesisten keinen prinzipiellen methodischen
Vorteil gegenüber dem herkömmlichen halboffenen und halbgeschlossenen System. Im Gegenteil, es ist mit einem entschieden
höheren Aufwand bei der Überwachung und Nachregelung der Narkoseführung verbunden. Für die Anästhesieführung im eigentlichen Minimal-flow-System ist über den DGAI-Standard hinaus ein
Narkosemittelmeßgerät unverzichtbar. Der mit der Low-flow und
Minimal-flow anaesthesia verbundene höhere Zeitaufwand schränkt
den Anästhesisten bei der Wahrnehmung seiner vielfältigen anderen Aufgaben, der Beobachtung des klinischen Zustands des Pa-

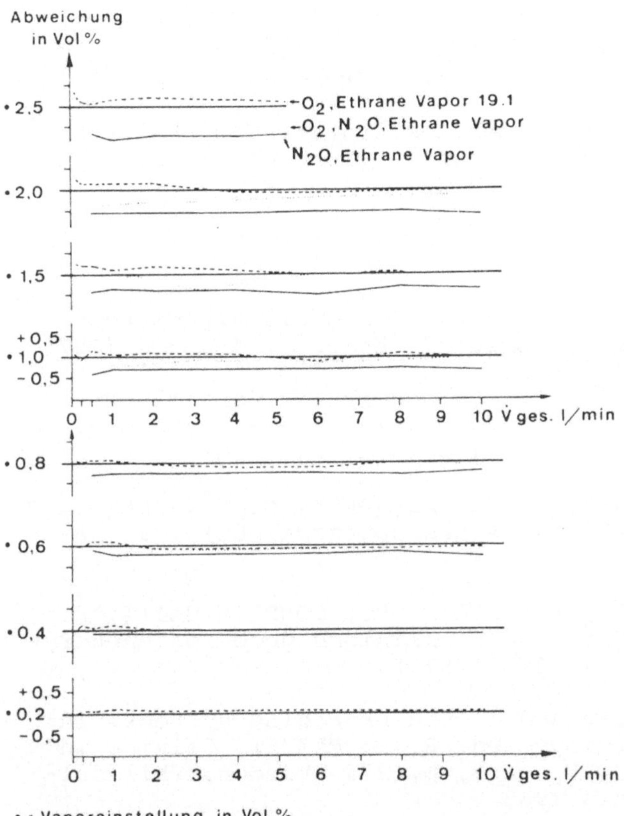

Abb. 9. Genauigkeit der Konzentrationseinstellung bei verschiedenen Vaporen

tienten, des Operationsgeschehens, des Infusionsregimes usw. erheblich ein und kann daher bei komplexen operativen Eingriffen aus heutiger Sicht nicht empfohlen werden.

Dennoch: Die Closed-circuit anaesthesia hat dann eine Chance, Eingang in den Routineanästhesiebetrieb zu finden, wenn eine klinisch praktikable Antwort auf die technischen Systemanforderungen gefunden wird. Diese Antwort läßt sich selbstverständlich, wie von FRANKENBERGER 1982 in Düsseldorf ausgeführt wurde, nicht von heute auf morgen finden, sie läßt sich nur schrittweise erarbeiten und durchsetzen. Alle Komponenten müssen schließlich zu einem ergonomisch einfach zu bedienenden überschaubaren System zusammengefaßt werden, um die Akzeptanz dieser technischen Konzeption beim klinischen Praktiker zu erreichen.

Das Bessere ist der Feind des Guten, aber das Neue ist nicht unbedingt auch immer das Bessere. Wer das verwechselt, verwechselt Fortschritt mit Innovationsfanatismus. Mir waren Fanatiker schon immer ein Greuel.

Literatur

1. ALDRETE, J. A., LOWE, H. J., VIRTUE, R. W.: Low flow and closed system anesthesia. New York: Grune and Stratton 1979

2. BAER, B.: Die Abhängigkeit der inspiratorischen Halothankonzentration im Kreissystem von der Höhe der Frischgaszufuhr. Anaesthesist $\underline{32}$, 6 (1983)

3. BAILEY, P. W.: Pricing of anaesthetic techniques. Anaesthesia $\underline{33}$, 235 (1978)

4. BARTON, F., NUNN, J. F.: Totally closed circuit nitrous oxide/oxygen anaesthesia. Brit. J. Anaesth. $\underline{47}$, 350 (1975)

5. BAUM, J., SCHNEIDER, U.: Die Brauchbarkeit verschiedener Narkosebeatmungsgeräte für die Minimal-Flow-Anästhesie. Anästh. Intensivmed. $\underline{24}$, 263 (1983)

6. BUSHMAN, J. A., ENDERBY, D. H., AL-ABRAK, M. H., ASKILL, S.: Closed circuit anaesthesia. A new approach. Brit. J. Anaesth. $\underline{49}$, 575 (1977)

7. CLASEN, R., KNITZA, R., STEINGASS, U., VONDERSCHMITT, H.: Enflurane-(Ethrane^R)-Narkose im klinisch geschlossenen System. Prakt. Anästh. $\underline{14}$, 313 (1979)

8. CONWAY, C. M.: Low flow and closed breathing systems. In: Inhalation anaesthesiology (ed. R. I. MAZZE). Clinics in Anaesthesiology, vol. 1, no. 2, p. 275. London, Philadelphia, Toronto: Saunders 1983

9. DROH, R., ROTHMANN, G.: Das geschlossene Kreissystem. Eine diskreditierte Konzeption der Vergangenheit, durch Innovationen die Methode der Wahl. Anaesthesist $\underline{26}$, 461 (1977)

10. ERNST, E. A.: Selection of the anesthesia delivery system: From open drop to closed circuit. American Society of Anesthesiologists: 34th Annual Refresher Course Lectures and Clinical Update Programm 1983, p. 119

11. FOLDES, F. F., CERAVOLO, A. J., CARPENTER, S. L.: The administration of nitrous oxide-oxygen anesthesia in closed systems. Ann. Surg. $\underline{136}$, 978 (1952)

12. GOLDBERG, I. S., MOSTERT, J. W., LANZL, E. F., LOWE, H. J.: A pharmacokinetic model of closed-circuit inhalation anesthesia. Ann. biomed. Engng $\underline{6}$, 231 (1978)

13. GORSKY, B. H., HALL, R. L., REDFORD, J. E.: A compromise for closed system anesthesia. Anesth. Analg. $\underline{57}$, 18 (1978)

14. KNUDSEN, J., LOMHOLT, N., WISBORG, K.: Postoperative pulmonary complications using dry and humidified anaesthetic gases. Brit. J. Anaesth. $\underline{45}$, 363 (1973)

15. LIN, C.-Y.: Assessment of vaporizer performance in low-flow and closed-circuit anesthesia. Anesth. Analg. 59, 359 (1980)

16. LOWE, H. J., ERNST, E. A.: The quantitative practice of anesthesia - Use of closed circuit. Baltimore: Williams & Wilkins 1981

17. LOWE, H. J.: Closed system anesthesia - How to do it. American Society of Anesthesiologists: 34th Annual Refresher Course Lectures and Clinical Update Program 1983, p. 242

18. MIDDLETON, V., VAN POZNAK, A., ARTUSIO jr., J. F., SMITH, S. M.: Carbon monoxide accumulation in closed circle anesthesia systems. Anesthesiology 26, 715 (1965)

19. MOSTERT, J. W., GOLDBERG, I. S., LANZL, E. F., LOWE, H. J.: Das geschlossene System. Anaesthesist 26, 495 (1977)

20. MOSTERT, J. W.: Closed-circle systems - a new direction in the practice of anaesthesia. S. Afr. med. J. 57, 391 (1980)

21. NAWAF, K., STOELTING, R. K.: Nitrous oxide increases enflurane concentrations delivered by ethrane vaporizers. Anesth. Analg. 58, 30 (1979)

22. NUNN, J. F.: Closed-circuit anaesthesia (Editorial). Brit. J. Anaesth. 50, 733 (1978)

23. RAYBURN, R. L., WATSON, R. L.: Humidity in children and adults using the controlled partial rebreathing anesthesia method. Anesthesiology 52, 291 (1980)

24. SCHILLIG, R., WEIS, K. H.: Zur Sauerstoffkonzentration im Narkosekreissystem. I. Mitteilung: Abhängigkeit vom Frischgasstrom. Anaesthesist 22, 198 (1973)

25. SPIESS, W.: Narkose im geschlossenen System mit kontinuierlicher inspiratorischer Sauerstoffmessung. Anaesthesist 26, 503 (1977)

26. STOKKE, D. B., ANDERSEN, P. K., HOLE, P., RASMUSSEN, N. J., WAABEN, J.: Method for continuous measurement of carbon dioxide output during anesthesia. Acta anaesth. scand. 23, 121 (1979)

27. VIRTUE, R. W.: Minimal-flow nitrous oxide anesthesia. Anesthesiology 40, 196 (1974)

28. WAABEN, J., BRINKLØV, M. M., STOKKE, D. B.: Accurancy of new gas flowmeters. Brit. J. Anaesth. 52, 97 (1980)

29. ZINGANELL, K.: Halothane im geschlossenen Kreislauf. Eine sichere wirtschaftliche Routine-Narkose. Anaesthesist 18, 88 (1969)

Antagonisierung bei Kombinationsanästhesie

Von D. Langrehr, S. Agoston, W. Brouwer und R. Sia

<u>Einleitung</u>

Die in unserem Sprachraum übliche sinnvolle Ausweitung des Be-
griffes "Balanced anaesthesia" zur pharmakotherapeutischen
Prinzipumschreibung der modernen Anästhesietechnik als kontrollierte, kombinierte Allgemeinanästhesie findet in den The-
men dieses Bandes ihren Niederschlag. Damit erfährt die mir zu-
geteilte Übersicht "Antagonisierung" eine erhebliche Zunahme
des Umfangs, die für die meisten Bereiche nur summarisch behandelt werden kann. Es geht einerseits um die spezifischen Blocker-
substanzen an den Pharmakorezeptoren für körpereigene, membran-
wirksame Transmitter (Sympathikus-, Parasympathikus-, Ganglien-,
Histamin-, Kalziumblocker). Die Details können hier nicht berücksichtigt werden, auf die Literatur jüngster Entwicklungen
sei verwiesen (5). Andererseits sind Antagonisten der spezifischen Wirkung körperfremder Substanzen für die Anästhesiologie
von zunehmender Bedeutung, seitdem qualifizierte kinetische
Studien im letzten Jahrzehnt die differenzierten Kenntnisse
der Membranwirkungen enorm erweitert haben.

<u>Reversierung der neuromuskulären Blockade</u>

In den letzten fünf Jahren sind die Gedanken zur Auswahl und
Anwendung von Muskelrelaxanzien erneut deutlich in Bewegung geraten. Die Entwicklung geht dabei in drei Richtungen. Zum einen ist eine ganze Generation von neuen Substanzen entwickelt
und zur klinischen Anwendungsreife gebracht worden (Vecuronium,
Atracurium, Arduan). Zum anderen wurde die Idee des routine-
mäßigen relaxometrischen Monitorings aufgegriffen. Dabei gin-
gen die Bemühungen in zwei Richtungen: Entweder wurden einfache,
jedoch möglichst zuverlässige Kleingeräte entwickelt, um die
Verbreitung der Relaxometrie zu fördern, oder wir haben uns
der Entwicklung auf dem Gebiet der Mikroprozessoren bedient,
um den Ablauf der Überwachung mit üblicher Relaxometeranord-
nung und synchroner Datenautomatik in der Handhabung zu ver-
einfachen. Im Rahmen dieser zweiten Entwicklung sind die bekannten Antagonisten der neuromuskulären Blockade (Physostigmin, Neostigmin, Pyridostigmin, Edrophonium, Galantamin und
andere in diesem Zusammenhang selten verwendete Cholinesteraseinhibitoren) neuerlich untersucht worden. Dabei stand die Erhöhung der Wirkungssicherheit durch Verwendung von Kombinationen, bessere Kenntnis der Wirkungsdauer, Verwendung kürzer wirksamer Relaxanzien mit sicherer spontaner Erholung im
Vordergrund der Bemühungen. Die Entwicklungen auf diesem Gebiet sind noch nicht abgeschlossen, sie waren in jüngster Zeit
Gegenstand verschiedener Spezialsymposien (<u>1</u>, <u>4</u>, <u>6</u>, <u>9</u>).

<u>Opiatantagonisten</u>

Die Verwendung morphinomimetischer Substanzen (Morphin, Metha-
don, Meperidin, Dipidolor, Tilidin, Fentanyl, Sufentanil, Al-
fentanil, Buprenorphin) im Rahmen von anästhesiologischen Kom-
binationstechniken und zur Schmerzbehandlung hat einen erheblichen Umfang erreicht. Abhängig von Substanz, Dosis, individueller Empfindlichkeit und Metabolisierung ist das Ausmaß und
die Spezifität umfangreicher unerwünschter Nebeneffekte unter
den Bedingungen der klinischen Praxis nicht annähernd exakt
vorauszusagen. Im Vordergrund des Interesses stehen dabei Dauer
und Ausmaß der zentralen Atemdepression.

Aufgrund besserer kinetischer Untersuchungen hat das Verständnis der wichtigen Redistribution von im Bereich sogenannter
"Silent receptors" zeitweilig gespeicherter Analgetika (Remor-
phinisierung) zugenommen, die Suche nach stärker und entsprechend kürzer wirkenden Stoffen mit kleinerem peripherem Ver-
teilungsvolumen (3. Kompartiment) war mit Sufentanil und Al-
fentanil erfolgreich. Die klinische Bewertung in größerem Maß-
stab steht noch aus. Andererseits gerieten auch die Bemühungen
um bessere Opiatantagonisten wieder in Bewegung (Abb. 1), da
die antagonisierende Titration mit dem stark, aber kurz wirksamen reinen Antagonisten Naloxon (jüngster Vertreter der Generation Nalorphin-Lorfan-Naloxon) in der Praxis oft unbefrie-
digend bleiben mußte, wenn man bedenkt, daß z. B. nach der letzten Fentanylgabe der atemdepressorische Redistributionseffekt
nach 4 h erwartet werden kann.

Zwei neue Abkömmlinge könnten künftig interessant werden: N-cyc-
lo-propyl-methyl-Morphinon, Naltrexone, EN-1639 aus USA, wahrscheinlich auch kürzer wirkend wegen rascher Metabolisierung
aufgrund der Sauerstoffbrücke, aber noch zweimal länger als
Naloxon und potenter; und das 6-oxy-analoge-Oxilorphan, S-20286
aus Japan, wegen fehlender Sauerstoffbrücke langsam lebermeta-
bolisiert, 2,5mal stärker wirksam als Naloxon und noch nach
4 h voll wirksam als Antagonist der atemdepressorischen Wirkung von Fentanyl. Naltrexone wurde bislang nur oral in der
Suchttherapie eingesetzt, S-20286 ist im tierexperimentellen
Stadium. Die klinisch-anästhesiologische Brauchbarkeit ist für
beide Substanzen noch zu testen.

Das Verständnis von einerseits agonistischer, andererseits antagonistischer Wirkung von verschiedenen Morphinomimetika wird
durch das Konzept von MARTIN erheblich erleichtert. Hier werden Effekte und Nebeneffekte den drei Opiatrezeptortypen μ, κ
und σ, die in verschiedener Verteilung in den schmerzvermit-
telnden Arealen des ZNS angeordnet sind, zugeteilt und die in
Frage stehenden Substanzen nach agonistischer, partiell agonistischer und antagonistischer Wirkung den Effektgruppen zu-
geordnet. Die Ursachen für die stoffspezifische Rezeptoraffi-
nität sind noch unklar (<u>8</u>, <u>10</u>, <u>11</u>, <u>12</u>, <u>16</u>).

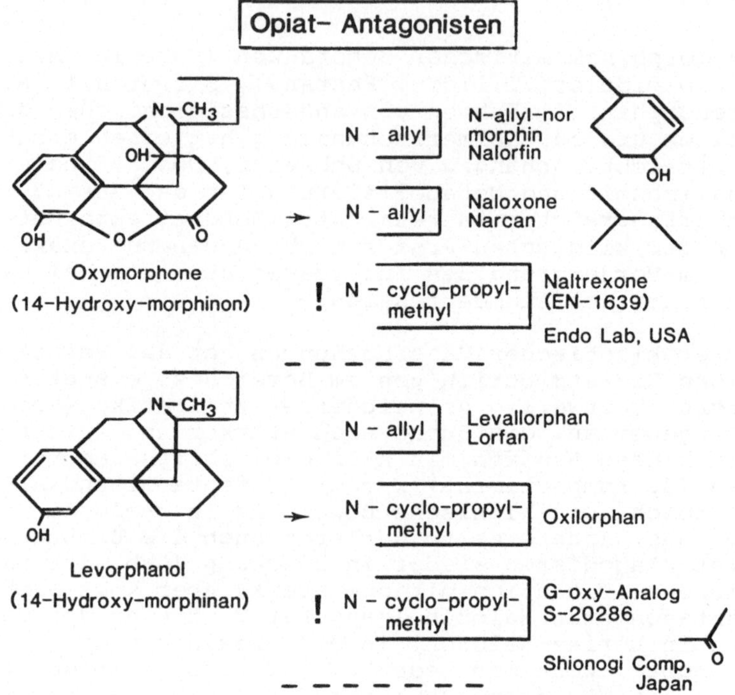

(Arylpyrrolidines, Cyclazozines, Benzomorphane, Tetralines, Thebaines, Benzazepines)

Abb. 1. Neuere Entwicklungen auf dem Gebiet der Opiatantagonisten

Zentral-anticholinergische Syndrome

Die Diagnose des sogenannten "zentral-anticholinergischen Syn-
droms" ist schwierig zu stellen: Störung des Kurzzeitgedächt-
nisses, Halluzinationen, Ataxie, Erregbarkeit oder Schläfrig-
keit bis zum Koma in der postanästhetischen Phase können nach
einer Vielzahl von verwendeten Substanzen mannigfache Ursachen
haben. Der gelegentlich frappierende Effekt von Physostigmin,
welches die Blut-Liquor-Schranke passiert (nicht aber Neostigmin), auf solche Zustände wird auf seinen acetylcholin-mimeti-
schen Effekt im ZNS bezogen. Die detaillierten Zusammenhänge
sind - nicht zuletzt wegen methodischer Untersuchungsschwie-
rigkeiten - im Hinblick auf den postulierten ACh-Mangel bislang unklar. Die bekannten Details wurden im Bonner Symposium
zusammengefaßt (17).

Aminopyridine

Zu den potenten membranspezifisch wirksamen Stoffen gehören
auch Aminopyridine. Mit ihrer Hilfe ist es erstmals möglich
geworden, auch die Restwirkungen der Hypnotika und Neuroleptika zu antagonisieren. Die in jüngster Zeit meist untersuchte

Substanz ist 4-Aminopyridin (4-AP), welches die Blut-Liquor-Schranke unbehindert passiert und daher ubiquitäre Effekte auf das ZNS entfaltet.

Es erleichtert die cholinergische, synaptische Transmission im zentralen und peripheren Nervensystem durch eine kalziumabhängige Steigerung der Transmitterfreisetzung und potenziert ebenfalls die adrenergische Transmission. Nicht nur zentrale Synapsen, auch autonome Ganglien und die neuromuskuläre Endplatte sowie die Konduktivität erregbarer Membranen (Muskelkontraktion) werden beeinflußt. Es ist daher nicht verwunderlich, daß im Laufe der letzten Jahre eine Vielzahl von entsprechenden Effekten auch beim Menschen beschrieben werden konnte.

4-AP wurde 1963 als Avizid eingeführt. In hohen Dosierungen (bis zu 20 mg/kg) führt es bei Vögeln zur Zwerchfellkontraktion mit Atemstillstand und Tod. Die dabei auftretende Vokalisation verscheucht erfolgreich auch nichtkontaminierte Artgenossen. Danach entdeckten PASKOV und STOJANOFF die Möglichkeit der Reversierung der neuromuskulären Endplattenblockade durch 4-AP, welches als Pymadin noch heute in Bulgarien zur Beendigung der Relaxation benutzt wird. Mögliche zentral-analeptische Effekte wurden schon in dieser ersten Mitteilung erwähnt (PASKOV, STOJANOFF, MICOV: Eksper. Khir. Anästhesiol. 18, 48 (1973), russisch).

Auf dem Boden dieser ersten Befunde konnten verschiedene neuromuskuläre Erkrankungen durch die Dauerapplikation von 4-AP günstig beeinflußt werden, z. B. Botulinusintoxikation mit Muskellähmung, Myasthenia gravis, Eaton-Lambert-Syndrom und Huntington-Chorea. Erste Ergebnisse einer Doppelblindstudie bei zerebralsklerosebedingten Ausfallerscheinungen alter Menschen zeigen eine deutliche Verbesserung der psychischen Affektivität nach oraler Dauermedikation mit 4-AP. Von klinisch-anästhesiologischem Interesse waren dann die Befunde der Arbeitsgruppe MILLER, daß 4-AP die Physostigminreversierung einer neuromuskulären Blockade nach nichtdepolarisierenden Relaxanzien sowie nach der Kombination dieser Relaxanzien mit entsprechenden Antibiotika deutlich potenziert. Dabei ergibt sich die Möglichkeit, die Physostigmindosierung auf ca. ein Drittel vermindern zu können und damit die unerwünschten - vor allem kardiozirkulatorischen - Nebeneffekte der Cholinesteraseinhibitoren weitgehend zu eliminieren.

Wir hatten in Zusammenarbeit mit FOLGERING am peripheren Phrenikuspräparat der Katze eine dosisabhängige Steigerung (250 - 1.000 µg/kg 4-AP) der efferenten Aktivität rhombenzephaler Atmungssubstrate gefunden. Beim Menschen konnte mit der klinisch möglichen Dosierung von 300 µg/kg 4-AP kein signifikanter Antrieb der Spontanatmung nachgewiesen werden (Abb. 2). SIA konnte jedoch belegen, daß die beim Menschen durch Morphin oder Fentanyl deprimierte Spontanatmung durch 300 µg/kg 4-AP sofort und anhaltend normalisiert wird. Die Abb. 2 zeigt das Verhalten von PCO_2, O_2, Atemzugvolumen, Atemfrequenz und Okklusionsdruck bei insgesamt 47 Patienten nach 4-AP allein (rechts außen) sowie nach Morphin-4-AP (links außen) und Fentanyl-4-AP (Mitte).

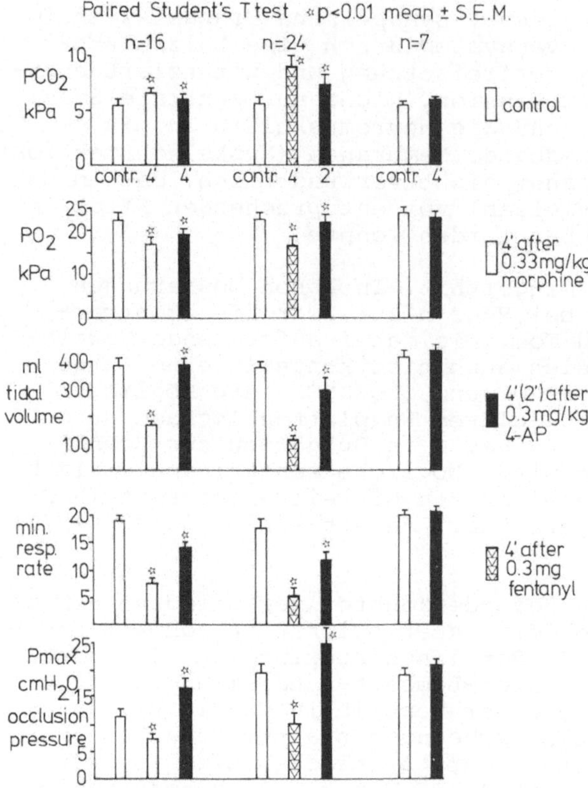

Abb. 2. Antagonisierung der durch Morphin (linke Säulengruppe)
oder Fentanyl (mittlere Säulengruppe) induzierten Atemdepression durch 4-Aminopyridin (4-AP).
Kein Effekt von 0,3 mg/kg 4-AP allein gegenüber Kontrollen bei
nicht deprimierter Spontanatmung (rechte Säulengruppe).
Fünf verschiedene Testparameter

Beim Vergleich von Naloxon und 4-AP auf die Morphineffekte am
Meerschweinchenileum konnten SIA und japanische Autoren zeigen,
daß 4-AP anders als der reine Rezeptorantagonist Naloxon seine
Wirkung an autonomen Ganglien des Plexus mesentericus durch Erhöhung des Kalziumeinstroms und der ACh-Freisetzung auslöst.

Bei Affenexperimenten zur Antagonisierung der Kurarerelaxation
war aufgefallen, daß die Ketamin-Katalepsie durch 4-AP ebenfalls aufgehoben wird, was durch MARTINEZ AGUIRRE und CRUL bestätigt werden konnte. Um diesem Zusammenhang beim Menschen
nachgehen zu können, wäre es nötig, Verfahren zur Galenik der
nicht im westeuropäischen Handel befindlichen Substanz sowie
empfindliche gas- und flüssigkeitschromatographische Bestim-

mungsmethoden für die Kinetik zu entwickeln, was bei uns durch
UGES erfolgte. Der Verlauf der Serumwerte beim Menschen entspricht einem 3-Kompartiment-Modell mit großem Verteilungsvo-
lumen, einer etwa 4 h dauernden Eliminationshalbwertszeit und
einer hohen totalen Plasmaclearance. Ca. 90 % der i.v. zugeführten Substanz erscheinen innerhalb von 24 h unmetabolisiert
im Urin. Die Zufuhr von 3 x 10 mg resorptionsverzögernden
(coated) Tabletten führt zu Serumkonzentrationen von 30 µg/l.
Diese Konzentration ist für die Mehrzahl der oben erwähnten
therapeutischen Langzeiteffekte bei neuromuskulären Erkrankungen ausreichend.

Die klinisch getestete optimale i.v. Dosierung von 0,3 mg/kg
4-AP führt bei wachen Versuchspersonen zu einem Gefühl nervö-
ser Rastlosigkeit mit gelegentlich schmerzhaften Muskelkontrak-
tionen im Bereich der Extremitäten und leichter Übelkeit ohne
signifikante Veränderungen von Kreislaufparametern. Diese Phänomene sind dosisabhängig, weshalb sich höhere Dosierungen nicht
empfehlen. Für die klinische Verwendung am Ende einer Anästhesie
spielen diese mehr diskreten Nebenwirkungen keine wesentliche
Rolle.

Bei neun Versuchspersonen fanden wir in Fortführung der tierex-
perimentell erhobenen Befunde eine deutliche Verkürzung der Er-
holungszeit nach ataranalgetischen Kombinationen. Dieser Befund
wurde inzwischen durch MARTINEZ AGUIRRE bei Kindern für die
Erholung nach Ketaminanästhesie bestätigt. Die Ergebnisse einer mehr detaillierten psychomotorischen Studie mit synchroner
Kinetik sind in den Abb. 3, 4 und 5 dargestellt. Dabei wurde
der Einfluß der 4-AP-Wirkung auf die Erinnerungsfähigkeit an
Wortgruppen - vor und nach Ataranalgesie gelernt - sowie kognitive und feinmotorische Fähigkeiten bei fünf Probanden unter
der Wirkung von Ketamin, Midazolam und der Kombination beider
Substanzen getestet. "PASC" (Paced auditory serial comparison)
als Reaktionszeit in ms ist die motorische Definition (Knopf-
druck) von verschiedenen Tonsignalen, "Two choice" testet sowohl die motorische Koordination als auch die kognitive Potenz
durch Diskriminierungsaufgaben hinsichtlich der Aufeinander-
folge verschiedener Tonsignale.

Es wurde deutlich, daß 4-AP die Erholung dieser psychomotorischen Fähigkeit nach Ketamin und Midazolam allein, aber besonders deutlich nach der ataranalgetischen Kombination Midazolam-
Ketamin signifikant verkürzt. Auf den Abbildungen wird dies besonders deutlich bei der Angabe der prozentualen Zeitverkürzung
der klinischen Parameter erster verbaler Kontakt, Orientierung,
anterograde Amnesie und völlige Erholung. Die 4-AP-Applikation
beeinflußt den Verlauf der Kinetik von Ketamin und Benzodiazepine nicht. Die Effektzeit von 0,3 mg/kg 4-AP hinsichtlich der
Antagonisierung neuromuskulärer, atmungsmotorischer und hier
narkosebedingter Phänomene liegt bei etwa 45 - 60 min.

Auch für Pentobarbital und Methohexital konnte in Rattenexpe-
rimenten die Nachschlafzeit durch 4-AP verkürzt werden. Die
Autoren CRAO, 1977; ABERNETHY und FASTIER, 1958) beurteilten
diesen Effekt als zu schwach, um klinische Relevanz zu erlangen.

142

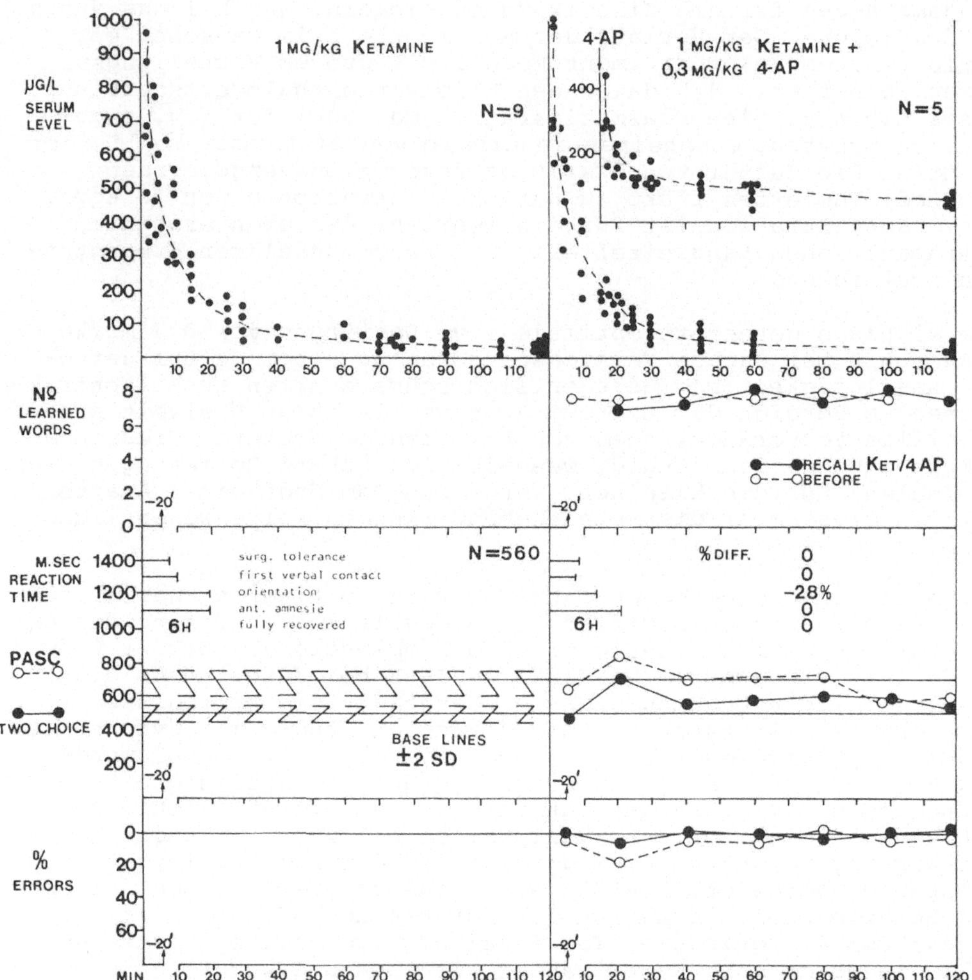

Abb. 3. Antagonisierung der ataranalgetischen Substanzeffekte durch 4-Aminopyridin (4-AP) beim Menschen. Von oben nach unten: Verlauf der Serumkonzentration der im jeweiligen Experiment injizierten Substanzen. Psychomotorisches Testprogramm:
a) Erinnerungsfähigkeit an acht vor Ataranalgesie gelernte zusammengehörige Begriffe o-----o sowie an acht nach Antagonisierung angelernte Begriffe ●———●;
b) Mittlere prozentuale Verkürzung der Zeiten für chirurgische Toleranz, ersten verbalen Kontakt, Orientierung, anterograde Amnesie und völlige Erholung nach Antagonisierung (rechts) gegenüber ohne Antagonisierung (links);
c) Verlauf der motorischen Koordinationsfähigkeit aus dem Bereich der Standardabweichungen als Reaktionszeit (ms) für PASC und Two choice (siehe Text) sowie Prozentverlauf der Fehlbehandlungen für beide Parameter. Ketamin und 4-AP

Untersuchungen am Menschen stehen bislang aus, sind aber wohl doch nötig.

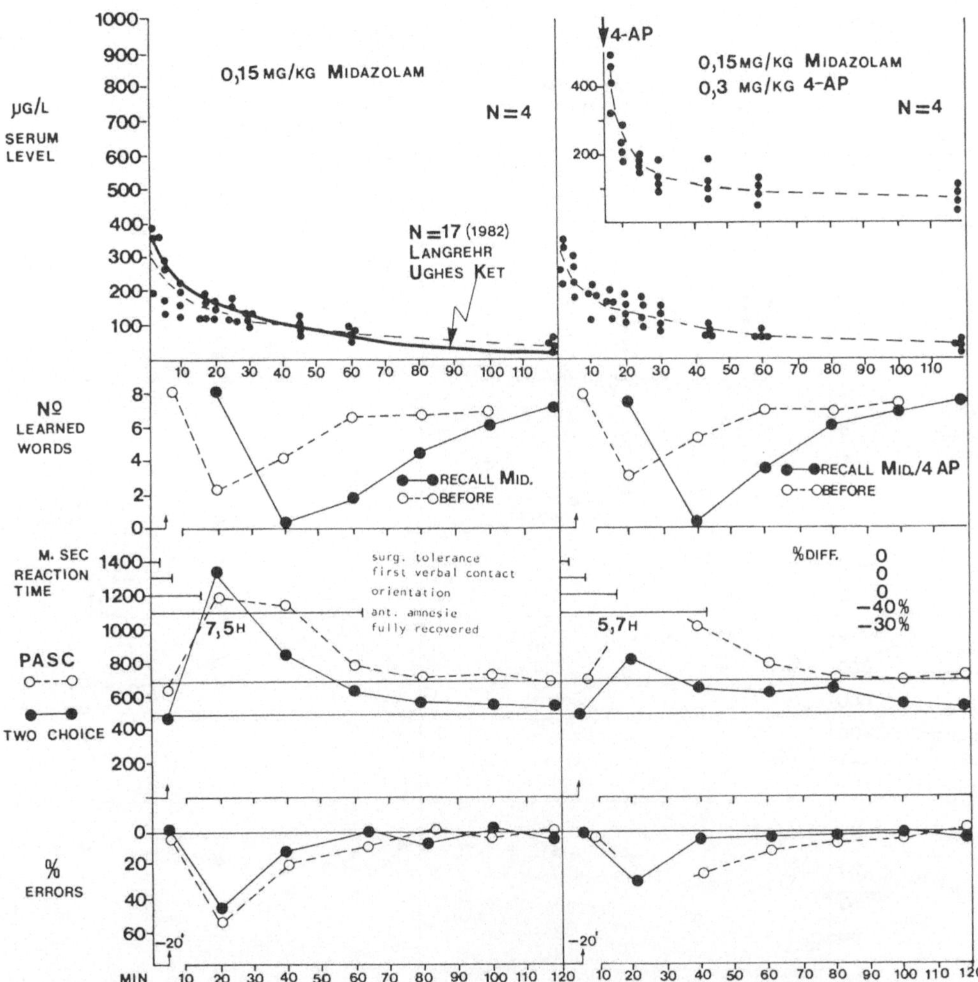

Abb. 4. Untersuchungsgang und Registrierung wie Abb. 3. Midazolam und 4-AP

Der 4-AP-Antagonismus gegenüber Benzodiazepinwirkungen wurde
von SIA auch elektroenzephalographisch belegt. Die Vorgabe von
0,2 mg/kg 4-AP führte bei Probanden zum Ausbleiben der schlaf-
induzierenden Wirkung von 0,1 mg/kg Diazepam sowie zum Ausbleiben der Diazepam-typischen Veränderungen der Alphacharakteristik
im EEG. Die Möglichkeit einer Beteiligung von endogenen Adeno-
sinen an Purinrezeptoren beim Zustandekommen dieses Antagonis-
mus ist bislang hypothetisch. Erste Ergebnisse über einen Ben-
zodiazepinantagonisten (RO 15-1788, Nature <u>290</u>, 514 (1981) und
DOENICKE) lassen vermuten, daß die antagonisierende Wirkung gegen Benzodiazepineffekte im Bereich der "Benzodiazepinrezepto-
ren" stattfindet (GABA-erge Synapsen). Ein postanästhetisches
Koma bei einer 20jährigen Krankenschwester sprach nach ver-
geblichen Versuchen mit Physostigmin und Naloxon sofort auf

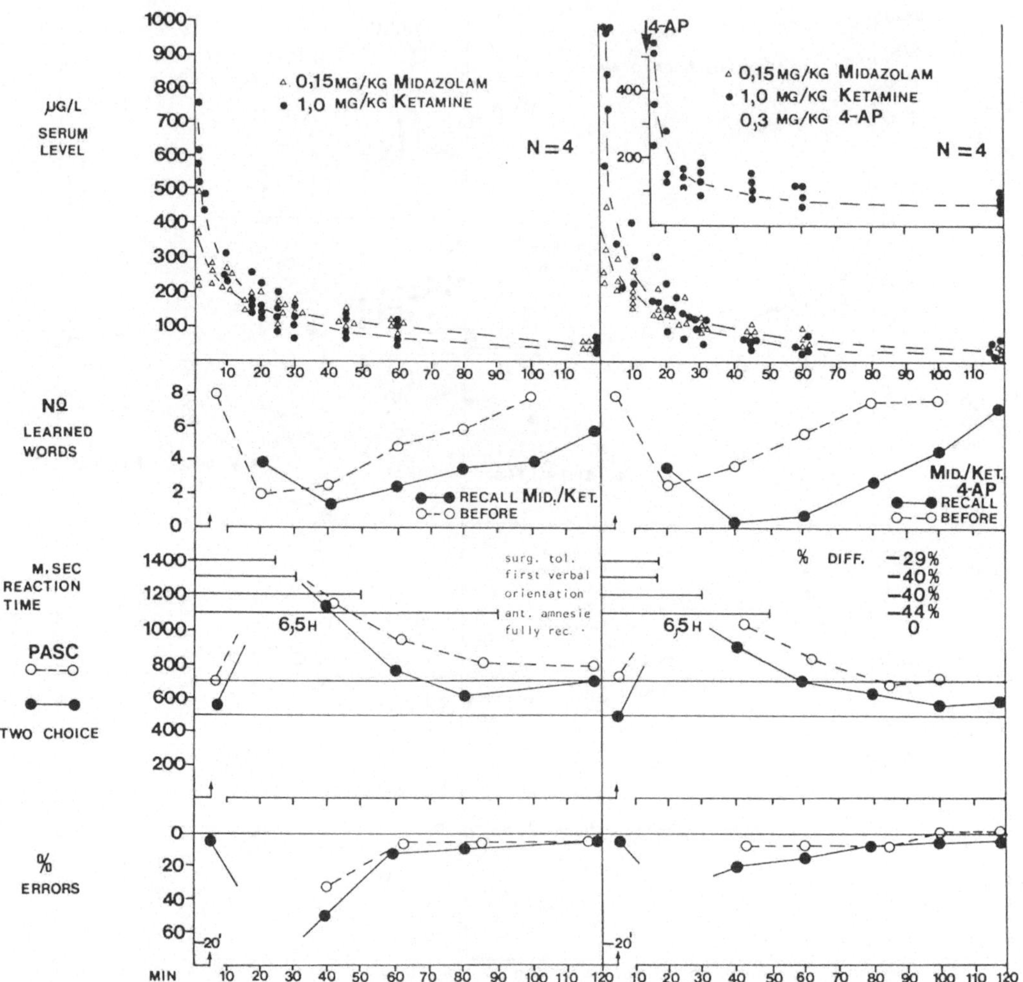

Abb. 5. Untersuchungsgang und Registrierung wie Abb. 3. Midazolam und Ketamin und 4-AP

0,15 mg/kg 4-AP an. Aufgrund späterer Informationen konnte eine Flunitrazepamintoxikation belegt werden (therapeutische Serumwerte 5 - 20 ng/ml; toxische Werte mehr als 50 ng/ml; Patientin 5 h nach Narkoseende 118 ng/ml). Der Effekt hielt an und der weitere Verlauf war komplikationslos.

Die Effektivität von 4-AP an erregbaren muskulären Membranen hängt wahrscheinlich mit der Stimulierung des Kalziumeinstroms zusammen. Anhand zweier fataler Ausgänge von suizidaler Verapamilintoxikation (Kalziumblocker, irreversible Myokardkontraktilitätsdepression) hat AGOSTON im Katzenexperiment zeigen können, daß eine signifikante und anhaltende Erholung der Myokardkontraktilität unter toxischen Verapamilspiegeln durch 4-AP möglich ist. Die klinische Relevanz kann erst beim nächsten Fall

von unbeeinflußbarer Myokarddepression in unserem Vergiftungs-
zentrum geprüft werden. Ähnliche Verhältnisse bei einem Fall
von Low-output-failure nach Kardiochirurgie und einem Fall von
septischem Schock konnten zeitweilig durch 4-AP günstig beeinflußt werden.

Faßt man die Befunde über 4-AP zusammen, so kann zur Zeit kon-
statiert werden: Die Substanz kann in klinischen Dosierungen
von 0,2 - 0,3 mg/kg ohne wesentliche Nebeneffekte an narkoti-
sierten oder aufwachenden Patienten verwendet werden. Dabei
kann die neuromuskuläre Blockade in Kombination mit Cholinesteraseinhibitoren, deren Dosierung dann um mehr als die Hälfte reduziert wird, reversiert werden. Simultan wird eine etwa
bestehende Atemdepression nach Morphinomimetika antagonisiert.
Wurde Ketamin oder ataranalgetische Kombinationen verwendet,
kommt es zu einer Verkürzung der Erholungsphase. Die morphino-
mimetische Depression der Darmmotilität wird antagonisiert. Im
Rahmen der Myokarddepression aufgrund der Kalziummechanismus-
bedingten Membranwirkung von Narkosesubstanzen kann ebenfalls
mit einem positiven Effekt gerechnet werden (2, 7, 13, 14, 15,
18).

Wir denken, daß Substanzen wie 4-AP, die in verschiedenen Richtungen am Ende einer Anästhesie im Sinne erwünschter Antagoni-
sierungen wirksam werden, zukünftig eine wertvolle Bereicherung
unserer Möglichkeiten bieten. Ob nichtliquorgängige oder stärker wirksame Aminopyridine (z. B. 3-4 DiAP) noch andere Möglichkeiten bieten, wird zur Zeit untersucht.

Literatur

1. AGOSTON, S., LANGREHR, D.: Curaremimetica, antagonisten van
   spierverslappende middelen. In: Algemene Farmacotherapie,
   ed. 4 (eds. W. LAMMERS, F. A. NELEMANS, SIDERIUS). Alphen/
   Brussel: Staflen's Wetenschappelijke Uitgeversmaatschappij
   1980

2. AGOSTON, S., et al.: Effective treatment of Verapamil into-
   xication with 4-Aminopyridine in the cat. J. clin. Invest.
   (in press)

3. AHNEFELD, F. W., BERGMANN, H., BURRI, C., DICK, W., HALMAGYI,
   M., HOSSLI, G., RÜGHEIMER, E.: Die intravenöse Narkose. Kli-
   nische Anästhesiologie und Intensivtherapie, Bd. 23. Berlin,
   Heidelberg, New York: Springer 1981

4. AHNEFELD, F. W., BERGMANN, H., BURRI, C., DICK, W., HALMAGYI,
   M., HOSSLI, G., RÜGHEIMER, E.: Muskelrelaxanzien. Klinische
   Anästhesiologie und Intensivtherapie, Bd. 22. Berlin, Hei-
   delberg, New York: Springer 1980

5. AHNEFELD, F. W., DOENICKE, A., LORENZ, W. (guest editors):
   Histamine and antihistamines in anaesthesia and surgery. Klin.
   Wschr. 60 (17), 871 - 1062 (1982)

6. BOWMAN, W. C.: Pharmacology of neuromuscular function with special reference to anaesthetic practice. Bristol: Wright & Sons 1980

7. BOWMAN, W. C., SAVAGE, A. C.: Pharmacological actions of aminopyridines and related compounds. Reviews in pure and applied pharmacological sciences, vol. 2, 317 (1981)

8. BRAUDE, M. C., HARRIS, L. S., SMITH, M. J., VILLAREAL, J. E.: Narcotic antagonists. Advanc. biochem. Psychopharmacol. 8. New York: Raven Press 1974

9. BUZELLO, W.: Muskelrelaxantien. Intensivmedizin, Notfallmedizin, Anästhesiologie, Bd. 30. Stuttgart: Thieme 1981

10. FREYE, E., HARTUNG, E., KALIEBE, S.: Prevention of late fentanyl induced respiratory depression after the injection of opiate antagonists Naltrexone and S-20286: comparison with Naloxone. Brit. J. Anaesth. $\underline{55}$, 71 (1983)

11. JAFFE, J. H., MARTIN, W. R.: Opioid analgesics and antagonists. In: The pharmacological basis of therapeutics, ed. 6 (eds. A. G. GILMAN, L. S. G. GOODMAN, A. GILMAN), chap. 22, p. 494. New York: Macmillan 1980

12. LANGREHR, D.: Antagonisten morphinartiger Analgetika. Anaesthesist $\underline{27}$, 257 (1978)

13. LANGREHR, D.: Ketanest- und Benzodiazepin-Kombination in der Anästhesie. Erlangen: Perimed 1982

14. LANGREHR, D., AGOSTON, S., SIA, R.: Ataranalgesia - a review. Acta anaesth. belg. (In press)

15. LECHAT, P., THESLEFF, S., BOWMAN, W. C.: Aminopyridines and simularly acting drugs. Advances in the Biosciences, vol. 35. Pergamon Press 1982

16. MARTIN, W. R.: History and development of mixed opioid agonists, partial agonists and antagonists. Brit. J. clin. Pharmacol. $\underline{7}$, 273 (1979)

17. STOECKEL, H.: Das zentral-anticholinergische Syndrom: Physostigmin in der Anästhesiologie und Intensivmedizin. Intensivmedizin, Notfallmedizin, Anästhesiologie, Bd. 35. Stuttgart: Thieme 1982

18. UGES, D. R. A.: 4-Aminopyridin, clinical pharmaceutical, pharmacological and toxicological aspects. Ph. D. Thesis, State University Groningen, The Netherlands (1982)

Besonderheiten von Inhalations- und Kombinationsanästhesien bei Leber- und Nierenschäden, endokrinen und Stoffwechselstörungen

Von V. Hempel

Unter "Balanced anaesthesia" versteht man die ausgewogene Kombination von Analgesie, Hypnose (Narkoseschlaf) und Relaxation, die mit einem Minimum an Medikation für jede der drei Komponenten auskommt. Als analgetische Medikation werden in der Regel Opioide eingesetzt, z. B. Fentanyl (11), es kann aber auch eine Regionalanästhesie für die Schmerzfreiheit eingesetzt werden (10). Für die Ausschaltung des Bewußtseins wurden in der Vergangenheit Barbiturate in Verbindung mit einer leichten Inhalationsnarkose verwendet.

Weil wir durch die in den letzten Jahren bekannt gewordenen Kenntnisse über Opiatrezeptoren im Umgang mit den Opiaten, in der Anästhesie speziell mit dem Fentanyl, sicherer geworden sind - die enorm hohen Dosen, die vor allem in der herzchirurgischen Anästhesie eingesetzt wurden, haben sich wegen der begrenzten Zahl der Rezeptoren als nicht sinnvoll erwiesen -, setzt sich eine pragmatische Kombination der früher getrennt gepflegten Injektionsnarkose mit der Inhalationsnarkose unter Einsatz von Enfluran oder Halothan durch. Auch diese Kombination entspricht der ursprünglich von CRILE (zit. nach 10) angegebenen Definition von "Balanced anaesthesia". Sie ist besser steuerbar als die mit Barbituraten supplementierte Anästhesie der Vergangenheit. Das Thema dieses Beitrags beinhaltet somit eine toxikologische Bewertung der Inhalations- und Injektionsnarkosemittel, wobei die Lokalanästhetika ausgeklammert werden, und geht auf vorbestehende Erkrankungen parenchymatöser Organe ein, die für die Auswahl der Anästhetika von Bedeutung sind. Endokrine Störungen und Stoffwechselerkrankungen werden ebenfalls berücksichtigt.

Eine allgemeine Überlegung sei vorangestellt:
1. Von Substanzen, die in Gramm-Mengen appliziert werden, sind neben den spezifischen, erwünschten Effekten auch unspezifische Wirkungen auf parenchymatöse Organe zu erwarten. Auch von ihren Abbauprodukten sind beachtenswerte Nebenwirkungen zu erwarten, weil diese ebenfalls in größeren Mengen anfallen. Beispiele für derartige Medikamente sind Inhalationsnarkosemittel und Barbiturate.

2. Pharmaka, die bereits in Mikrogramm- oder Milligrammdosen wirksam sind, verursachen neben ihren über Rezeptoren vermittelten Wirkungen kaum unspezifische Effekte, also Wirkungen an Organen außerhalb der "Zielstrukturen", in unserem Fall dem ZNS. Beispiele hierfür sind das Fentanyl, das Flunitrazepam oder das Etomidat (5).

3. Klinische Narkosen begleiten meist invasive, von einer Streßreaktion begleitete Prozeduren. Das Mißverständnis, eine Folge

der Streßreaktion oder der begleitenden Katabolie einem der
zur Anästhesie eingesetzten differenten Pharmaka zuzuschrei-
ben, ist häufig zu beobachten. Das mag deutlich werden am
Beispiel einer Untersuchung aus Bonn, die ursprünglich das
Ziel hatte, anhand gründlicher Lebertests den Einfluß von
Halothannarkosen auf die Leberfunktion nach Hysterektomien
zu beurteilen. In Vergleichsgruppen, bei denen derselbe Eingriff in Epiduralanästhesie und Neuroleptanalgesie ausgeführt
wurde, zeigte sich in der postoperativen Phase ein völlig
identisches Verhalten der untersuchten Laborwerte (9). Die
charakteristischen Veränderungen im postoperativen Verlauf
können also nur mit den Einflüssen des einheitlichen Opera-
tionstraumas erklärt werden.

Leberschäden

Unter den Patienten mit Leberschäden gelten solche mit einer
chronisch-aggressiven Hepatitis als besonders gefährdet durch
einen Schub der Erkrankung in der postoperativen Phase. Ein solcher Schub kann durch keine Narkoseform verhindert werden. Es
ist naheliegend, die postoperative Katabolie mit begleitender
Immunsuppression hierfür verantwortlich zu machen.

Von toxikologischer Seite muß hier die mögliche Rolle des Halothans diskutiert werden:
Eine direkte Leberschädigung durch Halothan am Labortier konnte 1979 von zwei Gruppen gezeigt werden, wobei die Voraussetzung
allerdings ausgeprägte Hypoxie und Enzyminduktion waren (7, 8).
Eine direkte Schädigung ist für die nach Halothannarkosen beim
Menschen beschriebenen Leberreaktionen bis hin zur akuten Le-
berdystrophie nicht anzunehmen.

Vielmehr ist angesichts des höheren Risikos der Wiederholungsnarkosen mit Halothan der folgende Schädigungsmechanismus anzunehmen:

1. Bei der Biotransformation des Halothans unter Hypoxiebedin-
   gungen fallen vermehrt an körpereigene Makromoleküle gebun-
   dene Halothanreste an. Dies ist durch Tierexperimente gesichert, der Rest ist weitgehend Spekulation.

2. Die an die Zelloberfläche gelangenden, mit Halothanresten
   verbundenen und somit "körperfremd" erscheinenden Makromoleküle werden vom Immunsystem als fremd erkannt. Es werden
   Antikörper dagegen gebildet. Bei einer Erstnarkose werden
   die veränderten Makromoleküle meist so rasch eliminiert,
   daß eine merkliche Reaktion nicht auftritt.

3. Bei einer Wiederholungsnarkose treffen die veränderten Makromoleküle, sobald sie an der Zelloberfläche angelangt sind,
   bereits auf ein Immunsystem, das sich dieser körperfremden
   Moleküle erinnert. Jetzt werden die betreffenden Zellen, vor
   allem Leberzellen, vom eigenen Immunsystem angegriffen.

Ein solcher Mechanismus wurde bereits 1972 (2) diskutiert. Er gilt nur für Halothan, nicht für Enfluran oder Isofluran. Konsequenz hieraus ist, bei Leberschäden und auch bei Wiederholungsnarkosen auf das Halothan zu verzichten. Diese pragmatische Empfehlung kann jetzt ausgesprochen werden, weil in Form des Enflurans ein potentes Inhalationsnarkosemittel zur Verfügung steht, das in bezug auf Leberfunktionsstörungen völlig unverdächtig ist. Der Unterschied zwischen den genannten beiden Inhalationsnarkosemitteln macht deutlich, daß die pauschale Verdammung halogenierter Narkosemittel in bezug auf die Leberfunktion nicht begründet ist.

Bei vorbestehenden Nierenschäden gelten dagegen die bei der Enfluran-Biotransformation auftretenden Fluoridionen als potentiell schädlich: Fluorid ist ein Enzymhemmstoff, der sich in den Tubuluszellen anreichert und die adiuretingesteuerte Harnkonzentration am distalen Nephron hemmt. Nach klinischen Enflurannarkosen ist mit einem maximalen Serumfluoridspiegel von 30 µmol/l zu rechnen (nach 9 MAC-h), wobei der höchste Spiegel ca. 15 h nach der Narkose auftritt. Ein solcher Spiegel verursacht eine deutliche Einschränkung der Konzentrationsleistung der Niere, wie mit Hilfe von Adiuretininfusionen ausgetestet wurde. Diese Einschränkung der Konzentrationsleistung erholt sich binnen fünf Tagen. Sie bleibt klinisch unbemerkt. Ausnahmsweise können auch höhere Fluoridspiegel auftreten (3, 7). Dann ist mit einer Polyurie zu rechnen, deren Behandlung durch ausreichende Flüssigkeitszufuhr unproblematisch ist.

Weil 9 MAC-h ein sehr hoher Wert ist, sollte die Wirkung der freigesetzten Fluoridionen für die Differentialindikation Enfluran gegen alternative Narkoseformen nicht in den Vordergrund gerückt werden. Bei langen Operationen, bei denen derartige Fluoridspiegel zu erwarten sind, muß allerdings darauf geachtet werden, daß durch Supplementierung der Enflurannarkose, z. B. mit Opioiden und mit DHB oder Benzodiazepinen, MAC-h-Werte von über 5 vermieden werden.

Die Gefahr einer Nierenschädigung durch Enfluran ist erst dann gegeben, wenn eine Kette von Fehlern auftritt: lange und tiefe Enflurannarkose, zu niedrige Flüssigkeitszufuhr postoperativ, Exsikkose, prärenales Nierenversagen infolge Kreislaufdepression, akutes Nierenversagen. Bei adäquater Behandlung hat jedoch selbst ein akutes Nierenversagen noch eine gute Prognose.

Porphyrie

Große Unsicherheit bei der Auswahl des Anästhesieverfahrens besteht bei Patienten mit Porphyrie. Die bei uns häufigste Form ist die akute intermittierende Form, in Südafrika die Porphyria variegata. Als dritte autosomal dominant vererbbare Porphyrie muß die hereditäre Koproporphyrie genannt werden. Die P. cutanea tarda und die erworbenen und toxischen Porphyrien spielen eine geringere Rolle.

Die drei erstgenannten Formen können lebensbedrohliche Krisen mit sich bringen, die auch durch Narkosemittel ausgelöst werden können.

Bei der Porphyrie handelt es sich um eine Störung der Hämsynthese. Es liegt ein Mißverhältnis zwischen der Syntheseleistung der ALA-Synthetase und den folgenden Schritten über die Synthese des Porphobilinogens hinaus vor. Die Krise wird durch eine Aktivitätssteigerung der ALA-Synthetase ausgelöst, wodurch sich toxische Zwischenprodukte der Hämsynthese anhäufen und unter anderem über eine Demyelinisierung zu neurologischen Schäden, bei anderen Formen auch zu fototoxischen Hautreaktionen führen.

Bei der Frage, welche Substanz eine Porphyriekrise auslösen kann, war man bisher auf Empirie angewiesen. 1980 wurde eine Screening-Methode publiziert, mit deren Hilfe sich das Porphyrie auslösende Potential einer Substanz bestimmen läßt (1). Bisher galten Barbiturate als Auslöser, verdächtig waren auch die Inhalationsnarkosemittel.

Nach den neueren Untersuchungen sind auch Flunitrazepam und Althesin Auslöser, Diazepam galt bisher schon als verdächtig. Kein Potential zur Auslösung einer Porphyriekrise haben Etomidat, Propanidid und Minaxolon. Etomidat wurde jedoch jetzt in Essen für einen Todesfall verantwortlich gemacht (Mündliche Mitteilung IPPEN, Göttingen). Aus Tübingen liegen Erfahrungen mit drei problemlosen Narkosen bei akuter intermittierender Porphyrie unter Einsatz der "klassischen Neuroleptanästhesie" vor.

Endokrine Störungen

Patienten mit Hyperthyreose benötigen in der Regel hohe Narkosemittelkonzentrationen. Atropin ist kontraindiziert. Wegen des bereits in Ruhe erhöhten Sauerstoffverbrauchs ist der Einsatz von Ketamin, das ebenfalls den Sauerstoffverbrauch steigert, nicht sinnvoll. Das erhöhte Herzzeitvolumen bringt es mit sich, daß sowohl Injektions- als auch Inhalationsnarkosemittel das ZNS in geringerer Konzentration erreichen als bei Patienten mit normalem Herzzeitvolumen.

Bei Patienten mit manifester Hyperthyreose erweist sich die Kombination einer Inhalationsnarkose mit Fentanyl bzw. einer Neuroleptanalgesie mit Inhalationsnarkosemitteln als besonders günstig. Eine konsequente Normoventilation unter Beachtung des endexspiratorischen CO_2 ist wichtig.

Im Gegensatz dazu liegt der Sauerstoffverbrauch, entsprechend auch das Herzzeitvolumen, bei Patienten mit Hypothyreose unter der Norm. Die Wirkung von Narkosemitteln tritt rasch und intensiv ein. Hier scheint eine vorsichtige, z. B. mit Etomidat eingeleitete Inhalationsnarkose wegen ihrer Steuerbarkeit die günstigste Methode der Vollnarkose zu sein. Wegen der Bradykardieneigung sollte mit Atropin prämediziert werden. Enfluran ist günstiger als Halothan, weil ersteres das Reizleitungssystem

des Herzens weniger beeinflußt. Normoventilation kann hier mit
verblüffend kleinen Atemminutenvolumina erreicht werden.

Phäochromozytom

Die Gefahr adrenerger Krisen bei der Präparation eines Phäo-
chromozytoms besteht einmal in einer akuten Linksdekompensa-
tion, bedingt durch den kurzfristig enorm erhöhten Kreislauf-
widerstand, zum zweiten im Auftreten eines durch Blutdruckspitzen verursachten fokalen Hirnödems und drittens im Kammerflim-
mern. Halothannarkosen erlauben zwar eine gewisse Beherrschung
der Blutdruckkrisen, begünstigen aber die Neigung zum Kammer-
flimmern. Die klassische Neuroleptanästhesie schützt zu wenig
vor hypertonen Krisen, als daß sie hier ein empfehlenswertes
Verfahren wäre. Es bietet sich eine Enflurannarkose an, die mit
Fentanyl supplementiert werden kann. Zur Beherrschung hyperto-
ner Krisen muß ein Natriumnitroprussidtropf bereitgehalten werden. Die Empfehlung von Enfluran gründet sich auf Untersuchungen von JOHNSTON, EGER und WILSON (4), die das Auftreten von
Herzrhythmusstörungen bei Infiltration von Adrenalin in Schleim-
häute unter verschiedenen Inhalationsnarkosen auswerteten und
nach Enfluran die geringste Arrhythmiehäufigkeit fanden.

Stoffwechselstörungen

Stellvertretend für die Vielzahl der Stoffwechselstörungen sei
hier auf die häufigste, die Glukoseutilisationsstörung Diabetes
mellitus, eingegangen. Eine hinreichend tiefe, Blutdruckkrisen
vermeidende Anästhesie muß hier als das schonendste Verfahren
gelten. Spezielle Empfehlungen für die Auswahl der Narkosemittel sind hier entbehrlich. Es sei jedoch auf die unerwünschte
adrenerg stimulierende Wirkung des Ketamins hingewiesen. Die
größten Probleme treten postoperativ nach schmerzhaften Eingriffen auf. Eine adäquate Analgesie postoperativ ist daher
entscheidend wichtig. Hier bieten sich Methoden der Regionalanästhesie an, z. B. Interkostalblockaden nach Rippenrandschnit-
ten.

Literatur

1. BLEKKENHORST, G. H., HARRISON, G. G., COOK, E. S., EALES, L.:
   Screening of certain anaesthetic agents for their ability to
   elicit acute porphyric phases in susceptible patients. Brit.
   J. Anaesth. 52, 759 (1980)

2. CARNEY, F., VAN DYKE, R.: Halothane hepatitis: A critical
   review. Anesth. Analg. 51, 610 (1972)

3. COUSINS, M. J., GREENSTEIN, L. R., HITT, B. A.: Metabolism
   and renal effects of enflurane in man. Anesthesiology 44,
   44 (1976)

152

4. JOHNSTON, R. R., EGER II, E. I., WILSON, C.: A comparative
   interaction of epinephrine with enflurane, isoflurane and
   halothane in man. Anesth. Analg. 55, 709 (1976)

5. KOROLKOVAS, A.: Grundlagen der molekularen Pharmakologie
   und der Arzneimittelentwicklung. Stuttgart: Thieme 1974

6. MAZZE, R. I., WOODRUFF, R. E., HEERDT, M, E.: Isoniazid-
   induced enflurane defluorination in humans. Anesthesiology
   57, 5 (1982)

7. McLAIN, G. E., SIPES, G., BROWN, B. R.: An animal model of
   halothane hepatotoxicity: Role of enzyme induction and hypoxia. Anesthesiology 51, 321 (1979)

8. ROSS, W. T., DAGGY, B. P., CARDELL, R. R.: Hepatic necrosis
   caused by halothane and hypoxia in phenobarbital-treated
   rats. Anesthesiology 51, 327 (1979)

9. SCHLEBUSCH, H., GARSTKA, G., HARNACK, H.: Der Einfluß der
   Narkose auf das postoperative Verhalten von Leberenzymen
   und Eiweißfraktionen. Fortschr. Med. 95, 662 (1977)

10. TAMMISTO, T.: Das magische Dreieck der balancierten Anästhe-
    sie. Anästh. Intensivmed. 20, 157 (1980)

11. TAMMISTO, T., AROMAA, U., KORTTILA, K.: The role of thio-
    pental and fentanyl in the production of balanced anaesthe-
    sia. Acta anaesth. scand. 24, 31 (1980)

Zusammenfassung der Diskussion zum Thema:
„Klinik der Kombinationsanästhesie"

FRAGE:
Sind Gründe bekannt, die gegen eine wiederholte Halothananästhesie sprechen bzw. den Einsatz von Halothan bei vorbestehenden Leberschäden als potentiell gefährlich ansehen lassen?

ANTWORT:
Halothan wird über zwei Wege metabolisiert, einmal oxydativ über
das Zytochrom P 448 und zum anderen reduktiv über das Zytochrom
P 450. Bei beiden Wegen entstehen reaktive Zwischenprodukte,
die sich kovalent an die Zellstrukturen binden können. Die Bindung unterscheidet sich bei beiden Wegen etwas: Bei der oxydativen Route kommt es vorwiegend zur Bindung an Proteine, bei
der reduktiven Route kommt es mehr zur Bindung an Phospholipide
und erst in zweiter Linie an Proteine. Die Bindung zwischen Halo-
thanmetabolisierungsprodukten und Phospholipiden können speziell
unter hypoxischen Bedingungen zu lebertoxischen Reaktionen führen.
Bei den unter oxydativen Bedingungen entstehenden Metabolisie-
rungsprodukten können Sensibilisierungsvorgänge eine Rolle spielen, die zu Leberschäden führen. Zwei Formen des Leberschadens
sind nach Halothannarkosen bekanntgeworden: Einmal der leichte
Leberschaden, erkennbar an einem geringen Anstieg der Transaminasen, andererseits sehr selten die schweren Leberschäden,
charakterisiert als foudroyante Leberzellnekrosen, die insbesondere bei wiederholter Anwendung und vornehmlich bei übergewichtigen Frauen mittleren Alters auftreten. Bei den Patienten
mit schweren Leberschäden konnte man Antikörper gegen Leberzellen nachweisen. Dies macht den Sensibilisierungsprozeß als ätio-
logischen Faktor wahrscheinlich.

Aufgrund dieser diskutierten Pathomechanismen und der fragli-
chen Gefährdung bestimmter Patientengruppen empfiehlt Frau
RIETBROCK, auf eine wiederholte Anwendung von Halothan in einem kurzen Zeitraum bei älteren, adipösen Patientinnen zu verzichten. Haben sich bei einer Narkose mit Halothan Hinweise auf
eine Sensibilisierung ergeben, so sollte auf die Anwendung von
Halothan ebenfalls verzichtet werden.

Hinsichtlich der Frage der Anwendung von Halothan bei vorlie-
gendem Leberschaden ist eine klare Auskunft sehr schwer zu erhalten, da die Definition des Leberschadens sehr unterschiedlich gehandhabt wird. Betrachtet man den Patienten mit Leber-
zirrhose in noch kompensiertem Zustand, d. h. mit noch normalem Herzzeitvolumen und ausreichender arterieller Leberdurchblutung, so ist bekannt, daß das Zytochrom P 448 zwar vermindert ist, daß das Sauerstoffangebot jedoch noch ausreicht, um
beide Abbauwege zu ermöglichen. Bei diesen Patienten ist sicherlich das Narkoseverfahren vorzuziehen, bei dem das Herz-

zeitvolumen am geringsten beeinträchtigt wird, um in jedem
Falle eine beeinträchtigte Sauerstoffversorgung der Leber zu
vermeiden. Bei langen Narkosen bietet sich damit eine modifi-
zierte Neuroleptanalgesie an, wobei auf das DHB verzichtet werden sollte, da es über seine alphasympathikolytische Wirkung
zu einer Einschränkung der Leberdurchblutung führen kann. Für
kurze Narkosen kann alternativ das Enfluran oder Isofluran eingesetzt werden.

Als lange Narkosedauer wurden Narkosen über 2 h, als Intervall
zwischen zwei Narkosen ca. zwei Monate definiert. Als Sensibi-
lisierungszeichen können lediglich unspezifische Zeichen genannt werden, wie postoperativer Temperaturanstieg ohne erklär-
bare Ursache, Eosinophilie, Transaminasenerhöhung, flüchtiger
Ikterus über wenige Tage. Diesen unspezifischen Zeichen haftet
natürlich an, daß sie durch die verschiedensten Ursachen bedingt sein können.

Es muß immerhin davon ausgegangen werden, daß bei einer zweistündigen Narkose mit 1 Vol.% Halothan bei einem 70 kg schweren Patienten ca. 10 g Halothan aufgenommen werden, von denen
2 - 3 g metabolisiert werden. Von denen wiederum geht ein gewisser Teil über den reduktiven Stoffwechsel, meßbar an Fluorid-
spiegeln (3), die einen Hinweis auf den Anteil des reduktiven
Stoffwechsels erlauben.

Mit Ausnahme einer anamnestisch gesicherten Halothanhepatopathie
gibt es bis heute keine weiteren eindeutigen Kontraindikationen
für die Anwendung von Halothan. Auch der Nachweis von Antikörpern gegen Leberzellen ist kein Spezifikum für eine Unverträg-
lichkeit gegen Halothan, Antikörper treten bei "Leberpatienten"
sehr häufig auf. Es gilt heute als sicher, daß keine Koinzidenz
besteht zwischen dem Auftreten eines Ikterus und der Verwendung
von Halothan.

Prämedikation und Narkoseeinleitung

FRAGE:
Was ist unter dem Ausdruck vegetative Dämpfung zu verstehen und
mit welchen Mitteln ist sie zu erreichen?

ANTWORT:
Unter vegetativer Dämpfung ist zu verstehen, die afferenten Impulse zu den entsprechenden Zentren zu bremsen. Nur so kann die
unerwünschte sympathikoadrenerge Stimulation und die Blockade
des Parasympathikus verhindert werden. Durch Blockade der
Schmerzleitung und Hemmung der Schmerzverarbeitung dämpfen wir
die vegetativen Antworten auf diese möglichen Stimuli. Eine
überschießende Reaktion des Vegetativums kann dadurch vermieden werden.

FRAGE:
Ist die Gabe eines Analgetikums in der Prämedikation sinnvoll?

ANTWORT:
Zweifelsohne wird ein Analgetikum dann indiziert sein, wenn ein
Patient präoperativ Schmerzen hat, die es zu beherrschen gilt.
Zusätzlich ist zu diskutieren, inwieweit die Prämedikation mit
einem Analgetikum bereits als Teil der Einleitung einer Narkose
zu bezeichnen ist, d. h. die Einleitungsphase damit wesentlich
erleichtert wird.

Die alleinige Gabe von Benzodiazepinen hat nicht immer den er-
hofften anxiolytischen Effekt, d. h. es wird vom Patienten sehr
wohl die Kombination mit einem Analgetikum als angenehm empfun-
den. Darüber hinaus sollte speziell bei den Opiaten ihre eu-
phorisierende und sedierende Wirkung mit bedacht werden, so
daß diese Substanzen nicht als reine Analgetika betrachtet werden können. Ein Soforteffekt bei der Anwendung von Anxiolytika
ist keinesfalls sichergestellt, bei den zur Begründung heran-
gezogenen Tierversuchen handelt es sich immer um Langzeitver-
suche. Das Ausmaß der sedierenden und anxiolytischen Wirkung
von Benzodiazepinen ist weiterhin umstritten (1).

Sinn einer Prämedikation ist es, einen Zustand der emotionellen
Gelassenheit zu erreichen. Entscheidend scheint, für den einzelnen von der zwanghaften Bindung wegzukommen, nur eine alleinige Medikation mit Diazepinen oder eine alleinige kombinierte
Anwendung von Sedativa und Analgetika seien sinnvoll. Der Zweck
einer Prämedikation sollte von Fall zu Fall überlegt und die
Entscheidung danach getroffen werden.

FRAGE:
Welche Medikamentengruppe empfiehlt sich zur Sedierung in der
Prämedikation?

ANTWORT:
In Frage kommen sicher Benzodiazepine, Barbiturate und Pheno-
thiazine, wobei hier die Stoffe mit schwacher neuroleptischer
Wirkung und stärkerer sedierender Komponente vorzuziehen sind.

FRAGE:
Ist die Gabe von Atropin in der Prämedikation weiterhin als
Routinemaßnahme anzusehen?

ANTWORT:
Das Weglassen von Atropin in der Prämedikation kann heute keinesfalls mehr als Kunstfehler bezeichnet werden, d. h. Atropin
zu geben ist keine Pflicht mehr. Umgekehrt sind durchaus Fälle
bekannt, bei denen Atropin weiterhin indiziert gegeben werden
soll.

Will man nur die Beeinflussung der Herzfrequenz, so scheint die
gezielte Gabe adäquater Atropindosen intravenös (in der Regel
0,01 mg/kg KG) wahrscheinlich günstiger als die routinemäßige
intramuskuläre Applikation zur Prämedikation.

Bei einer marginalen Koronardurchblutung sollte auf Atropin verzichtet werden, da durch die Frequenzsteigerung einerseits eine Vermehrung des Sauerstoffverbrauchs des Myokards resultiert,
andererseits aber auch eine Verschlechterung der Myokarddurch-
blutung infolge Verkürzung der Diastole resultiert. Das Atropin
sollte also nur gegeben werden, wenn eine Frequenzsteigerung
des Herzens erwünscht ist und dementsprechend auch titriert
eingesetzt werden. Zusammenfassend kann formuliert werden:
Atropin in der Prämedikation sollte eine Indikation haben.

FRAGE:
Empfiehlt sich die routinemäßige Vorgabe von H_2-Rezeptoren-
blockern als Bestandteil der Prämedikation?

ANTWORT:
Es gibt die Möglichkeit, bei entsprechend aspirationsgefährde-
ten Patienten eine Prophylaxe zu betreiben. Speziell werden
hierfür H_2-Rezeptorenblocker und Domperidon (Motilium) empfohlen. Zu diskutieren ist die Maßnahme z. B. vor einer Sectio
caesarea, aber auch bei Patienten mit chronischem Alkoholabusus.
Die Gabe sollte am Vorabend und in der Prämedikation erfolgen,
bei Notfallpatienten nur in der Prämedikation. Einschränkend
muß jedoch beachtet werden, daß nur die Säurefreisetzung blockiert
wird, nicht jedoch die Gefahr einer Regurgitation bei vollem Ma-
gen, aus welchen Gründen auch immer, vermindert werden kann.

Narkoseeinleitung

FRAGE:
Während der Intubation kommt es immer wieder trotz scheinbar
ausreichender Medikation zu Druckanstiegen. Ergibt sich daraus
die Indikation, außer einem Anästhesieinduktionsmittel routinemäßig auch ein Analgetikum zu applizieren?

ANTWORT:
Es scheint sehr schwierig zu sein, diesen starken Reiz, der
durch die Intubation ausgelöst wird, zu unterdrücken. SEE-
LING berichtet über 50 Patienten, bei denen es trotz Gabe von
durchschnittlich 2 mg Flunitrazepam, 0,5 mg Fentanyl und 0,1 mg/
kg KG Pancuronium unter der Intubation zu Blutdruck- und Puls-
anstiegen gekommen war. Diese Druckanstiege hielten nur wenige
Minuten an. In einer größeren Versuchsserie überprüfte LANGREHR
die Möglichkeiten, den intubationsbedingten adrenergen Streß
zu reduzieren. Weder die Prämedikation mit einem Anxiolytikum
und einem Analgetikum noch die verschiedenen üblichen Induktions-

anästhetika konnten den Druck- und Pulsanstieg verhindern. Die
einzige Möglichkeit, die Reaktion zu vermindern, bestand in der
drei- bis fünfminütigen Vorgabe von Sauerstoff, Lachgas und einem Inhalationsanästhetikum. Außerdem vermied er die Gabe von
Succinylcholin und Pancuronium, von denen bekannt ist, daß sie
per se zu einer Tachykardie führen, statt dessen wurde Vecuronium als Relaxans zur Intubation verwendet. Dieses Verfahren
kann bei allen Patienten angewendet werden, bei denen ein Blut-
druck- und Pulsanstieg aus den verschiedensten Gründen nicht erwünscht ist.

Allgemein akzeptiert wurde, daß durch die Vorgabe geringer Dosen Fentanyl und durch das Einsprayen des Kehlkopfeingangs mit
einem Lokalanästhetikum der Druckanstieg und die Tachykardie
vermindert werden können.

Die in der Literatur erwähnten Möglichkeiten einer Vorgabe von
Betasympathikolytika oder von Nitroprussidnatrium können keinesfalls als Routineverfahren empfohlen werden; sie setzen eine genaue Kenntnis der kardialen Situation des Patienten voraus.

Wenn ein Inhalationsanästhetikum zugemischt werden soll, muß es
zeitlich ausreichend gegeben werden, um zu wirken. Beachtet werden sollte weiterhin, daß die gleichzeitige Zumischung von Lachgas über 50 Vol.% dann unterlassen werden sollte, da sonst eine
ausreichende Oxygenierung nicht mehr sichergestellt ist. Als
Routineverfahren ist die Zumischung des Inhalationsanästhetikums keinesfalls zu bezeichnen; zu diskutieren ist sie, wenn
eine schwierige Intubation zu erwarten ist, um ohne Relaxierung
eine Kehlkopfeinstellung zu ermöglichen. Einerseits wird dadurch
der nicht erwünschte Blutdruckanstieg verhindert, andererseits
muß jedoch mit einem Blutdruckabfall gerechnet werden, so daß
Vor- und Nachteile dieser Methode genau abzuwägen sind.

Geschlossenes System

FRAGE:
Welche Möglichkeiten bestehen, Narkosemittelverdunster hinsichtlich Genauigkeit der Abgabe von Inhalationsanästhetika zu über-
prüfen?

ANTWORT:
Ein Narkosemittelverdunster muß gemäß den Angaben des Herstel-
lers routinemäßig überprüft werden. Hierzu steht der Inspektions-
und Wartungsdienst der verschiedenen Firmen zur Verfügung. Diese Überprüfung erfolgt nach einer vom Hersteller festgelegten
Prüfprozedur (z. B. anhand einer Prüfkarte), bei der beispielsweise auch die Flowwiderstände in dem Verdunster, die einen in-
direkten Schluß auf größere Konzentrationsabweichungen zulassen,
überprüft werden können. Sind diese Flowwiderstände innerhalb
eines vorgegebenen Toleranzbereiches, ist keine weitere Überprüfung der abgegebenen Konzentration des Verdunsters erforderlich.

Mit dem Inkrafttreten der Medizingeräteverordnung zum Gerätesicherheitsgesetz, die auch für Inhalationsnarkosegeräte gelten wird, wird für Narkosegeräte und somit auch für Narkosemittelverdunster eine Bauartprüfung vorgeschrieben werden. Die
Prüfbedingungen für diese Bauartprüfung sind in der DIN 13252
"Inhalationsnarkosegeräte - Sicherheitstechnische Anforderungen
und Prüfungen" festgelegt.

Die heute auf dem Markt befindlichen Narkosemittelverdunster
sind nicht für die Verwendung im total geschlossenen Narkosesystem ausgelegt, d. h. nicht für die Verwendung mit den damit
verbundenen sehr niedrigen Frischgas-Flowwerten.

FRAGE:
Wie ist der klinische Stellenwert des geschlossenen Systems
heute zu sehen?

ANTWORT:
Vom theoretischen Ansatz her sind viele Fragen heute zu beantworten. Die klinische Realität zeigt jedoch, daß schon das Erreichen eines absolut dichten Narkosekreissystems enorme Schwierigkeiten bereitet. Verluste von 200 ml/min sind durchaus keine
Seltenheit. Weiterhin bereitet die Realisierung des geforderten
Überwachungssystems noch Schwierigkeiten. Im einzelnen sollte
die Sauerstoff-, die Kohlendioxyd- und die Inhalationsanästhe-
tikakonzentration gemessen werden. Die eigentlichen Vorteile des
Systems, aufgrund einer genauen Messung die CO_2-Abgabe des Organismus und die entsprechende Sauerstoffaufnahme bestimmen zu
können, ist bisher technisch noch nicht realisiert. Vom Ziel,
mit dem geschlossenen System und den entsprechenden Überwachungs-
größen ein nichtinvasives Monitoring zu erreichen, sind wir zur
Zeit noch weit entfernt. Will man letztlich zu einem geschlossenen System kommen, so braucht man zunächst ein dichtes Gerät,
weiterhin ein Gerät mit möglichst geringem Volumen, um Konzen-
trationsänderungen schneller wirksam werden zu lassen, und ein
entsprechend ausgebautes und sicheres Monitoring.

Prinzipiell ist davon auszugehen, daß es sich bei den halbgeschlossenen Systemen um Überschußsysteme handelt, d. h. mehr
Frischgas zugeführt wird als vom Organismus aufgenommen wird,
während das total geschlossene System als Gleichgewichtssystem
zu bezeichnen ist. Bei der Interpretation, inwieweit es sich
um ein geschlossenes System handelt, muß auch berücksichtigt
werden, daß z. B. Inhalationsanästhetika in Gummischläuchen
und Atemkalk mit aufgenommen werden, d. h. daß eine falsch hohe Aufnahme vorgetäuscht wird.

FRAGE:
Welche Narkoseverfahren bieten sich zur Einleitung einer Narkose
bei Vorliegen von pulmonalen oder kardialen Risikofaktoren an?

ANTWORT:
Selbstverständlich hängt dies vom Ausmaß und Art der Funktions-
einschränkung der zwei Organe ab. Liegt ein Asthma bronchiale
vor, so bieten sich primär Verfahren der Regionalanästhesie an.
Die Vorteile liegen nicht nur im intraoperativen Verlauf, sondern ebenso im Verhindern postoperativer Komplikationen. Es
kann die Relaxierung des Zwerchfells mit der Einschränkung der
Atemexkursion ebenso wie die zentrale Sedierung vermieden werden. Verbietet die Art des Eingriffs eine Regionalanästhesie,
empfiehlt sich die Durchführung einer ganz normalen Inhalationsanästhesie, wobei bei einer spastischen Komponente das Halothan
vorgezogen werden kann. Als Einleitungsanästhetikum kann das
Methohexital und das Etomidat empfohlen werden. Wichtig ist,
daß die Narkose tief genug ist, um bronchokonstriktorische Reflexe zu unterdrücken. Ebenso bewährt hat sich die Einleitung
mit Ketamin und Benzodiazepinen.

FRAGE:
Im Beitrag von PASCH wird darauf hingewiesen, daß bei Vorliegen von Lungenerkrankungen Inhalationsanästhetika mit Vorsicht
anzuwenden sind. Worauf bezieht sich diese Einschränkung?

ANTWORT:
Bei den genannten Lungenerkrankungen sind Erkrankungen mit starken Störungen des Gasaustausches gemeint. In diesen Fällen muß
der von LANDAUER postulierte negative Einfluß der Inhalationsanästhetika auf den Surfactant diskutiert werden und es muß diskutiert werden, inwieweit die Unterdrückung des Euler-Liljestrand-
Reflexes durch Inhalationsanästhetika klinisch von Bedeutung ist.
Die klinische Erfahrung zeigt, daß beide Befunde offensichtlich
nicht überbewertet werden dürfen (2).

FRAGE:
Welche Vorteile bietet die Kombination einer Vollnarkose mit
einer Katheterperiduralanästhesie?

ANTWORT:
Besonders bei alten Patienten sind die klinischen Vorteile nicht
so sehr intraoperativ als postoperativ zu sehen. Sowohl die Gabe von Relaxanzien als auch von Opioiden kann intraoperativ
stark vermindert werden, so daß postoperativ sowohl eine even-
tuelle Restrelaxierung als auch die zentrale Sedierung wegfällt.
Eine Schmerzbekämpfung ist optimal durch Gabe eines entsprechenden Medikaments über den Periduralkatheter möglich.

Umgekehrt liegt jedoch eine Vielzahl von Berichten aus der Li-
teratur vor, wonach - gemessen an den Lungenvolumina und an den
Blutgasen - keine Unterschiede zwischen Gruppen mit und ohne
Katheter-PDA zu finden waren.

Hinzuweisen ist schließlich auf die Aussage von BROMAGE, wonach
bei Anlegen einer thorakalen Katheter-PDA die gewünschte Sym-

pathikusblockade durchaus einen Asthmaanfall auslösen kann.
Er berichtet umgekehrt aber auch über mehrere Fälle, bei denen
ein schwerer, mit anderen Mitteln nicht beherrschbarer Status
asthmaticus durch eine thorakale PDA unterbrochen werden konnte.

FRAGE:
Soll bei pulmonalen und kardialen Risikopatienten nach intra-
operativer Fentanylgabe in jedem Fall antagonisiert werden?

ANTWORT:
Eine routinemäßige Antagonisierung kann gerade bei Risikopatienten zu Komplikationen führen, so daß im Zweifelsfall einer
Nachbeatmung gegenüber einer Antagonisierung der Vorzug gegeben werden sollte.

FRAGE:
Welche Einleitungsform empfiehlt sich bei kardialen Risikopatienten?

ANTWORT:
Bei Vorliegen einer Myokardinsuffizienz sollten verständlicher-
weise alle Medikamente vermieden werden, die eine signifikante
negativ inotrope Wirkung entwickeln. Die Einleitung empfiehlt
sich hier mit Etomidat. Patienten mit einer Koronarinsuffizienz
können mit einer normalen Dosis Thiobarbiturat eingeleitet werden. Probleme bringen in diesem Zusammenhang die Patienten,
die aufgrund einer Koronarinsuffizienz sekundär eine Myokardinsuffizienz entwickelt haben. Hier können keine allgemeinen
Empfehlungen gegeben werden, es entscheidet der jeweilige aktuel-
le Zustand des Patienten. Normalerweise empfiehlt sich eine
Inhalationsanästhesie mit niedrig dosierten Fentanylgaben.

Vom Prinzip her muß gewährleistet sein, daß der koronare Per-
fusionsdruck nicht absinkt, da bei Vorliegen von Koronarsteno-
sen davon auszugehen ist, daß die Gefäße poststenotisch aufgrund der Hypoxie in jedem Falle schon maximal weit gestellt
sind.

Kommt es bei der Art der Narkoseführung zu einem Blutdruckabfall, so bietet sich einerseits die Volumensubstitution an,
andererseits die Gabe von Sympathikomimetika. In kritischen
Situationen kann der schnellste Effekt ohne Zweifel durch Sympathikomimetika erreicht werden. Zu bedenken ist jedoch eine
unerwünschte Tachykardie als Folge der Sympathikomimetikagabe.

FRAGE:
Empfiehlt sich bei koronaren Risikopatienten die routinemäßige
Antagonisierung von Opioidwirkungen?

ANTWORT:
Besonders bei dieser Patientengruppe ist davon auszugehen, daß
so wenig Medikamente wie möglich gegeben werden sollen. Besser
geeignet als eine routinemäßige Antagonisierung scheint in diesem Fall die Nachbeatmung zu sein. Einschränkend muß jedoch
darauf hingewiesen werden, daß auch bei einer Nachbeatmung die
Phase der Ausleitung problematisch bleibt.

Literatur

1. MADLER, Ch., PARTH, P.: Vigilanz nach Benzodiazepinapplika-
   tion - Neuropsychologische Untersuchungen nach Injektion von
   Flunitrazepam. Anästh. Intensivmed. 25, 53 (1984)

2. ROGERS, S. N., BENUMOF, J. L.: Halothane and isoflurane do
   not impair arterial oxygenation during one lung ventilation
   in patients undergoing thoracotomy. Anesthesiology 59, A 532
   (1983)

3. WIDGER, D. A., GANDOLFI, A. J., VAN DYKE, R. A.: Hypoxia
   and halothane metabolism "in vivo". Anesthesiology 44, 197
   (1976)

Besonderheiten der Kombinationsanästhesie bei chirurgischen Eingriffen an der thorakoabdominalen Aorta

Von R. Gattiker

Im Jahre 1952 berichteten DUBOST et al. (5) über die erste Resektion eines abdominalen Aortenaneurysmas. In den seither vergangenen 30 Jahren ist diese Operation an großen chirurgischen Kliniken zum beinahe alltäglichen Standardprozedere geworden. In der Abteilung für kardiovaskuläre Chirurgie der Chirurgischen Klinik A am Universitätsspital Zürich wurden im Jahr 1982 350 große Gefäßoperationen an der Aorta und ihren Abgängen vorgenommen. In 11 Fällen mußte die Aorta thoracalis descendens reseziert und durch eine Prothese ersetzt werden (Tabelle 1), wobei es sich nur in vier Fällen um arteriosklerotische Aneurysmen handelte; fünf Patienten litten an einem posttraumatischen, zwei an einem Aneurysma nach Resektion einer Koarktation. Dagegen lagen in allen 96 Fällen, bei denen die Aorta abdominalis entweder durch eine gerade oder eine Y-Prothese ersetzt werden mußte, arteriosklerotische Gefäßveränderungen im Sinne eines Aneurysmas oder einer okklusiven Gefäßerkrankung vor (Tabelle 2). Das Durchschnittsalter der Patienten mit thorakalen Aneurysmen liegt deshalb auch mehr als 20 Jahre unter demjenigen der Patienten mit arteriosklerotischen Veränderungen der abdominalen Aorta und weist eine viel größere Streuung auf.

Die Problematik des Krankenguts für die Anästhesie

Patienten mit Aortenaneurysmen oder arteriosklerotisch bedingten Veränderungen und Durchblutungsstörungen der Aorta und der Beckenstammgefäße stellen ein grundsätzlich homogenes und recht typisches Krankengut dar mit der mehr oder weniger vollständig ausgeprägten Symptomatik des hypertonen Formenkreises. Die überwiegende Zahl der Patienten sind Männer im Alter von 40 bis 80 Jahren. In unserem Krankengut sind nur 12 von insgesamt 107 Patienten (11 %) Frauen. In fast allen Fällen liegt eine manifeste oder eine latente Hypertonie vor. Managertypus, familiäre Belastung mit kardiovaskulären Erkrankungen, Adipositas, Diabetes, Hypercholesterinämie und Hyperlipidämie sowie Nikotinabusus sind häufig Bestandteil der Anamnese.

Da die degenerativen atheromatösen Veränderungen irgendwelcher Gefäße immer als Ausdruck einer generalisierten Systemerkrankung zu werten sind, ist jeder damit behaftete Patient wenn nicht bereits ein manifester, so doch ein wahrscheinlicher oder ein potentieller Träger einer koronaren Herzkrankheit (KHK) im Sinne der in Tabelle 3 angegebenen Charakteristika. Ebenso können zerebrale Durchblutungsstörungen vorliegen, die nicht oder noch nicht symptomatisch zu sein brauchen. Diese beiden Damoklesschwerter sind für die Wahl des Anästhesieverfahrens und das intraoperative Management von vorrangiger Bedeutung. Eine optimale Anästhesiemethode muß einerseits die dem speziellen

Tabelle 1. Operative Eingriffe an der thorakalen Aorta (Ersatz durch Prothese) in Kombinationsanästhesie und Oberflächenhypothermie. Patientengut: Diagnose, Alter, Operationsdauer, Abklemmungszeit der Aorta, Blut- und Kolloidersatz in ml. Schwankungen des arteriellen Mitteldrucks (MAP): Maximalwert (max), Minimalwert (min) und Differenz zwischen dem höchsten und dem niedrigsten MAP (max-min). Mittelwerte und Standardabweichungen sowie Variationsbreite (in Klammern)

Total 11 Patienten (8 ♂, 3 ♀)

5 posttraumatische Aneurysmen*

4 arteriosklerotische Aneurysmen

2 postoperative Aneurysmen nach Koarktation*

Alter	42,8 ± 15,8 (25 - 66) Jahre		
Operationsdauer	111 ± 21 (80 - 155) min		
Abklemmungszeit der Aorta	24 ± 8 (14 - 34) min		
Blut- und Kolloidersatz	5.130 ± 2.730 (1.440 - 9.000) ml		

Schwankungen des mittleren arteriellen Drucks (MAP in mm Hg):

MAP max	MAP min	MAP max-min
96 ± 22	54 ± 15	42 ± 19

---

* bei je einem Patienten Operation in Normothermie

Krankengut inhärenten, andererseits die durch den chirurgischen Eingriff bedingten Risikofaktoren berücksichtigen (Tabelle 4). Über 90 % unserer 96 im Jahre 1982 an der abdominalen Aorta operierten Patienten waren Hypertoniker, 35 % hatten eine manifeste KHK mit bereits durchgemachtem Myokardinfarkt und/oder Angina pectoris, rund 6 % litten an manifesten zerebralen Durchblutungsstörungen. 23 der 96 Patienten mußten wegen Ruptur oder drohender Ruptur des Aneurysmas notfallmäßig operiert werden. Von ihnen waren acht, d. h. ein Drittel über 70 Jahre alt (7). Hypertonie, KHK, zerebrovaskuläre Insuffizienz sind die besonders intraoperativ zu beachtenden Risikofaktoren des Krankenguts, während renale, gastrointestinale und Lungenfunktionsstörungen sowie Diabetes und Adipositas eher postoperativ eine Rolle spielen.

Zweifellos bietet die Hypertonie allein dem Anästhesisten schon genügend Schwierigkeiten, ein "Steady state" der Anästhesie aufrechtzuerhalten. Dies gilt in besonderem Maße für die nicht oder nur ungenügend behandelte Hypertonie. Antihypertensiva oder Betarezeptorenblocker sollten deshalb nicht, wie dies früher gehandhabt wurde, vor einem operativen Eingriff abgesetzt werden (1, 14). Allerdings sind die typischen Kreislaufregulationsstörungen des Hypertonikers auch beim behandelten Patienten nie ganz zu vermeiden (11). Sie kommen vor allem beim Abklemmen der Aorta abdominalis oder thoracalis zum Ausdruck, und zwar viel eindeutiger bei Trägern eines Aortenaneurysmas

Tabelle 2. Operative Eingriffe an der Aorta abdominalis (Ersatz mit Prothese). Entsprechende Angaben wie in Tabelle 1. Die mittleren Werte der Druckschwankungen sind für die drei Anästhesiemethoden gesondert angegeben

Total 96 Patienten (87 ♂, 9 ♀), 23 rupturierte Aneurysmen

Alter		65,8 $\pm$	8,2	(42 -	81) Jahre
Operationsdauer		155 $\pm$	46	(60 -	260) min
Abklemmungszeit der Aorta		39 $\pm$	13	(14 -	78) min
Blut- und Kolloidersatz		3.900 $\pm$ 2.300		(800 -	12.200) ml

Schwankungen des mittleren arteriellen Drucks (MAP in mm Hg):

		MAP max	MAP min	MAP max-min
Kombinationsanästhesie	81	105 $\pm$ 18	61 $\pm$ 13	45 $\pm$ 19
i.v. Anästhesie	8	96 $\pm$ 10	44 $\pm$ 11	53 $\pm$ 17
Inhalationsanästhesie	6	114 $\pm$ 14	70 $\pm$ 9	44 $\pm$ 12

Tabelle 3. Verdachtsdiagnose "Koronare Herzkrankheit (KHK)". Symptome, die auf potentielle, wahrscheinliche und manifeste KHK schließen lassen

1. Potentiell	♂, > 45 Jahre, Managertypus, Hypertonie, Adipositas, Diabetes mellitus, Nikotinabusus, familiäre KHK, Hyperlipidämie, Hypercholesterinämie,
2. Wahrscheinlich	arterielle Durchblutungsstörungen, Claudicatio intermittens, Aortenaneurysma, arterielle Stenosen (Geräusche) im Bereich der A. carotis, A. subclavia etc.
3. Manifest	Angina pectoris, Status nach Myokardinfarkt, Ischämiezeichen im EKG, (Rhythmusstörungen, Myokardinsuffizienz)

als bei solchen mit okklusiven Gefäßerkrankungen. Der Systemwiderstand, der mittlere arterielle Druck und der pulmonalkapilläre Druck steigen an, während der Herzindex absinkt (15). Die Belastung des Myokards des linken Ventrikels durch massive Erhöhung der Nachlast und die dadurch bedingte Gefahr der Störung der myokardialen Sauerstoffbilanz beim Vorliegen einer KHK wiegen besonders schwer (2, 16). Ebenso sind die akute Hypotonie bei Wiederöffnen der Aorta und die Auswirkungen großer Blutverluste, wie sie bei Eingriffen an der thorakoabdominalen Aorta häufig vorkommen, beim Hypertoniker ausgeprägter als beim normotonen Patienten (16). Das chronisch verminderte Blut- und Plasmavolumen (12, 13) und der erhöhte Systemwiderstand (14)

Tabelle 4. Risikofaktoren der Anästhesie bei Operationen an der thorakoabdominalen Aorta

Risikofaktoren	
von seiten des Krankenguts	von seiten der Operation
Hypertonie	Abklemmen der Aorta:
Koronare Herzkrankheit	Nachlastzunahme
Status nach Myokardinfarkt	→ Überlastung des linken Ventrikels
Angina pectoris	→ Störung der myokardialen Sauerstoffbilanz
Zerebrovaskuläre Insuffizienz	
Renale Dysfunktion	Wiederöffnen der Aorta:
Gastrointestinale Dysfunktion	Akute Hypotonie
Eingeschränkte Lungenfunktion	→ "Tourniquet"-Schock
Diabetes mellitus	→ Einschwemmung von Metaboliten?
Adipositas	Große Blutverluste
	Wärmeverlust

des Hypertonikers führen zu einer herabgesetzten venösen Compliance (13), wie auch in unserem Krankengut bei sechs hämodynamisch untersuchten Patienten während der Operation an der abdominalen Aorta gezeigt werden konnte (4). Unter einer Volumengabe von insgesamt 1.000 ml 3%igem Dextran in Ringer-Laktat erreichten vier der sechs Patienten schon nach Infusion von 200 ml das maximale Herzzeitvolumen. Unter fortgesetzter Volumengabe fiel dieses sukzessive ab, während der zentralvenöse (CVP) und der pulmonalkapilläre Druck (PCP) unverhältnismäßig stark anstiegen (Abb. 1).

Geeignetes Anästhesieverfahren

Nach Darlegung der besonderen Problematik bei Operationen an der thorakoabdominalen Aorta drängt sich nun die Frage nach dem optimalen Anästhesieverfahren auf. In Tabelle 5 sind Inhalations- und intravenöse Anästhesie einander gegenübergestellt. Die Inhalationsanästhesie ist besser steuerbar als eine rein intravenöse Technik, was beim Hypertoniker zur Erreichung eines "Steady state" von gewisser Bedeutung ist. Der erhöhte Systemwiderstand sinkt unter den halogenisierten Inhalationsanästhetika und exzessive Blutdruckspitzen können unterdrückt werden. Während die hypnotischen Eigenschaften von Halothan und Enfluran gut sind, wird mit niedrigen Konzentrationen, besonders für Eingriffe an der abdominalen Aorta, in der Regel keine ausreichende Analgesie erzielt. DUNN (6) machte die Beobachtung, daß bei Patienten über 65 Jahre der negative Einfluß auf die Myokardkontraktilität bei Abklemmen der Aorta stark zunimmt. Höhere inspiratorische Konzentrationen von Halothan und Enfluran dürfen deshalb solchen Patienten, die wie

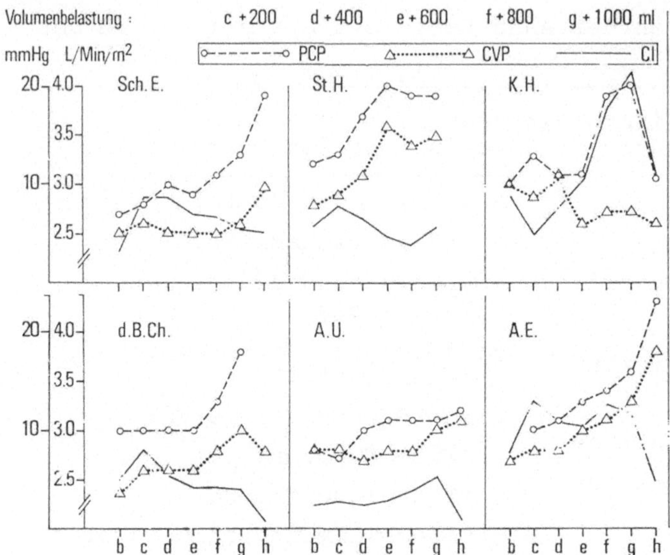

Abb. 1. Volumenbelastung (Infusion von 1.000 ml 3%igem Dextran 70 in Ringer-Laktat) bei sechs Patienten mit essentieller Hypertonie nach Anästhesieeinleitung für einen chirurgischen Eingriff an der Aorta abdominalis (Ersatz durch Y-Prothese). Pulmonalkapillärer Druck (PCP), zentralvenöser Druck (CVP) und Herzindex (CI) vor Infusion (b) sowie nach schrittweiser Infusion von je 200 ml (c - g) und nach Operationsbeginn (h) (Nach 4)

z. B. in unserem Krankengut ein Durchschnittsalter von 65,8 Jahren haben (Tabelle 2), nicht zugemutet werden.

Unter der klassischen Neuroleptanalgesie (NLA) mit Fentanyl und Dehydrobenzperidol (DHB) haben verschiedene Autoren, verglichen mit Halothan, einen kontinuierlich ansteigenden Noradrenalinspiegel sowie eine allgemeine Zunahme der Stimulation des sympathischen Nervensystems festgestellt (3, 8). Um hypertone und tachykarde Reaktionen zu vermeiden, ist in den letzten Jahren besonders in der Herzchirurgie die NLA in ihrer klassischen Form vielfach abgewandelt worden, indem DHB durch Benzodiazepine oder Etomidat ersetzt wurde (9). Ebenso eignet sich der Zusatz von Halothan oder Enfluran in niedrigen Konzentrationen zur Antagonisierung sympathikotoner Reaktionen (10). Damit kommen wir zur Kombinationsanästhesie, die wir für Eingriffe an der thorakoabdominalen Aorta seit einigen Jahren bevorzugen. Eine niedrig dosierte Halothan- oder Enflurananästhesie dient uns als gut steuerbare, leicht widerstandssenkende und blutdruckkontrollierende Basisanästhesie. Die Analgesie wird mit Fentanyleinzeldosen nach Bedarf vertieft, die Hypnose - wenn nötig - durch kleine Dosen von 0,5 mg Flunitrazepam, welches auch zur Prämedikation und in der Regel - neben Etomidat (selten Thiopental) - zur Anästhesieeinleitung gegeben wird (Abb. 2). Seit 1983 wird diese Anästhesietechnik zudem häufig mit einer Periduralanästhesie ergänzt, die eine leichte

Tabelle 5. Gegenüberstellung der Eigenschaften der Inhalations- und der intravenösen Anästhesie. Vorteile beider Techniken = Kombinationsanästhesie (unterstrichen)

Anästhesiemethoden für Operationen an der thorakoabdominalen Aorta

Eigenschaften	Inhalationsanästhesie N_2O + Halothan Enfluran	i.v. Anästhesie Fentanyl + DHB Benzodiazepine Etomidat
Analgesie	mäßig	sehr gut
Schlafinduktion	gut	mäßig
Katecholaminspiegel	unbeeinflußt	eventuell erhöht
Systemwiderstand	erniedrigt	nicht wesentlich beeinflußt
Kontrolle des arteriellen Blutdrucks	sehr gut	schlecht
Myokarddepression	dosisabhängig	praktisch fehlend
Steuerbarkeit	sehr gut	schlecht
	Kombinationsanästhesie	

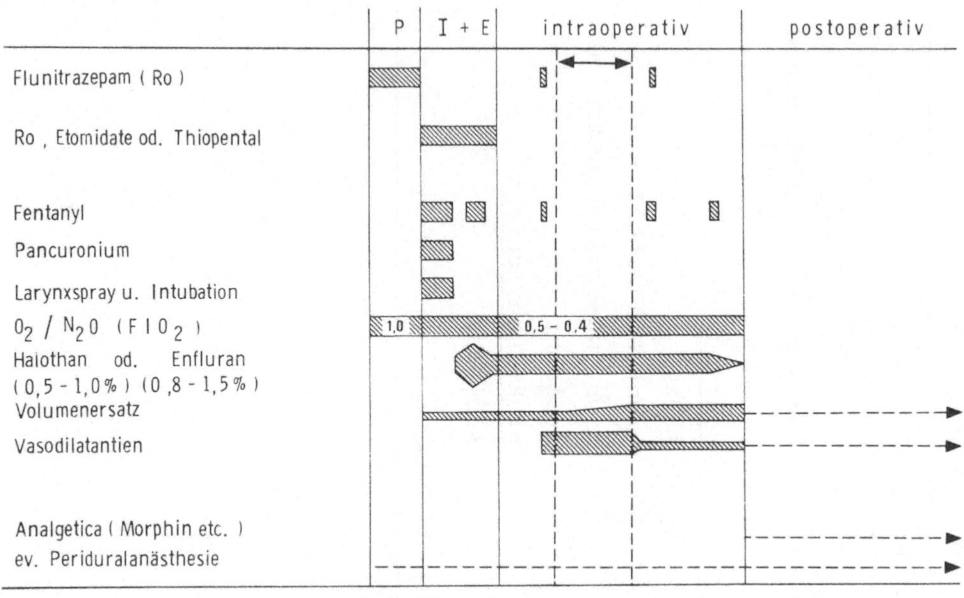

Abb. 2. Kombinationsanästhesie für Eingriffe an der abdominalen Aorta

zusätzliche Sympathikusblockade bewirkt und über einen eingelegten Katheter auch postoperativ, einerseits zur Schmerzbekämpfung, andererseits zur Offenhaltung der peripheren Strombahn weitergeführt werden kann. Trotz der Kombinationsanästhesie sind die während der Dauer der Operation auftretenden Maximalwerte des mittleren arteriellen Drucks (MAP) relativ hoch und die Differenz zwischen dem höchsten und dem tiefsten MAP (max-min) ist groß (Tabelle 2).

Eingriffe an der thorakalen Aorta descendes werden an unserer Klinik in den meisten Fällen in Oberflächenhypothermie von 30 - 28 °C zum Schutz des Rückenmarks vor ischämischen Schädigungen während der Abklemmung der thorakalen Aorta vorgenommen. Auch die Oberflächenhypothermie, die zur Erreichung der gewünschten Temperatur ungefähr 2 h benötigt, wird in Kombinationsanästhesie durchgeführt (Abb. 3). Es ist klar, daß besonders bei Eingriffen an der thorakalen Aorta mit einer herznahen Abklemmung und damit einer großen Belastung des linken Ventrikels zusätzlich Vasodilatanzien verabreicht werden müssen. Die hier vorkommenden Druckschwankungen sind vergleichbar mit denjenigen bei Eingriffen an der abdominalen Aorta (Tabelle 1).

Es ist selbstverständlich, daß ein derart komplexes Anästhesieverfahren an einem Krankengut mit erhöhtem Risiko ein erweitertes Monitoring des Kreislaufs erfordert, welches außer dem EKG, dem fortlaufend blutig gemessenen arteriellen und zentralvenösen Druck auch die Druckverhältnisse im Pulmonalkreislauf (pulmonalarterieller und pulmonalkapillärer Druck) einschließen muß (4).

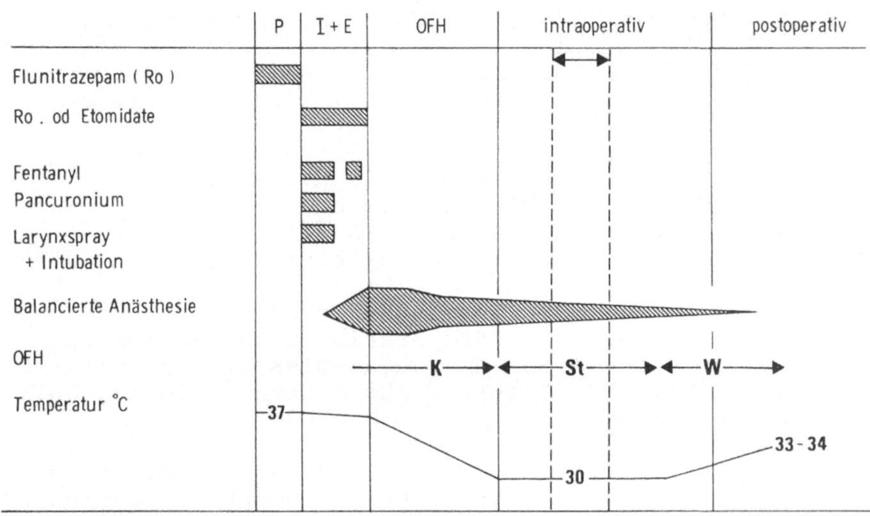

Abb. 3. Kombinationsanästhesie und Oberflächenhypothermie für Eingriffe an der thorakalen Aorta. Anästhesie, Volumenersatz, Vasodilatanzien, postoperative Analgesie wie in Abb. 2

Zusammenfassung und Schlußfolgerungen

1. Die Kombinationsanästhesie mit Halothan oder Enfluran in N_2O/O_2, ergänzt durch Fentanyl und bei Bedarf Flunitrazepam, ist eine optimale Anästhesiemethode für Eingriffe an der thorakoabdominalen Aorta, die sich auch in Kombination mit Oberflächenhypothermie oder Periduralanästhesie eignet.

2. Durch die niedrig dosierte Inhalationsbasisnarkose wird ein bei Hypertonikern sonst schwer erreichbares "Steady state" erzielt. Der erhöhte periphere Widerstand wird gesenkt und exzessiv hohe Blutdruckspitzen werden vermieden. Durch Zugabe kleiner Einzeldosen Fentanyl (0,1 mg) und bei Bedarf Flunitrazepam (0,5 mg) können Analgesie und Hypnose ohne Gefahr der Myokarddepression beliebig vertieft werden.

3. Ein erweitertes Monitoring, in vielen Fällen einschließlich der pulmonalarteriellen und -kapillären Drucke, sowie die postoperative Intensivüberwachung der Patienten ist unerläßlich.

Literatur

1. ABDULLA, W., FREY, R.: Hochdruck und Anästhesie. Münchn. med. Wschr. 119, 1063 (1977)

2. ATTIA, R. R., MURPHY, J. D., SNIDER, M., LAPPAS, D. G., DARLING, R. C., LOWENSTEIN, E.: Myocardial ischemia due to infrarenal aortic cross-clamping during aortic surgery in patients with severe coronary artery disease. Circulation 53, 961 (1976)

3. BALOGH, D., HAMMERLE, A. F., HÖRTNAGL, H., BRÜCKE, Th., STADLER-WOLFFERSGRÜN, R.: Plasma-Katecholamine bei Halothan-N_2O-Anästhesie und Neuroleptanalgesie. Intra- und postoperative Vergleichsstudie. Anaesthesist 28, 517 (1979)

4. DALBERT-BERGER, M. E.: Hämodynamische Veränderungen während ausgedehnten abdominellen Gefäßoperationen bei Patienten mit essentieller Hypertonie. Inaugural-Dissertation unter Leitung von R. GATTIKER, Institut für Anästhesiologie, Universität Zürich 1983

5. DUBOST, C., ALLARY, M., OECONOMOS, N.: Resection of an aneurysm of the abdominal aorta: Reestablishment of continuity by a preserved human arterial graft, with result after five months. Arch. Surg. 64, 405 (1952)

6. DUNN, E., PRAGER, R. L., FRY, W., KIRSH, M. M.: The effect of abdominal aortic cross-clamping on myocardial function. J. surg. Res. 22, 463 (1977)

7. EGLOFF, L., DIMAI, W., SCHNEIDER, E., KUGELMEIER, J., TURINA, M., SENNING, Å.: Das Bauchaortenaneurysma beim über 70jährigen Patienten - soll es in jedem Fall operiert werden? Schweiz. med. Wschr. 113, 208 (1983)

8. EHEHALT, V., RUPP, D.: Adrenerge Kreislaufreaktionen bei Neuroleptanalgesien. Anaesthesist 31, 77 (1982)

9. GATTIKER, R., DIMAI, W.: Intravenöse Narkotika in der Kardiochirurgie. In: Die intravenöse Narkose. Klinische Anästhesiologie und Intensivmedizin (eds. F. W. AHNEFELD, H. BERGMANN, C. BURRI, W. DICK, A. DOENICKE, M. HALMAGYI, G. HOSSLI, E. RÜGHEIMER), Bd. 23, p. 287. Berlin, Heidelberg, New York: Springer 1981

10. KETTLER, D.: Hypertone und tachykarde Kreislaufreaktionen während Neuroleptanalgesie - eine methodenspezifische Nebenwirkung? Anaesthesist 31, 49 (1982)

11. KRÖNIG, B., JAHNECKE, J.: Hypertonie und Narkose. Internist 15, 170 (1974)

12. LINDERKAMP, O., DEHNERT-HILSCHER, A.: Der Einfluß von Neuroleptanalgesie auf Blutvolumen und Gefäßdrucke. Anaesthesist 26, 349 (1977)

13. LONDON, G. M., SAFAR, M. E., SIMON, A. Ch., ALEXANDRE, J. M., LEVENSON, J. A., WEISS, Y. A.: Total effective compliance, cardiac output and fluid volume in essential hypertension. Circulation 57, 995 (1978)

14. PRYS-ROBERTS, C., MELOCHE, R., FOEX, P.: Studies on anaesthesia in relation to hypertension I. Cardiovascular response of treated and untreated patients. Brit. J. Anaesth. 43, 122 (1971)

15. SCHMUCKER, P., FRANKE, N., VOGEL, H., MARTIN, E., VAN ACKERN, K., LAUBENTHAL, H., BECKER, H. M.: Hämodynamische Veränderungen bei der Operation infrarenaler Bauchaortenaneurysmen. Anaesthesist 31, 155 (1982)

16. SILVERSTEIN, P. R., CALDERA, D. L., CULLEN, C. J., DAVISON, J. K., DARLING, R. C., EMERSON, C. W.: Avoiding the hemodynamic consequences of aortic cross-clamping and unclamping. Anesthesiology 50, 462 (1979)

Besonderheiten der balancierten Anästhesie in der Geburtshilfe

Von E. Traub

In den letzten Jahren ist das Spektrum der zur geburtshilflichen Anästhesie geeigneten Substanzen nicht durch neue Medikamente bereichert worden. Vielmehr wurden durch das bessere Verständnis pathophysiologischer Zusammenhänge sowie eine genauere
Kenntnis der pharmakokinetischen Daten bereits bekannter Substanzen Möglichkeiten für eine Optimierung der Narkoseverfahren
aufgezeigt. Fortschritte im Bereich der Gerätetechnik und der
apparativen Ausstattung in den entsprechenden Bereichen erlauben ein erheblich verbessertes Monitoring von Mutter und Kind.

Empfindliche Untersuchungsmethoden des postpartalen neurophysiologischen Verhaltensmuster über einen längeren Zeitraum zeigen, daß jede pränatale Anästhesie zu einer mehr oder minder
ausgeprägten Beeinträchtigung des Neugeborenen führt. Wurden
in früheren Jahren schlechte Vitalfunktionen in der postpartalen Phase ausschließlich einer langen Narkosedauer angelastet,
so belegen neuere Befunde, daß die Minderung der Nabelschnur-
und Uterusdurchblutung durch eine technisch schwierige und lang-
dauernde Entwicklung nach der Uterotomie bei abdomineller
Schnittentbindung den fetalen Zustand in erheblichem Maß beeinträchtigt. Dies verdeutlichen eigene Untersuchungsergebnis-
se bei unter Allgemein- bzw. Katheterperiduralanästhesie durch
primäre Sectio entbundenen reifen Neugeborenen. Hier korrelierte das Inzisions-Entwickungs-Intervall umgekehrt reziprok
mit dem 1-Minuten-Apgar-Wert nach Anwendung einer Vollnarkose
(Abb. 1). Interessanterweise wird eine derartige Beziehung unter Regionalanästhesie erst nach längeren Inzisions-Entwick-
lungs-Zeiten (über 3 min) relevant. Eine mögliche Erklärung
sieht CRAWFORD (5) in einem Ausbleiben der durch die Manipu-
lationen am Uterus unter Allgemeinanästhesie ausgelösten lo-
kalen Vasokonstriktion.

Informationen über den Einfluß einer Allgemeinanästhesie auf
die fetale Situation können aus der Registrierung der kindlichen Herzfrequenz bis unmittelbar zur Abnabelung bei Sectiones
gewonnen werden. Hierbei zeigt sich, daß der fetale Zustand
bei ungestörter Plazentafunktion im wesentlichen unbeeinflußt
bleibt, bei Nabelschnurkomplikationen sich meist verbessert
und bei relativer Plazentainsuffizienz schlecht bleibt oder
sich noch verschlechtert (7).

Im folgenden soll ein Beispiel aus unserem eigenen Patientengut vorgestellt werden (Abb. 2). Aufgrund schwerer Herzfrequenz-
dezelerationen und zunehmender fetaler Azidose während des Ge-
burtsverlaufs wurde die Indikation zur Sectio gestellt. Nach
Lagerung auf dem OP-Tisch und Sauerstoffzufuhr fällt die Herzfrequenz zwar nicht mehr ab, es entwickelt sich jedoch unter
der Narkose ein silenter Kurvenverlauf, erkennbar an den nied-

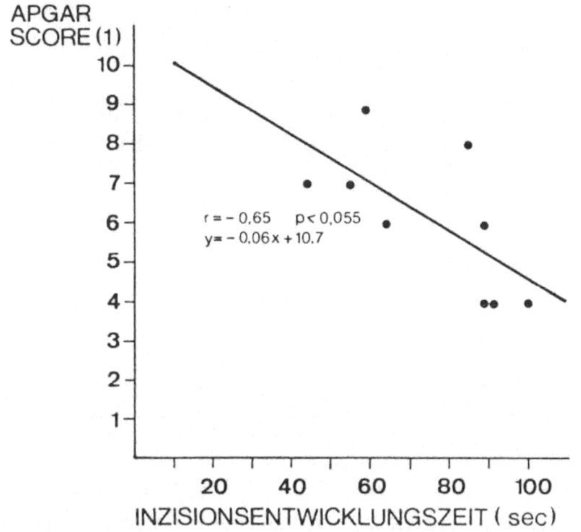

Abb. 1. Korrelation Inzisions-Entwicklungs-Zeit und 1-Minuten-Apgar-Wert unter Allgemeinanästhesie bei Neugeborenen mit Apgar unter 7 (n = 9)

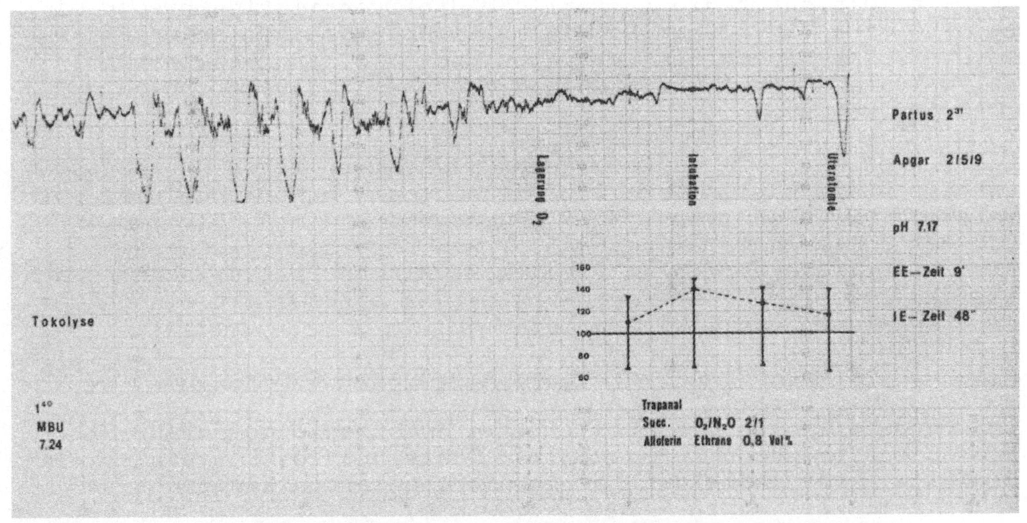

Abb. 2. Aufzeichnung der fetalen Herzfrequenz (oben) bis zur Entwicklung des Kopfes und Narkoseverfahren mit mütterlichen Blutdruck- und Herzfrequenzwerten (unten)

rigeren Oszillationsfrequenzen und Amplituden sowie einer fetalen Tachykardie. Ein arterieller Nabelschnur-pH von 7,17 und niedrige 1- und 5-Minuten-Apgar-Werte von 2 und 5 dokumentieren die schwere Depression des Neugeborenen.

Tabelle 1. Anästhetika zur intravenösen Narkoseeinleitung. Einzeldosen, Plazentapassage und Beeinflussung der Uterusmotilität

	Einzeldosis	Plazenta-passage	Uterus-motilität
Thiopental	bis 4 mg/kg	+	∅
Methohexital	1 - 1,5 mg/kg	+	∅
Ketamin	1 mg/kg	+	+
Diazepam	10 - 15 mg	+	∅
Etomidat	0,3 mg/kg	+	?

Die negativen Auswirkungen, die eine Hypoventilation oder exzessive Hyperventilation auf den Feten haben, sind hinlänglich bekannt. Schlechtere Blutgas- und Säuren-Basen-Werte von unter Allgemeinanästhesie Entbundenen im Vergleich zu unter Periduralanästhesie geborenen Kindern weisen bei ungestörter Plazentafunktion darauf hin, daß das Ausmaß der Bedarfsventilation häufig falsch eingeschätzt wird. Die Ergebnisse von JAMES et al. (16) zeigen, daß unabhängig vom angewandten Einleitungshypnotikum allein durch die mütterliche Hyperventilation bis zu einem PCO_2 von 25 - 30 mm Hg die besten blutgaschemischen Parameter im Nabelschnurblut erreicht und damit für die postpartale Adaptation der Neugeborenen die besten Voraussetzungen geschaffen werden.

GARSTKA et al. (10) konnten anhand spirometrischer Untersuchungen für Gravide kein Ventilationsnomogramm erstellen. Eine Korrelation zwischen präoperativ gemessenen Atemminutenvolumina und den üblichen Parametern Alter und Körperoberfläche fand sich nicht. Sie empfehlen für die klinische Praxis, ohne Kenntnis des aktuellen PCO_2-Wertes unter der Narkose mit einem Atemminutenvolumen von 11,5 l zu beatmen.

Alle zur intravenösen Einleitung geeigneten Substanzen, wie Barbiturate, Ketamin, Etomidat sowie Diazepam (Tabelle 1), haben Eingang in die geburtshilfliche Anästhesie gefunden. Sie treten entsprechend der gewählten Dosis und Injektionsgeschwindigkeit, ihrer individuellen physikochemischen Eigenschaften, charakterisiert durch Molekulargewicht, Ionisationsgrad, Lipoidlöslichkeit und Proteinbindung sowie abhängig von der aktuellen Uterus- und Plazentadurchblutung innerhalb 1 min in den fetalen Organismus über.

Fraglos wird Thiopental am häufigsten zur Narkoseeinleitung in der Geburtshilfe verwendet. Höchste Werte im Nabelschnurblut finden sich bereits innerhalb von 50 s; 3 min nach der Injektion bei der Mutter werden im fetalen Blut bis zu 58 % der mütterlichen Konzentrationen gemessen. Die höchsten Barbituratkonzentrationen bei den Neugeborenen beobachteten BAKKE et al. (2) 2 h postpartal nach Einleitungs-Entwicklungs-Intervallen von 8 - 10 min (Abb. 3).

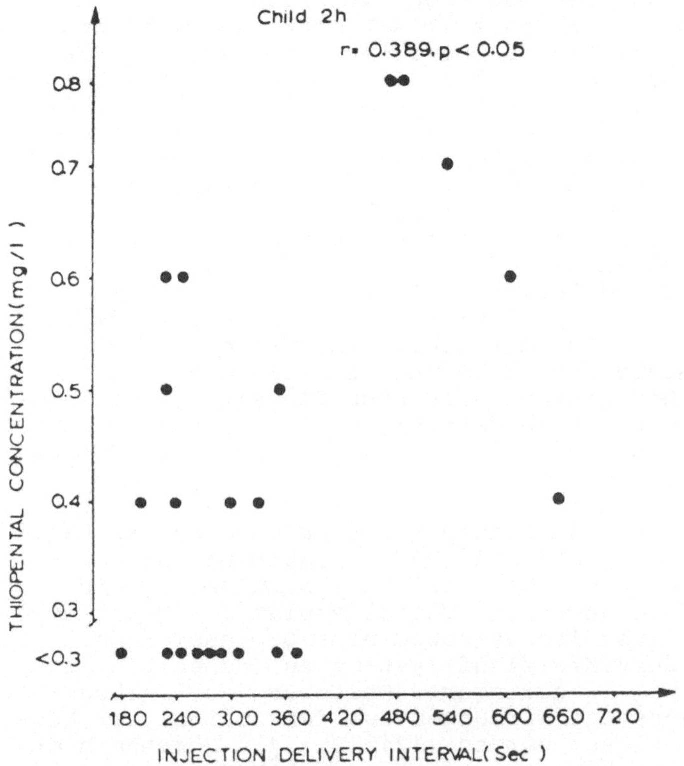

Abb. 3. Thiopentalkonzentration im Kapillarblut von Neugeborenen 2 h postpartal nach 3 mg/kg (Nach 2)

Schwerwiegenden Nachteilen von Ketamin, wie seine psychomimetischen Nebenwirkungen, seine uterustonisierenden Eigenschaften sowie seine kardiozirkulatorisch stimulierenden Wirkungen, stehen auch günstige Effekte gegenüber, die den Einsatz dieser Substanz in der geburtshilflichen Anästhesie interessant erscheinen lassen. Trotz rascher Plazentapassage und hoher fetaler Konzentrationen zeigt der postpartale Zustand der Neugeborenen, beurteilt nach den neurophysiologischen Parametern entsprechend dem Scanlon-Schema, nach vaginal operativen Entbindungen bessere Ergebnisse als nach Thiopentalinduktion, vorausgesetzt eine Dosierung von 1 mg/kg KG wird nicht überschritten (14). Im Tierversuch führte Thiopental bei induzierter fetaler Azidose zu einer ausgeprägten Tachykardie und zu einem stärkeren Abfall des systemischen Blutdrucks sowie der Hirndurchblutung als nach Ketamin (20). Hier ergäbe sich eine spezifische Indikation für den Einsatz dieser Substanz. Die psychomimetischen Reaktionen können durch die Gabe eines Benzodiazepins nach Entwicklung des Kindes erheblich vermindert, wenn nicht ganz unterdrückt werden. Bei einer Dosierung von 1 mg/kg KG sind die uterustonisierenden Eigenschaften zu vernachlässigen. In subanästhetischen Dosen (0,3 - 1 mg/kg KG) hat sich Ketamin besonders bei vaginal operativen Eingriffen bewährt.

Die häufig angewandte Narkoseinduktion mit Thiopental und Ketamin in jeweils reduzierter Dosis (bis 2 mg/kg KG Thiopental, bis 0,5 mg/kg KG Ketamin) zeigte keine depressorischen Wirkungen auf das Neugeborene und stabile hämodynamische Parameter bei der Mutter während der Einleitungsphase.

Etomidat bietet den Vorteil, im Neugeborenen durch Esterasen rasch abgebaut zu werden. Daten über die Plazentapassage liegen nur aus tierexperimentellen Untersuchungen vor (17). So fand sich nach intravenöser Injektion von 0,8 mg/kg KG Etomidat bei trächtigen Schafen nach 1 min ein Konzentrationsausgleich zwischen Mutter und Fet, nach 15 min ergab sich ein fetomaternaler Quotient von 3,0. DOWNING und Mitarbeiter (8) empfehlen Etomidat als Mittel der Wahl, dokumentiert an einem besseren klinischen Status sowie günstigeren Blutgas- und Säuren-Basen-Werten der Neugeborenen als nach Einleitung mit Thiopental. Die bei alleiniger Etomidatgabe in einem hohen Prozentsatz auftretenden Myoklonien fallen im Rahmen der Crush-Intubation kaum ins Gewicht.

Die diaplazentare Passage von Diazepam verläuft rasch. Es läßt sich bereits 45 s nach Injektion im Nabelschnurblut nachweisen. Werden Dosierungen von 30 mg überschritten, sind bei den Neugeborenen postpartal Störungen der Thermoregulation (Hypothermie), ein reduzierter Muskeltonus sowie eine Depression des Atemzentrums und des Herz-Kreislauf-Systems zu beobachten. Bei Applikation von Diazepam in geringerer Dosierung zur Narkoseinduktion konnten ungünstige Wirkungen auf den Zustand der Neugeborenen nicht nachgewiesen werden (12, 13, 24). Höchste neonatale Konzentrationen 2 h postpartal fanden BAKKE et al. (2) nach Einleitungs-Entwicklungs-Intervallen von 4 - 5 min (Abb. 4). Als wesentlicher Nachteil von Diazepam gilt seine relativ lange Einschlafzeit.

Inhalationsanästhetika passieren wegen ihrer hohen Fettlöslichkeit und ihres niedrigen Molekulargewichts die Plazenta schnell. Die verminderte Residualkapazität sowie die hohe Atemfrequenz der Schwangeren bedingen eine beschleunigte Aufnahme der Inhalationsanästhetika. Die MAC ist um ca. 25 % reduziert. Die umbilikalvenösen Konzentrationen von Halothan und Ethrane betragen bereits 6 min nach Verabreichung an die Mutter 54 - 68 % der mütterlichen Blutspiegel und steigen bis zur Entwicklung des Kindes nur mehr unwesentlich an (1).

Nach Anwendung der in Tabelle 2 angegebenen Konzentrationen von Halothan und Ethrane ist eine Beeinträchtigung des postpartalen Zustands der Neugeborenen, beurteilt nach Apgar-Status, Blutgas- und Säuren-Basen-Werten sowie im neurophysiologischen Verhalten, nicht zu beobachten. Entsprechendes gilt für Isofluran (27). Die genannten Inhalationsanästhetika zeigen dosisbezogen eine uterusrelaxierende Wirkung, die im äquinarkotischen Bereich unter Halothan deutlicher ausgeprägt ist als unter Enfluran. Mit erhöhten Blutverlusten durch die verminderte Kontraktionsfähigkeit des Uterus ist in dem angegebenen Konzentrationsbereich nicht zu rechnen. Isofluran zeichnet sich durch eine geringere Biotransformation als Halothan und Enfluran aus.

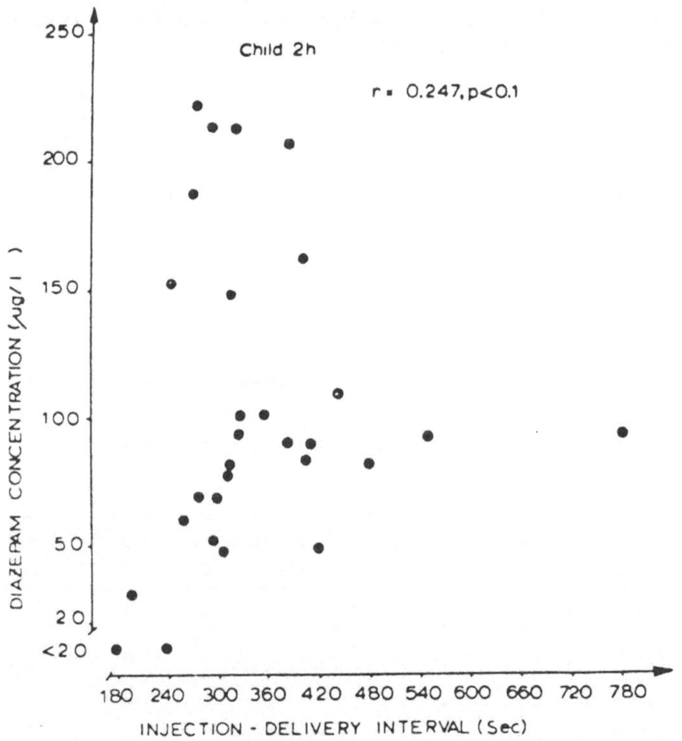

Abb. 4. Diazepamkonzentration im Kapillarblut von Neugeborenen 2 h postpartal nach 0,3 mg/kg (Nach 2)

Bei trächtigen Schafen führte es im Gegensatz zu Halothan (4) in einer Konzentration von 2 % und einer Expositionszeit über 90 min zu einem signifikanten Abfall des Cardiac index und einer Azidose des Feten (3). Inwieweit diese Wirkungen am Menschen bei kurzer Narkosedauer und niedriger Konzentration insbesondere bei deprimierten Feten klinisch relevant sind, müssen weitere Untersuchungen zeigen.

Die in der Regel nicht prämedizierten Patientinnen befinden sich vor der operativen Geburtsbeendigung in einer ausgesprochen sympathikoadrenergen Situation. Eine nur oberflächliche Anästhesie führt zur weiteren Katecholaminfreisetzung mit zum Teil erheblichen Blutdruck- und Pulsfrequenzanstiegen in der Intubationsphase und nach den Ergebnissen von SHNIDER et al. (22) zu einem signifikanten Abfall der Uterusperfusion. Der während der Narkoseeinleitung beobachtete Anstieg der Plasmanoradrenalinkonzentration konnte durch Verwendung niedriger Halothan- oder Enflurankonzentrationen im weiteren Narkoseverlauf weder bei präventiven noch bei Notfall-Sectiones bis zum Partus reduziert und damit die fetale Situation günstig beeinflußt werden (23). Der Einsatz von Inhalationsanästhetika erlaubt hingegen eine Verminderung des Lachgasanteils zugunsten einer hohen Sauerstoffzufuhr. Eine ausreichende Narkosetiefe wird erreicht, wenn der MAC-Wert über 0,6 liegt.

Tabelle 2. Dosierung von Inhalationsanästhetika. Plazentapassage und Beeinflussung der Uterusmotilität

	Konzentration	Plazenta-passage	Uterus-motilität
Lachgas	nicht über 50 %	+	Ø
Halothan	bis 0,5 Vol.%	+	-
Methoxyfluran	0,35 Vol.%	+	-
Enfluran	bis 1,0 Vol.%	+	-
Isofluran	0,75 Vol.%	+	-

Tabelle 3. Muskelrelaxanzien. Dosierung, Plazentapassage und Beeinflussung der Uterusmotilität

	Einzeldosis	Plazenta-passage	Uterus-motilität
Succinylbischolin	1,5 - 2 mg/kg i.v.	+	Ø
Dimethylcurarin	0,15 mg/kg i.v.	+	Ø
Diallylnortoxiferin	0,15 mg/kg i.v.	+	Ø
Pancuroniumbromid	0,05 mg/kg i.v.	+	Ø
Atracurium	0,3 mg/kg i.v.	+	Ø
Vecuronium	0,04 mg/kg i.v.	+	Ø

Depolarisierende wie nichtdepolarisierende Muskelrelaxanzien (Tabelle 3) können trotz ihrer ungünstigen physikochemischen Eigenschaften die Plazenta passieren. In Abhängigkeit von der applizierten Dosis, der Injektionsgeschwindigkeit sowie der Einleitungs-Entwicklungs-Zeit liegen die fetalen Konzentrationen zwischen 5 und 20 % der mütterlichen Werte. Bei klinisch üblicher Dosierung sind jedoch die im kindlichen Organismus aufgenommenen Mengen so gering, daß relaxierende Effekte auf den Feten bzw. das Neugeborene nicht zu erwarten sind. Ebenso wenig findet durch sie eine Beeinflussung des Uterustonus statt.

Succinylcholin erlaubt eine rasche Intubation und bei kurzen Eingriffen zur vaginalen Entbindung eine optimale Relaxation des Beckenbodens. Nichtdepolarisierende Muskelrelaxanzien ermöglichen bei Schnittentbindungen eine kontrollierte Beatmung mit Einsparung von Anästhetika und eine gute Entspannung der Bauchmuskulatur. Neue nichtdepolarisierende Muskelrelaxanzien, wie Vecuronium oder Atracurium, zeigen keine ungünstigen Wirkungen auf das Neugeborene (6, 9). In Anbetracht der erhöhten Aspirationsgefahr stellen sie jedoch keine Alternative für Succinylcholin dar, da die Zeitdauer bis zu ihrem Wirkungseintritt eine rasche Intubation nicht erlaubt.

Tabelle 4. Prinzipien der balancierten Anästhesie in der Geburtshilfe

---

Linksseiten-Kopfhochlagerung
Prämedikation (Antiemetika, Ranitidin)
Präoxygenierung
Vorinjektion eines nichtdepolarisierenden Muskelrelaxans
i.v. Narkoseeinleitung mit niedriger Dosierung
1,5 - 2 mg/kg KG Succinylcholin i.v.
Endotracheale Intubation
Kontrollierte Beatmung mit N_2O/O_2 - $PaCO_2$ 30 mm Hg
F_IO_2 > 0,5
Inhalationsanästhetika in niedriger Dosierung
Gegebenenfalls Tokolytika vor Entwicklung des Kindes
Gegebenenfalls Muskelrelaxation

Der Ablauf einer balancierten Allgemeinanästhesie bei geburtshilflichen Eingriffen sollte sich unter Berücksichtigung der in Tabelle 4 dargestellten Grundsätze gestalten. Entscheidende Bedeutung kommt der ausreichenden Linksseitenlagerung zu, um ein aortokavales Syndrom zu vermeiden.

Als Prämedikation können Antiemetika gegeben werden. Die Präoxygenierung schafft ein Sauerstoffreservoir bei der Mutter. Durch Vorinjektion eines nichtdepolarisierenden Muskelrelaxans sollen die intragastralen Drucksteigerungen und Muskelfaszikulationen als Folge der anschließenden Succinylcholininjektion vermieden werden. Die Zeitdauer für die Intubation sollte wegen der erhöhten Hypoxiegefahr für die Schwangere 20 s nicht überschreiten. Dem von MARX postulierten optimalen mütterlichen PO_2 von 300 mm Hg wird durch einen hohen Sauerstoffanteil im Gasgemisch von mindestens 50 %, besser 66 % Rechnung getragen. Bei der kontrollierten Beatmung sollte der mütterliche PCO_2 auf 30 mm Hg einreguliert werden. Auf die erhöhte Gefahr einer Diffusionshypoxie muß in der Ausleitungsphase besonders Rücksicht genommen werden.

In der Literatur ist über kardiale und hämodynamische Zwischenfälle bei Kombination von sympathikomimetischen Tokolytika und Inhalationsanästhetika berichtet worden. Wir selbst haben derartige Komplikationen bei Anwendung niedriger Halothan- oder Ethranekonzentrationen und klinisch üblicher Fenoteroldosierung nicht gesehen (26). Beta$_2$-Mimetika beeinflussen in vielfacher Hinsicht den mütterlichen Organismus. Insbesondere in der Akutphase der Therapie führen sie zu einer Stimulation des Herzens, zu peripherer Gefäßdilatation, zu Veränderungen des Wasser-Elektrolyt-Haushalts mit erheblicher Wasserretention sowie zu Veränderungen des Kohlenhydrat- und Fettstoffwechsels mit zum Teil ausgeprägter metabolischer Azidose und beinhalten somit sehr wohl eine erhöhte Gefährdung der Schwangeren im Rahmen einer Allgemeinanästhesie. Die gefürchtetste Tokolysekomplikation stellt das Auftreten eines Lungenödems dar, für dessen Entstehung ein multifaktorielles Geschehen diskutiert wird (Abb. 5).

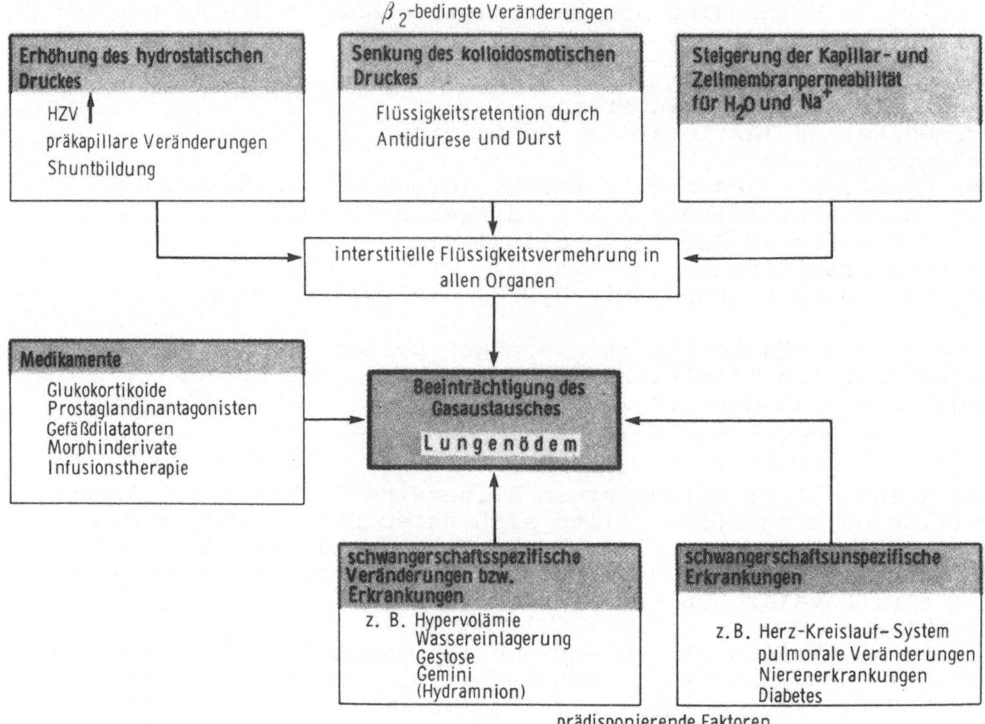

Abb. 5. Lungenödementstehung unter Beta$_2$-sympathikomimetischer Therapie. Pathophysiologie und begünstigende Faktoren (Nach <u>11</u>)

Die Information des Anästhesisten durch den Geburtshelfer, ob und wie lange Betamimetika verabfolgt wurden, ist deshalb besonders wichtig, da eine intra- oder postoperativ fehlerhaft durchgeführte Infusionstherapie insbesondere bei Gestosepatientinnen zu exzessiver Hyperhydratation mit der Gefahr eines Lungenödems führen kann. Gleichermaßen gelten in solchen Fällen Opiate als kontraindiziert, da sie über eine ADH- und Reninaktivierung eine zusätzliche Einschränkung der Nierenfunktion bewirken.

Eine besondere Problematik für die Durchführung einer Allgemeinanästhesie bieten Patientinnen mit einer EPH-Gestose, einer Präeklampsie oder gar einer manifesten Eklampsie. Führendes Symptom dieser schwersten schwangerschaftsspezifischen Erkrankung ist ein generalisierter Arteriolenspasmus. Generell ist mit einer fetalen Mangelentwicklung sowie einer hohen kindlichen Mortalität und Morbidität zu rechnen. Ein wesentlich vergrößerter Extrazellulärraum, Elektrolytverschiebungen, Hämokonzentration und Hypoproteinämie stellen besondere Risikofaktoren dar.

Schon bei gesunden Schwangeren wird während der Narkoseeinleitung und bei Operationsbeginn ein Anstieg des Cardiac output

Tabelle 5. Maßnahmen zur Verhinderung einer Magensaftaspiration

---

Prämedikation (z. B. Triflupromazin, Metoclopramid)
Linksseiten-Kopfhochlagerung
Präoxygenierung
Vorinjektion eines nichtdepolarisierenden Muskelrelaxans
Keine Maskenbeatmung
Crush-Intubation
Sellikscher Handgriff
Extubation im Wachzustand

---

bis zu 20 % beobachtet. Erheblich stärkere Blutdruckanstiege gegenüber normotensiven Patientinnen mit der Gefahr eines Lungenödems werden bei behandelten wie unbehandelten präeklamptischen Patientinnen gefunden (21). Darüber hinaus findet sich häufig eine erhöhte Sensibilisierung gegen Angiotensin und Noradrenalin (25). HODGKINSON et al. (15) beobachteten bei solchen Schwangeren während der Intubations- und Extubationsphase einen erheblichen Anstieg des arteriellen Mitteldrucks, des Pulmonalarteriendrucks sowie des pulmonalen Verschlußdrucks.

Autoptische Befunde ergaben bei 33 eklamptischen Patientinnen in ca. 58 % der Fälle Hirnblutungen, in 18 % ein Hirnödem und bei annähernd 80 % der Patientinnen eine Hypertrophie des Herzens (18). Die prophylaktische Gabe kurzwirkender Antihypertensiva vor Narkosebeginn erweist sich problematisch, da sie einerseits eine Erhöhung des intrakraniellen Drucks bedingen und so bei der Mutter Konvulsionen auslösen können, andererseits ausgeprägte Blutdruckabfälle in hohem Maß den Feten gefährden. Das Risiko für die Mutter ist unseres Erachtens durch eine suffiziente präoperative Sedierung zu mindern, da die meist unreifen Feten ohnehin einer Intensivtherapie bedürfen, d. h. eine postpartale Atemdepression in Kauf genommen werden kann. Weiterhin ist bei der Mutter bei derartig schweren Krankheitsbildern bis zur Stabilisierung der Vitalfunktionen in jedem Falle eine postoperative Nachbeatmung indiziert.

Nach wie vor steht an erster Stelle anästhesiologisch bedingter mütterlicher Todesfälle das Aspirationssyndrom. Die routinemäßige Prophylaxe mit Antazida konnte sich bisher in Deutschland nicht durchsetzen, zumal die Aspiration selbst durch eine derartige Medikation nicht verhindert werden kann und eine Antazidaaspiration selbst massive und vor allem persistierende pulmonale Schäden nach sich ziehen kann. Einen zunehmenden Stellenwert erhält die Prämedikation mit H_2-Rezeptorenblockern, da durch sie sowohl der pH-Wert des Magensaftes über den kritischen Grenzwert von 2,5 angehoben als auch die Menge des Magensaftes reduziert werden kann. Hierbei erwies sich Ranitidin aufgrund seiner vielfach stärkeren und länger anhaltenden Wirkung dem Cimetidin überlegen. Ungünstige Wirkungen auf den Feten sind trotz rascher Plazentapassage nicht nachgewiesen worden (19). Diese Substanzen wirken naturgemäß erst nach einer gewissen Zeitverzögerung. Ihre Effektivität ist nur dann gewährleistet, wenn eine Applikation zeitgerecht erfolgt. Die

begrenzte Wirkdauer erfordert wiederholte Gaben. Für Notfall-
eingriffe, die das höchste Aspirationsrisiko aufweisen, kommt
ihre Anwendung jedoch nicht in Frage.

Die wesentlichsten Maßnahmen zur Senkung des Aspirationsrisi-
kos sind in Tabelle 5 zusammengefaßt. Die endotracheale Intubation ist im Rahmen einer geburtshilflichen Anästhesie als ob-
ligatorisch zu betrachten, da sie zwar keinen absoluten, jedoch
den höchstmöglichen Schutz gegen eine Regurgitation oder Aspiration bietet.

Literatur

1. ABBOUD, T., HENRIKSEN, E., KIM, S. H., CHEN, T. C., LEVIN-
   SON, G., SHNIDER, S. M.: Enflurane and halothane: Effects
   of placental transfer. Anesthesiology 51, S 306 (1979)

2. BAKKE, O. M., HARAM, K., LYGRE, T., WALLEM, G.: Comparison
   of the placental transfer of thiopental and diazepam in
   caesarean section. Europ. J. clin. Pharmacol. 21, 221 (1981)

3. BIEHL, D. R., YARNELL, R., WADE, J. G., SITAR, D.: The uptake of isoflurane by the foetal lamb in utero: Effect on
   regional blood flow. Canad. Anaesth. Soc. J. 30, 581 (1983)

4. BIEHL, D. R., COTE, J., TWEED, W. A., et al.: Uptake of halothane by the normal foetal lamb in utero. Canad. Anaesth.
   Soc. J. 30, 24 (1983)

5. CRAWFORD, J. S., DAVIES, P.: Status of neonates delivered
   by elective caesarean section. Brit. J. Anaesth. 54, 1015
   (1982)

6. DAILEY, P. A., FISCHER, D. M., SHNIDER, S. M., BAYSINGER,
   C. L., SHINOHARA, Y., MILLER, R. D., ABBOUD, T. K., KIM,
   K. C.: Pharmacokinetics, placental transfer, and neonatal
   effects of vecuronium administered prior to delivery. Anesthesiology 57, A 391 (1982)

7. DORSCH, J., STUDE, I., FISCHER, W. M.: Die Beurteilung der
   fetalen Herzfrequenz bei Schnittentbindungen in Allgemeinnarkose. Arch. Gynec. 228, 190 (1979)

8. DOWNING, J. W., BULEY, R. J. R., BROCK-UTNE, J. G., HOULTON,
   P. C.: Etomidate for induction of anaesthesia at caesarean
   section: Comparison with thiopentone. Brit. J. Anaesth. 51,
   135 (1979)

9. FRANK, M., FLYNN, P. J., HUGHES, R.: Atracurium in obstetric
   anaesthesia. A preliminary report. Brit. J. Anaesth. 55, 113
   (1983)

10. GARSTKA, G., SCHLEBUSCH, H., ROMMELSHEIM, K.: Die Lungen-
    funktion der Schwangeren und ihre Bedeutung für die Narkose-

ventilation der Kaiserschnittpatientin. Anästh. Intensiv-
ther. Notfallmed. 17, 290 (1982)

11. GROSPIETSCH, G., KUHN, W.: Tokolyse mit Betastimulatoren.
    Indikation - Klinik - Probleme, p. 160. Stuttgart, New York:
    Thieme 1983

12. HARAM, K., BAKKE, O. M., JOHANNESSEN, K. H., LUND, T.:
    Transplacental passage of diazepam during labor: Influence
    of uterine contractions. Clin. Pharmacol. Ther. 24, 590
    (1978)

13. HARAM, K., BAKKE, O. M.: Diazepam as an induction agent for
    caesarean section: A clinical and pharmacokinetic study of
    fetal drug exposure. Brit. J. Obstet. Gynaec. 87, 506 (1980)

14. HODGKINSON, R., MARX, G. F., KIM, S. S., MICLATT, N. M.:
    Neonatal neurobehavioral tests following vaginal delivery
    under ketamine, thiopental, and extradural anesthesia.
    Anesth. Analg. 56, 548 (1977)

15. HODGKINSON, R., HUSAIN, F. J., HAYASHI, R. H.: Systemic and
    pulmonary blood pressure during caesarean section in par-
    turients with gestational hypertension. Canad. Anaesth.
    Soc. J. 27, 389 (1980)

16. JAMES, F. M., CRAWFORD, J. S., HOPKINSON, R., DAVIES, P.,
    NAIEM, H.: A comparison of general anesthesia and lumbar
    epidural analgesia for elective caesarean section. Anesth.
    Analg. 56, 228 (1977)

17. KENNEDY, R., VAN HAMME, M., GHONEIM, M., ROBILLARD, J.,
    TURNER, T.: Fetal blood concentrations of etomidate fol-
    lowing maternal administration. American Society of An-
    esthesiology Meetings, Chicago, Illinois, Oktober 1978

18. LOPEZ-LLERA, M., LINARES, G. R., HORTA, J. L. H.: Maternal
    mortality rates in eclampsia. Amer. J. Obstet. Gynec. 124,
    149 (1976)

19. McAULEY, D. M., MOORE, J., McCAUGHEY, W., DONELLY, B. D.,
    DUNDEE, J. W.: Ranitidine as an antacid before elective
    caesarean section. Anaesthesia 38, 108 (1983)

20. PICKERING, B. G., PALAHNIUK, R. J., COTE, J., WADE, J. G.,
    PASH, M. G.: Cerebral vascular responses to ketamine and
    thiopentone during foetal acidosis. Canad. Anaesth. Soc. J.
    29, 463 (1982)

21. PRYS-ROBERTS, C., GREENE, L. T., MELOCHE, R., FOEX, P.:
    Studies of anesthesia in relation to hypertension. II:
    Haemodynamic consequences of induction and endotracheal
    intubation. Brit. J. Anaesth. 43, 393 (1971)

22. SHNIDER, S. M., WRIGHT, R. G., LEVINSON, G., ROIZEN, F.,
    WALLIS, K. L., ROBBIN, St. H., CRAFT, J. B.: Uterine blood

184

flow and plasma norepinephrine changes during maternal
stress in the pregnant ewe. Anesthesiology <u>50</u>, 524 (1979)

23. SHNIDER, S. M., ABBOUD, T., LEVINSON, G., WRIGHT, R. G.,
    KIM, S., HENRIKSEN, E., HUGHES, S. C., ROIZEN, M. F., HOHN-
    SON, J.: General anesthesia for cesarean section: Maternal
    and fetal norepinephrine levels and neonatal neurobehavi-
    oral status. Anesthesiology <u>53</u>, S 302 (1980)

24. STOVNER, J., VANGEN, O.: Diazepam compared to thiopentone
    as induction agents for caesarean section. Acta anaesth.
    scand. <u>18</u>, 264 (1974)

25. TALLEDO, O., CHESLEY, L., ZSPAN, F.: Reninangiotensin sy-
    stem in normal and toxemic pregnancies. Amer. J. Obstet.
    Gynec. <u>100</u>, 218 (1968)

26. TRAUB, E., KNOCHE, E., DICK, W., JONATHA, W., LINDNER, K.-H.:
    Der Einfluß von Fenoterol auf die Arrhythmiehäufigkeit wäh-
    rend der Sectio-Narkose. Geburtsh. u. Frauenheilk. <u>42</u>, 11
    (1982)

27. WARREN, T. M., DATTA, S., OSTHEIMER, G. W., NAULTY, J. S.,
    WEISS, J. B., MORRISON, J. A.: Comparison of the maternal
    and neonatal effects of halothane, enflurane, and isoflurane
    for caesarean delivery. Anesth. Analg. <u>62</u>, 516 (1983)

Besonderheiten der „Balanced anesthesia" im Kindesalter

Von J. Wawersik

Im Schrifttum trifft man auf die verschiedensten Definitionen
des Begriffs "Balanced anesthesia". LUNDY verstand 1926 darunter eine Kombination von Prämedikation, Lokalanästhesie und
Allgemeinnarkose (1). Nach den pharmakologischen Fortschritten
der vergangenen 50 Jahre hat dann COLLINS (1) die sogenannte
"Balanced anesthesia" in vier Kategorien eingeteilt, die er
wie folgt definierte:
1. Kombination von Inhalationsnarkotika, intravenösen Narkotika und rektal applizierten Narkosemitteln.
2. Kombination von Allgemeinnarkose mit Regionalanästhesie.
3. Kombination von Allgemeinnarkose mit Muskelrelaxanzien.
4. Kombination von Allgemeinnarkose mit Neurolepsie und Muskelrelaxation.

Der Begriff "Kombinationsnarkose" sollte dagegen, folgt man
COLLINS weiter, nur auf die Kombination von Thiobarbiturat,
Lachgas und Kurare beschränkt bleiben. Dieser wenig schlüssi-
gen Definition der balancierten Narkose ist natürlich auch im
Schrifttum widersprochen worden, denn es sollte nicht darauf
ankommen, welche Mittel man kombiniert, sondern welche Wirkung
die Summe der eingesetzten Mittel entfaltet (7).

Gerade auch im Hinblick auf Narkosen bei Kindern sollte man
unter "Balanced anesthesia" am ehesten eine Narkoseform verstehen, die das Bewußtsein, die motorische Reaktion auf Schmerzreize sowie einen störenden Muskeltonus und gegebenenfalls auch
die Spontanatmung für die Dauer der Operation ausschaltet, die
jedoch so geführt wird, daß die Patienten nach Beendigung der
Narkose innerhalb einer Frist von maximal 15 - 30 min ihr Bewußtsein, ihre Spontanatmung sowie die natürlichen Schutzreflexe und ihre motorische Kraft wiedererlangen.

Im eigenen Verständnis ist eine Narkose demnach balanciert,
wenn man sie nur so tief wie unbedingt nötig führt oder - anders formuliert - wenn die Narkose in Abhängigkeit von der
wechselnden Situation im Operationsfeld so flach wie möglich
gehalten wird.

Auf eine balancierte Narkose in diesem Sinn kann unter Umständen dann verzichtet werden, wenn ein Kind auch nach der Operation noch für eine gewisse Zeit sediert oder beatmet werden
sollte. Beispiele hierfür sind die Bereiche der Herzchirurgie
und der Neurochirurgie. Wir wissen, daß die kardiale und hämodynamische Toleranz gegenüber Morphium und einigen Morphinderi-
vaten oder gegenüber Diazepam sehr groß ist. So kann z. B. eine
Dosis von 10 - 20 µg/kg Fentanyl oder von 4 - 5 mg/kg Pethidin
durchaus zweckmäßig sein. Dies ist dann jedoch keine balancierte Anästhesie im zuvor definierten Sinn.

Tabelle 1. Derzeit überwiegend verwendete Narkosemittel nebst Applikationsform im Kindesalter

Narkoseeinleitung		Narkoseführung		Muskelrelaxation
Rektal:	Hexobarbital Thiopental Methohexital Chloralhydrat Diazepam	Intravenös:	Droperidol Fentanyl "lytische Mischung" Diazepam Flunitrazepam	Succinyl i.v., i.m. Pancuronium i.v.
Intravenös:	Methohexital Hexobarbital Etomidat Diazepam Flunitrazepam	Pulmonal:	Halothan Ethrane	
Intramuskulär:	Ketamin			
Pulmonal:	Halothan Ethrane Stickoxydul			

Tabelle 2. Ausgewählte Kombinationsmöglichkeiten zur Narkoseführung im Sinne einer "balancierten Narkose" im Kindesalter

Narkoseführung ohne oder mit Muskelrelaxation sowie Verwendung von Stickoxydul in jedem Fall

Narkose-einleitung	Halothan oder Ethrane	Fentanyl mit oder ohne Droperidol	"lytische Mischung"	Diazepam oder Flunitrazepam	Halothan oder Ethrane und Fentanyl mit oder ohne Droperidol	Halothan oder Ethrane und "lytische Mischung"
Rektal	+	<u>+</u>	<u>+</u>	–	<u>+</u>	<u>+</u>
Intravenös	+	+	+	–	+	<u>+</u>
Pulmonal	+	Ø	Ø	Ø	+	<u>+</u>

+ = optimal
<u>+</u> = bedingt praktikabel
Ø̄ = nicht sinnvoll
– = nicht praktikabel

Tabelle 3. Dosierungsanweisung für die sogenannte "lytische Mischung"

Ansatz:	100 mg Pethidin	= 2 ml
	50 mg Promethazin	= 2 ml
	0,6 mg Hydergin	= 2 ml
	insgesamt	6 ml

Dosierung beim Erwachsenen:

fraktioniert zu 3 - 6 ml pro Dosis in kurzen Abständen unter Blutdruckkontrolle bis zu
300 - 400 mg Dolantin = 4 - 5 mg/kg KG
entspricht
18 - 24 ml = 0,25 - 0,35 ml/kg KG

Dosierung bei Kindern:

2,5 - 3,5 ml/10 kg KG

Will man nun nach diesen einleitenden Betrachtungen die Methoden der balancierten Narkose im Kindesalter systematisieren, so muß man sich vorab die verfügbaren und derzeit allgemein verbreiteten Narkosemittel sowie ihre Applikationsform vergegenwärtigen (Tabelle 1). Schon die Art der Narkoseeinleitung - rektal, intravenös, intramuskulär oder durch Inhalation -, aber natürlich auch die Auswahl der kombinierten Mittel bestimmen die Steuerbarkeit der Narkosetiefe und der Narkosedauer. Legt man die hier aufgezählten Mittel zugrunde, so ergeben sich daraus nicht weniger als 18 Kombinationsmöglichkeiten, die Anwendung von Muskelrelaxanzien nicht geachtet (Tabelle 2). Rein empirisch seien diese Alternativen wie folgt bewertet:

Optimal geeignet im Sinne einer balancierten Narkoseführung sind Halothan oder Ethrane nach Einleitung mit einem kurzwirkenden intravenösen Narkosemittel oder als reine Inhalationsnarkose. Diese Kombination kann durch Fentanyl mit oder ohne Droperidol in niedriger Dosierung ergänzt werden. Auch diese Kombination führt zu befriedigenden Ergebnissen.

Nur bedingt praktikabel ist demgegenüber eine durch Stickoxydul ergänzte Neuroleptanalgesie im Sinne der Originalmethode. Narkosetiefe und Dauer der Aufwachphase sind dann schwer abzuschätzen. Nach Narkoseende ist eine Intensivüberwachung für mindestens 12 h geboten. Das gleiche gilt für Narkosen, deren wesentliche analgetische und hypnotische Komponente die sogenannte "lytische Mischung" ist (Tabelle 3). Diese Feststellung berührt jedoch keineswegs den Stellenwert dieser Narkoseform an sich. In der Neurochirurgie, in der Herzchirurgie oder bei anderen intrathorakalen Eingriffen behauptet diese Kombination im Gegenteil nach wie vor ihre Position. Die Dosierung entspricht derjenigen beim Erwachsenen. Für die Praxis merkt man sich am besten zur Anwendung bei Kindern eine Menge von 2,5 - 3,5 ml pro 10 kg Körpergewicht der "lytischen Mischung".

Tabelle 4. Medikamente zur rektalen Basisnarkose bei Kindern

Wirkstoff	Arzneimittelspezialität	Dosierung mg/kg
Hexobarbital	Evipan	40
Thiopental	Trapanal Thiopental "Lentia"	40
Chloralhydrat	Rectiole	40
Methohexital	Brevimytal	30
Diazepam	Diazepam Desitin rectal tube 10 mg	1

Tabelle 5. Einschlafzeit und Aufwachphase nach rektaler Narkoseeinleitung mit Methohexital (30 mg/kg Körpergewicht) bei 23 konsekutiven Narkosen im Kindesalter (Körpergewicht = 20 kg)

Einschlafzeit: minimal 4 min, maximal 18 min
              in zwei Fällen keine optimale Wirkung

Reaktionslatenz nach Narkoseende: in 10 Fällen = 5 min
                                  in 8 Fällen = 30 min
                                  in 4 Fällen = 40 - 90 min

Die fraktionierte Applikation erfolgt zu Beginn längerer Eingriffe. Eine eventuell noch erforderliche Substitutionsdosis
wird dann so bemessen, daß man eine Menge verabreicht, die 1 mg/
kg Körpergewicht Pethidin enthält. Es sei jedoch wiederholt,
daß diese Methode nicht im Sinne einer balancierten Narkose
verstanden werden sollte, sondern daß sie eine längere postoperative Sedierung mit Intensivüberwachung, gegebenenfalls auch
eine kontrollierte Beatmung impliziert.

Die Kombination der "lytischen Mischung" mit einer Narkoseeinleitung durch Halothan oder Ethrane erscheint generell nicht
sinnvoll, weil sich die Indikation zur "lytischen Mischung"
überwiegend in Fällen stellt, bei denen kardiale Risikofaktoren oder Hirndruckgefahr bestehen. Es kann aber andererseits
sehr wohl sinnvoll sein, nach einer anfänglichen Applikation
von "lytischer Mischung" in der Schlußphase einer Narkose Halothan oder Ethrane hinzuzunehmen. Dies wird später an einem
praktischen Beispiel belegt.

Auch alle Kombinationen mit rektaler Narkoseeinleitung sind unter dem Aspekt der balancierten Anästhesie nach den eigenen Erfahrungen mit einem Vorbehalt zu versehen, weil man die Aufwachphase nicht exakt abschätzen kann. Auch dies ist freilich
nur eine empirische Feststellung, nachdem im eigenen Tätigkeits-
bereich über Jahre alle Möglichkeiten einer rektalen Basisnarkose erprobt wurden (Tabelle 4). Als gänzlich ungeeignet, weil
wegen Unterdosierung überwiegend unwirksam, hat sich Diazepam

Tabelle 6. Narkoseprotokoll eines sechsjährigen Kindes (19,8 kg Körpergewicht) als Beispiel für den Dosierungsspielraum von Diazepam (Operation: Zahnsanierung)

Uhrzeit		8.00	9.00	10.00	11.00	11.30	12.00
Atropin	mg	0,4					
Pethidin	mg	30					
Promethazin	mg	15					
Triflupromazin	mg		5				
Diazepam	mg		10			5 10 5	5 5
Bemerkungen		1. Prämedikation	2. Prämedikation			OP-Beginn	OP-Ende

in der Zubereitung als Desitin rectal tube erwiesen. Bevorzugt wird inzwischen Methohexital, weil die Wirkung meist innerhalb von 10 min eintritt. Die Narkosetiefe ist jedoch im weiteren Verlauf nicht so individuell steuerbar, wie man dies von einer balancierten Narkose verlangen sollte. Diese Schlußfolgerung drängt sich jedenfalls auf, wenn man die Dauer der Aufwachphase betrachtet (Tabelle 5). Vier von 22 konsekutiven Fällen waren erst nach 40 - 90 min erweckbar.

Als nicht sinnvoll oder nicht praktikabel ist schließlich die reine oder überwiegend mit Diazepam oder Flunitrazepam geführte Narkose einzustufen. Es hat sich gezeigt, daß man Diazepam - adäquate Überwachung und adäquates narkosetechnisches Rüstzeug vorausgesetzt - sehr hoch dosieren kann (Tabelle 6). 1,0 - 1,5 mg/kg Körpergewicht mögen erforderlich sein, um Kinder im Einzelfall ruhigzustellen. Erreicht wird damit jedoch lediglich eine intensive und unter Umständen bis zu 24 h anhaltende hypnotische Wirkung. Die Analgesie ist jedoch schlecht. Sinnvoll ist deshalb Diazepam bestenfalls als Basis für eine lange Narkose in der Diagnostik, z. B. beim Herzkatheter. Für den praktischen Gebrauch (Tabelle 7) verdünnt man den Inhalt einer Ampulle Diazepam (10 mg in 2 ml) auf 5 ml. Von dieser Lösung ist dann 0,1 ml/kg Körpergewicht zu applizieren. Dies bewirkt eine gute Basissedierung, so daß die anschließende Intubationsnarkose, z. B. mit Stickoxydul und Ethrane in sehr niedriger Dosierung, während bestimmter Untersuchungsabschnitte auch mit Ethrane und Luft, unter Spontanatmung geführt werden kann.

Tabelle 7. Dosierungsanweisung für Ketamin und Diazepam

Ketamin: (Injektionslösung mit 10 mg/ml)

Intravenös: 2 mg/kg KG - Substitution nach Wirkung in kleinst-
                 möglichen Fraktionen bis zur Gesamtdosis von
                 40 mg/kg KG

Intramuskulär: 6 - 10 mg/kg KG

Diazepam: (Injektionslösung mit 5 mg/ml)

Intravenös: 0,2 mg/kg KG initial
                 gegebenenfalls Nachinjektion von 0,1 mg/kg KG
                 in Abständen von 3 min eventuell auch mehrfach
                 wiederholt bis zur gewünschten Wirkung

Praktischer Gebrauch: Der Ampulleninhalt von 2 ml wird mit 3 ml
Glukose auf ein Gesamtvolumen von 5 ml verdünnt. Die Konzentration beträgt dann 2 mg Valium pro ml.

Dosierung dieser Lösung: 0,1 ml/kg KG initial
                         0,05 ml/kg KG zur Substitution

Tabelle 8. Dosierungsanweisung für die Neuroleptanalgesie

Dosierung von Droperidol und Fentanyl pro Gewichtseinheit wie
beim Erwachsenen:

DHB   = 0,05 - 0,1   mg/kg KG
Fentanyl = 0,005 - 0,007 mg/kg KG

oder bezogen auf jeweils 10 kg KG:

0,5 - 1,0 mg Droperidol und
0,05 - 0,07 mg Fentanyl

Das sind jeweils pro 10 kg KG:
0,3 ml Thalamonal (0,2 - 0,4 ml) oder Droperidol

und

1,0 - 1,4 ml Fentanyl oder
1,0 ml Fentanyl + 0,3 ml Thalamonal

Substitutionsdosis von Fentanyl:
0,0005 - 0,0015 mg/kg KG

oder jeweils für 10 kg KG:
0,1 - 0,3 ml Fentanyl der Ampullenlösung

Für die wiederholte Substitution wird 1 ml = 0,05 mg Fentanyl
auf 10 ml Glukose verdünnt.

Die Substitutionsdosis dieser Lösung beträgt 1,0 - 3,0 ml pro
10 kg KG.

Tabelle 9. Dosierungsanweisung für die Applikation von Muskelrelaxanzien im Kindesalter

Succinylcholin:	1 mg pro kg KG intravenös 2 mg pro kg KG intramuskulär Substitution mit einem Drittel der Initialdosis
Tubocurarin:	0,25 mg pro kg KG
Pancuronium:	0,06 mg pro kg KG nach Succinyl 0,1 mg pro kg KG allein Substitution mit einem Fünftel der Initialdosis

Flankierende Medikamente:
Atropin: 0,02 mg pro kg KG
Neostigmin: 0,04 - 0,06 mg pro kg KG

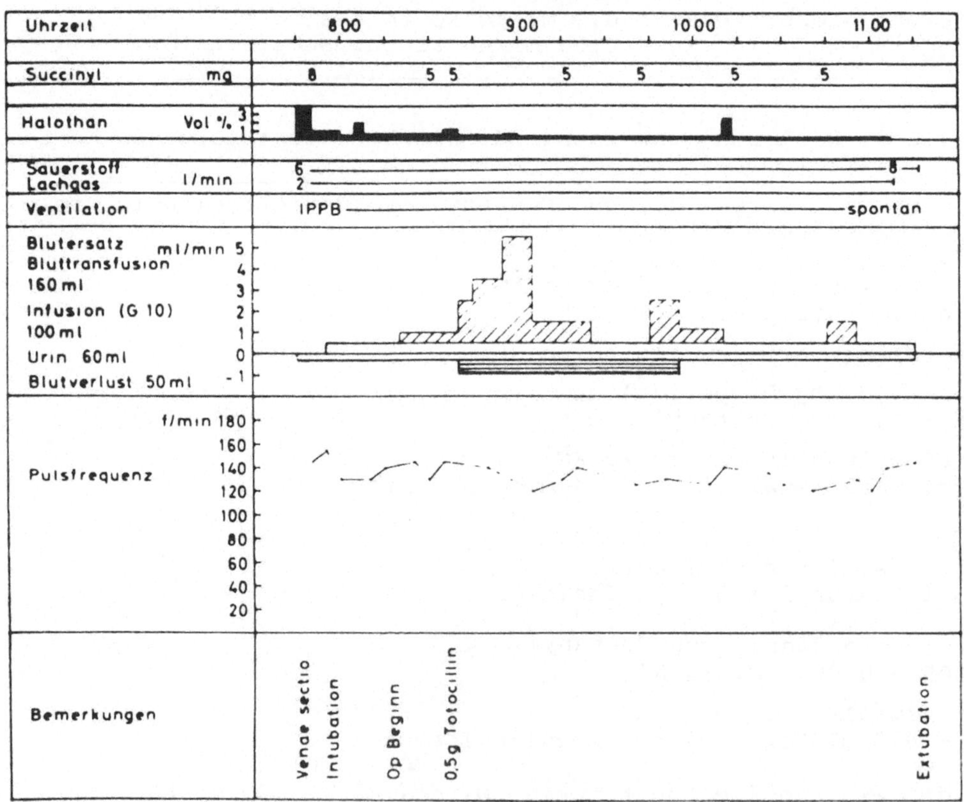

Abb. 1. Narkoseprotokoll einer Rektosigmoidresektion bei Mega-
kolon (J. S., 11 Monate, 7,8 kg)

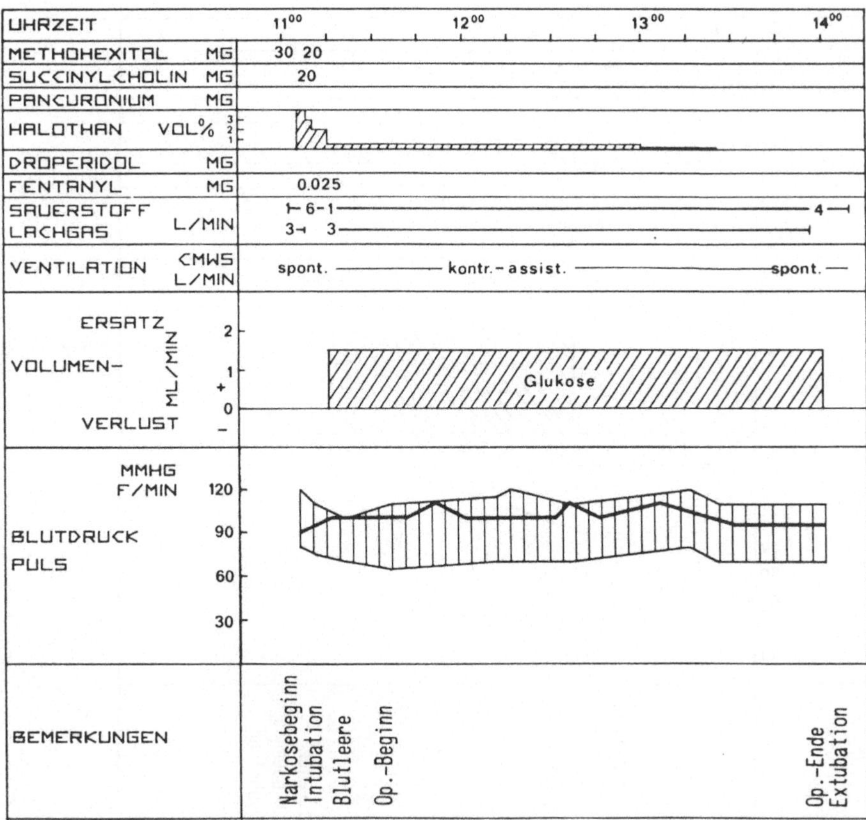

Abb. 2. Narkoseprotokoll zur Operation einer Tibiapseudarthrose
(R. B., 7 Jahre, 20,5 kg. Protokoll vom 1.11.1983)

Sieht man von diesen Sonderfällen ab, so verbleiben für die balancierte Narkose im Kindesalter nur zwei Kombinationsmöglichkeiten (Tabelle 2), nämlich die reine Inhalationsnarkose mit
Halothan oder Ethrane und Stickoxydul sowie die Kombination
dieser Mittel mit Fentanyl und Droperidol in niedriger Dosierung. Eine intravenöse Narkoseeinleitung mit Barbituraten oder
Etomidat ist möglich.

Die Dosierung von Fentanyl und Droperidol (Tabelle 8) erfolgt
nach einem bestimmten Schema. Leitlinie ist die Applikation
von 5 - 7 µg Fentanyl pro kg Körpergewicht und 50 - 100 µg Droperidol pro kg Körpergewicht. Für die Praxis der Kinderanästhesie ist es zweckmäßig, sich die Dosierung pro 10 kg Körpergewicht zu merken. Dies sind initial 0,3 ml Thalamonal zusammen
mit 1 ml Fentanyl oder 0,3 ml Droperidol und 1,0 - 1,4 ml Fentanyl i.v. Die Substitutionsdosis beträgt ein Zehntel bis ein
Drittel dieser Menge. Sofern eine medikamentöse Muskelrelaxation wünschenswert ist (Tabelle 9), kann dies mit Succinylcholin

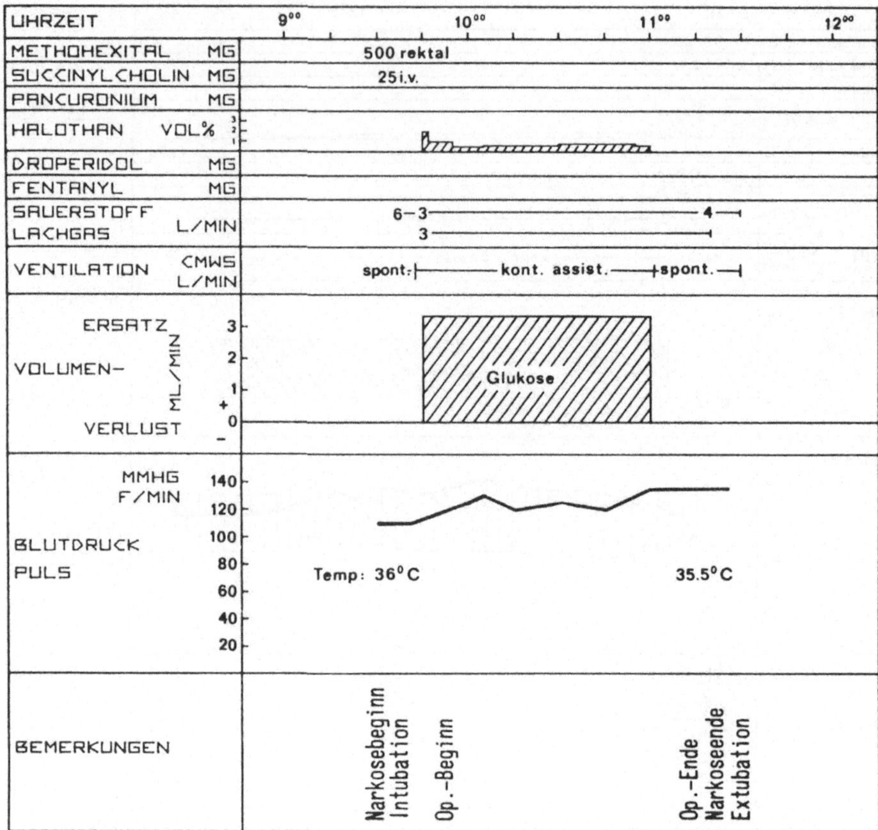

Abb. 3. Narkoseprotokoll zu einem orthopädischen Eingriff der unteren Extremität (P. H., 3 Jahre, 17 kg. Protokoll vom 1.11. 1983)

in einer Dosis von 1,0 mg/kg Körpergewicht mit intermittierenden Substitutionsdosen oder mit Pancuronium geschehen. Für Pancuronium hat sich eine Dosierung von 60 - 100 µg/kg Körpergewicht bewährt.

Diese Leitlinien seien abschließend am Beispiel von fünf Narkoseprotokollen veranschaulicht:

Im ersten Fall (Abb. 1) handelt es sich um einen 11 Monate alten Säugling mit einem Gewicht von 7,8 kg. Die Narkose wurde mit Lachgas/Sauerstoff im Verhältnis 6 : 2 und 4 Vol.% Halothan eingeleitet. Während der dreistündigen Narkose wurde die Muskelrelaxation lediglich durch intermittierende Applikation von jeweils 5 mg Succinylcholin aufrechterhalten. Die Narkosetiefe erschien ausreichend, obwohl die Halothankonzentration mit 0,2 - 0,4 Vol.% deutlich unter dem MAC-Wert lag, der für Kinder dieses Lebensabschnittes mit etwa 1,1 Vol.% angegeben

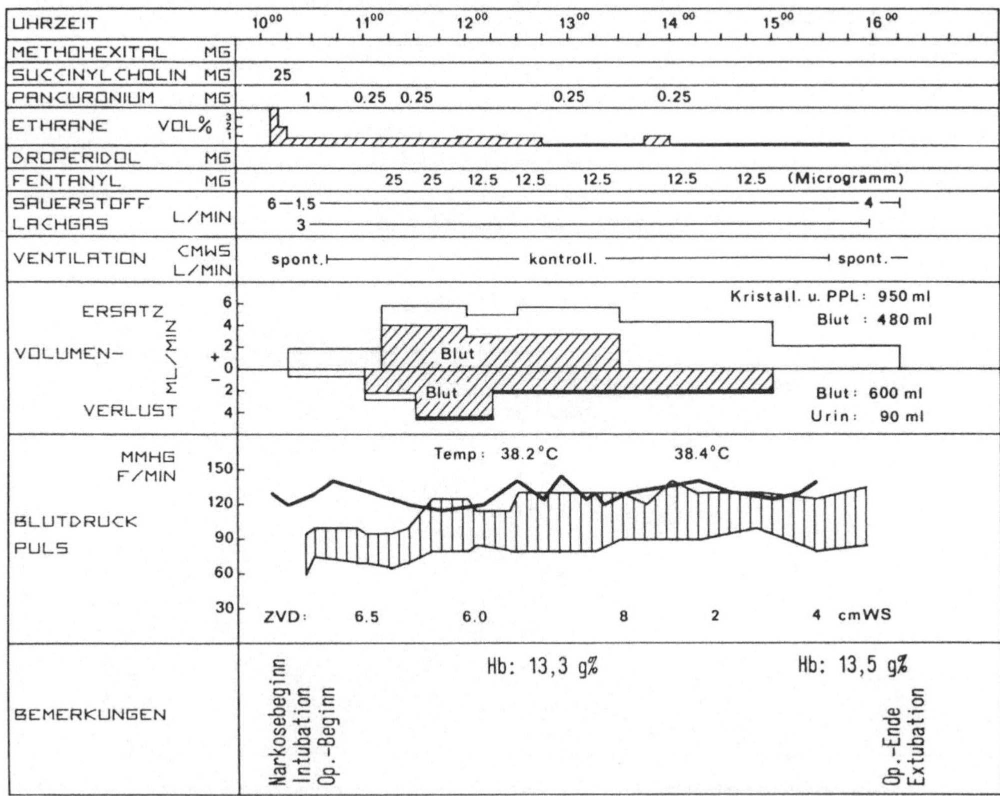

Abb. 4. Narkoseprotokoll Nr. 12.195/83 zu einer Sigmaresektion
(A. W., 3 Jahre, 17 kg)

wird. Das Kind war mit der letzten Hautnaht wach und konnte unverzüglich extubiert werden.

Beim zweiten Beispiel (Abb. 2) handelt es sich um ein siebenjähriges Kind mit einem Körpergewicht von 20,5 kg. Es sollte
eine Tibiapseudarthrose operiert werden. Die Narkose wurde in
diesem Fall mit Methohexital eingeleitet. Einer Initialdosis
von 30 mg folgten noch einmal 20 mg nach der Intubation. Zur
raschen Vertiefung der Narkose wurde Halothan in einer Initialkonzentration von 4 Vol.% appliziert. Nach stufenweiser Reduktion auf zunächst 3 und dann 2 Vol.% genügten für den weiteren
Verlauf 0,5 Vol.% und zuletzt 0,2 Vol.% Halothan. Während der
letzten halben Stunde der Operation, als nur noch der Wundverschluß erfolgte, genügte die Applikation von Lachgas allein.
Die zusätzliche Applikation von 25 µg Fentanyl in der Einleitungsphase der Narkose mag eher eine Frage des Ermessens als
der prinzipiellen Methode gewesen sein. Jedenfalls war auch
dieses Kind innerhalb von wenigen Minuten nach der letzten
Hautnaht wach, konnte extubiert und in den normalen Pflegebereich entlassen werden.

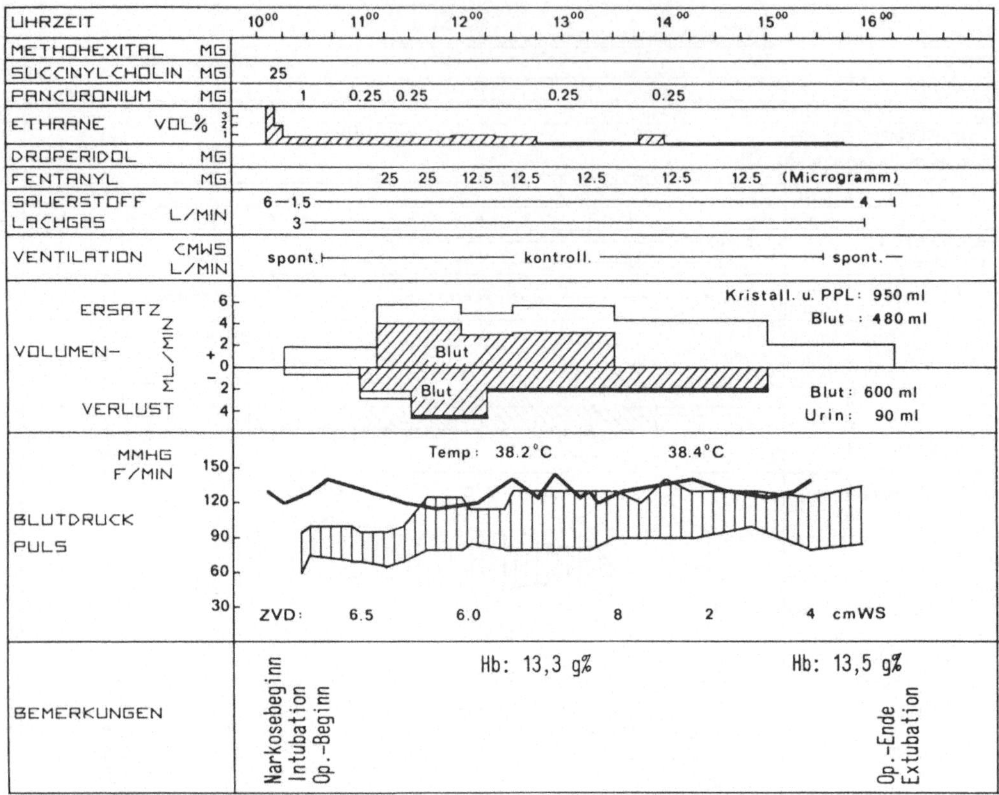

Abb. 5. Narkoseprotokoll zu einer Computertomografie und Shunt-
operation wegen Hydrozephalus (Protokoll Nr. 5.923/83 - S. W.,
5 Monate, 4.260 g)

Im dritten Fall (Abb. 3) handelt es sich um ein dreijähriges
Kind mit einem Körpergewicht von 17 kg. In diesem Fall wurden
zur Einleitung 500 mg Methohexital rektal appliziert. Danach
wurde die Narkose unter Intubation und kontrollierter oder as-
sistierter Beatmung weitergeführt, jedoch war die erforderliche
Halothankonzentration höher als in den vorangegangenen Beispielen. Sie lag überwiegend zwischen 0,7 und 1,0 Vol.%. Die Halo-
thanzufuhr wurde aber auch in diesem Fall bereits eine halbe
Stunde vor Narkoseende abgebrochen. Auch dieses Kind war nach
der zweistündigen Narkose erweckbar und konnte alsbald in den
normalen Pflegebereich entlassen werden. Dieser Fall mag im
Vergleich zum vorherigen Narkoseprotokoll aufzeigen, daß es
notwendig ist, die Konzentration der Inhalationsnarkotika innerhalb gewisser Grenzen jeweils der individuellen Reaktion
des Einzelfalles anzupassen.

Das vierte Beispiel (Abb. 4) soll die Kombination von Fentanyl
und Pancuronium während einer großen abdominellen Operation bei
einem dreijährigen Kind mit einem Körpergewicht von 17 kg ver-
anschaulichen. Die Narkoseeinleitung erfolgte durch Ethrane
und die Narkose wurde darauf während der 1. h ohne weitere
Supplementierung geführt. Zur Muskelrelaxation erhielt das Kind

zunächst 1 mg, später in mehreren Substitutionsdosen jeweils
0,25 mg Pancuronium. Als sich 1 h nach Operationsbeginn die
Größe und die Dauer des Eingriffs abzeichneten, erschien die
zusätzliche Applikation von Fentanyl sinnvoll. Erinnert man
sich an die zuvor festgelegte Dosis von 1 ml Fentanyl pro 10 kg
Körpergewicht (Tabelle 8), so wurde diese Menge auch im vorliegenden Fall approximativ erreicht, jedoch verteilte sich
die Dosis auf sechs Fraktionen über 4 h. Die letzte Dosis wurde 75 min vor Narkoseende appliziert, die Ethranekonzentration
zugleich auf 0,2 Vol.% reduziert und eine halbe Stunde vor Ope-
rationsabschluß beendet. Auch dieses Kind war sehr schnell wach
und konnte extubiert werden.

Als letztes Beispiel (Abb. 5) sei schließlich ein Fall demon-
striert, bei dem initial eine intravenöse Narkoseführung erfolgte, die später durch eine Inhalationsnarkose mit Halothan ab-
gelöst wurde. Es handelte sich um einen fünf Monate alten Säugling mit einem Körpergewicht von 4.260 g. Wegen eines Hydrozephalus erfolgte die Narkoseeinleitung mit Methohexital und
das Kind erhielt primär 0,5 mg Droperidol und 0,05 mg Fentanyl.
Dies überschreitet die einleitend aufgezeigten Leitlinien ge-
ringfügig, lag jedoch in Anbetracht der zu erwartenden Operationsdauer innerhalb des Ermessensspielraums. Als 1 1/2 h später die Ventrikeldrainage gesichert war, bestanden gegen die
Applikation von Halothan keine Bedenken. Neben Stickoxydul genügte eine Konzentration von 0,5 Vol.% Halothan unter kontrollierter Beatmung. Auch dieses Kind war nach Narkoseende sehr
rasch im Vollbesitz seiner natürlichen Schutzreflexe und konnte alsbald extubiert werden.

Nach diesen konkreten Beispielen sei abschließend noch einmal
betont, daß die Regeln einer sogenannten balancierten Narkose
für den Einzelfall reine Empirie sind. Die Dosierung der Narkosemittel und die Auswahl der Medikamente sind in vieler Hinsicht eine Sache der Erfahrung und des persönlichen Ermessens.
Wenn an dieser Stelle ganz bestimmten Kombinationen der Vorzug
gegeben wurde, so mag dies nicht ausschließen, daß ähnliche
Resultate auch mit anderen Kombinationen erreicht werden können. Dies ist eine Frage, die der Diskussion überlassen sei.

Literatur

1. COLLINS, V. J.: Principles of anesthesiology, second edi-
   tion. Philadelphia: Lea & Febiger 1976

2. GOUDSOUZIAN, N. G., LIU, L. M. P., COTE, Ch. J.: Comparison of equipotent doses of non-depolarizing muscle relaxants in children. Anesth. Analg. 60, 862 (1981)

3. GREGORY, G. A.: Out-patient anesthesia. In: Anesthesia, vol.
   2 (ed. R. D. MILLER). New York: Churchill Livingstone 1981

4. REES, G. J., GAY, T. C.: Paediatric anaesthesia. London:
   Butterworths 1981

5. ROBINSON, S., GREGORY, G.: Fentanyl-air-oxygen anesthesia
   for ligation of patent ductus arteriosus in preterm infants.
   Anesth. Analg. 60, 331 (1981)

6. STOELTING, R. K., GIBBS, Ph. S., CREASSER, Ch. W., PETERSON,
   Ch.: Hemodynamic and ventilatory responses to fentanyl, fen-
   tanyl-droperidol, and nitrous oxide in patients with acquired
   valvular heart disease. Anesthesiology 42, 319 (1975)

7. STOELTING, R. K.: Questions and answers. Anesth. Analg. 55,
   907 (1976)

Zusammenfassung der Diskussion zum Thema:
„Spezielle Fragen der Kombinationsanästhesie"

FRAGE:
Kann die Einsparung von Muskelrelaxanzien durch die Anwendung
höherer Konzentrationen von Inhalationsanästhetika im Rahmen
der Kombinationsanästhesie als Vorteil betrachtet werden oder
widerspricht dies vielmehr dem Begriff der "Minimum require-
ments" eines jeden Teiles dieser Anästhesieform, wonach eine
verringerte Dosis von Inhalationsanästhetika die Möglichkeit
nachteiliger Nebenwirkungen reduziert?

ANTWORT:
Isofluran und Enfluran - in geringerem Maße auch Halothan - führen dosisabhängig zu einer Muskelerschlaffung und potenzieren
die Wirkung von Muskelrelaxanzien. Die Verstärkung des Entspan-
nungseffekts führt zur Einsparung von Muskelrelaxanzien (mit
dem verminderten Risiko einer postoperativen Restrelaxierung),
wie auch an Pharmaka, die den Relaxanseffekt antagonisieren.
Bei einem bestimmten Patientengut, z. B. im gynäkologischen Bereich, wo ohnehin eine geringere Relaxierung benötigt wird,
kann dieser Effekt sinnvoll genutzt werden; ebenso können am
Operationsende anstelle von Muskelrelaxanzien kurzfristig Inhalationsanästhetika in höherer Dosierung verabreicht werden,
um der Gefahr einer residuellen Relaxanswirkung in der postoperativen Phase entgegenzuwirken.

Im Rahmen der Kombinationsanästhesie sollten Inhalationsanästhetika jedoch nicht als Ersatz von Muskelrelaxanzien betrachtet
werden, sondern als funktioneller Teil dieser Kombination. Ins
Kalkül zu ziehen ist der geringere Relaxanzienverbrauch unter
Inhalationsnarkose gegenüber Neuroleptanästhesie. Wünschenswert wäre ein verbessertes Monitoring der Muskelrelaxation.

FRAGE:
Sind schädliche Auswirkungen von Narkosegasen bei chronischer
Exposition auf Operations- und Anästhesiepersonal nachgewiesen?

ANTWORT:
Obwohl nach den heute vorliegenden medizinischen Erfahrungen
und Kenntnissen keine nachteiligen Effekte bewiesen sind, müssen die gesetzlichen Grundlagen und darüber hinaus gewisse Vor-
sichtsmaßnahmen eingehalten werden.

Der Nachweis einer Zunahme der Aborthäufigkeit bei chronischer
Exposition gestaltet sich sehr schwierig, da zahlreiche zusätzliche Faktoren, wie soziale Parameter, Alter, Begleiterkrankun-
gen, Medikamentenkonsum, Streß, um nur einige zu nennen, sich

auswirken. Unter Berücksichtigung dieser Meßgrößen ergeben sich
weder in retrospektiven noch in prospektiven Studien, wie sie
beispielsweise in Großbritannien eingeleitet sind, bisher An-
haltspunkte für eine gehäufte Fehlgeburtenrate.

FRAGE:
Sind wir verpflichtet, Mitarbeiterinnen, die trotz Schwangerschaft im Operationsbereich arbeiten wollen, zwangsweise zu
entfernen?

ANTWORT:
Die Vorschrift nach dem Mutterschutzgesetz besagt, daß Schwangere und stillende Mütter in gasexponierten Räumen nicht beschäftigt werden dürfen; in einzelnen Ländern lautet die Vorschrift, daß sie nur arbeiten dürfen, wenn sichergestellt ist,
daß die Luftverschmutzung in diesen Räumen unter ein gesund-
heitsschädigendes Maß reduziert ist.

Leider gibt es jedoch keine gesetzliche Vorschrift über eine
maximale Arbeitsplatzkonzentration für Halothan. Die Empfehlung
für Halothan liegt bei 5 ppm, eine Empfehlung für Enfluran wird
diskutiert. Die Arbeitsplatzkonzentration von flüchtigen Anästhetika sollte jedoch durch entsprechende Absaugvorrichtungen
im Operationsbereich möglichst niedrig gehalten werden.

FRAGE:
Inwieweit ist Isofluran in der Kinderanästhesie, insbesondere
zur Durchführung von Maskennarkosen geeignet?

ANTWORT:
Bei der Einleitung per inhalationem spielt der Geruch des Anästhetikums eine große Rolle. Bei Maskeneinleitung mit hohen
inspiratorischen Isoflurankonzentrationen werden gehäuft exzitatorische Phänomene und Hypersalivation mit der Gefahr eines
Laryngo- oder Bronchospasmus beobachtet. In der postoperativen
Phase treten vermehrt Übelkeit und Erbrechen auf.

FRAGE:
Entsprechen bei der Narkose im Kindesalter die Grundsätze der
Kombinationsanästhesie im Prinzip denen der Erwachsenen oder
muß aufgrund der speziellen Erfordernisse in bestimmten Altersgruppen eher auf eine weniger ausgeglichene Form der Kombinationsnarkose ausgewichen werden?

ANTWORT:
Als Standardverfahren für Früh- und Neugeborene, Risikosäug-
linge wie auch für Risikokinder anderer Altersstufen gilt die
Kombination Fentanyl und Lachgas-Sauerstoff. Pancuronium ist
zur Muskelrelaxation dem Alloferin vorzuziehen, da dieses bei
Früh- und Neugeborenen zu erheblichen Blutdruckabfällen führen

kann. Eine postoperative Nachbeatmung ist in solchen Fällen
obligat.

Für alle übrigen Kinder ist die Inhalationsanästhesie die Methode der Wahl.

FRAGE:
Inwieweit haben die drei Inhalationsanästhetika Halothan, En-
fluran und Isofluran Vor- bzw. Nachteile bei der Anästhesie im
Kindesalter?

ANTWORT:
Für Halothan liegen langjährige gute Erfahrungen vor. Hepato-
pathien sind auch bei kurzfristig wiederholter Anwendung nicht
bekannt geworden.

Auch Enfluran hat sich in der klinischen Praxis bewährt. Bei
hohen Konzentrationen, z. B. bei der Inhalationseinleitung, ist
der vermehrte Anfall von anorganischen Fluoriden bei der Biotransformation im Hinblick auf eine Nephrotoxizität zu berücksichtigen. Die Reduzierung der Krampfschwelle ist nur in Verbindung mit einer Hyperventilation zu erwarten, die allerdings
relativ häufig in der Kinderanästhesie angenommen werden muß.

Die nachteiligen Wirkungen von Isofluran wurden bereits genannt.
Die Ergebnisse von in-vitro-Studien und Tierversuchen deuten
darauf hin, daß die Tendenz von Isofluran, eine maligne Hyperthermie auszulösen, mit derjenigen von Enfluran vergleichbar
ist, sie ist wahrscheinlich geringer als die von Halothan.

Durch keine wissenschaftlich fundierte, kontrollierte Studie
bezüglich der Anästhesiekriterien Einschlaf- und Aufwachzeit,
Nebenwirkungen etc. konnte die Überlegenheit eines bestimmten
Inhalationsanästhetikums im Kindesalter nachgewiesen werden.

FRAGE:
Wie ist die Inhalationseinleitung mit hohen Anfangskonzentra-
tionen zu bewerten?

ANTWORT:
Hohe inspiratorische Anästhesiekonzentrationen für wenige Atem-
züge zur Narkoseeinleitung sollten aufgrund der immer wieder
beschriebenen schwerwiegenden Zwischenfälle nicht als Standard-
methode empfohlen werden. Die intravenöse Einleitung oder - bei
ängstlichen Kindern - auch rektale Applikation z. B. von Brevi-
mytal sind wesentlich geeignetere Methoden.

FRAGE:
Kann in der Kinderanästhesie auf die obligatorische Gabe von
Atropin zur Prämedikation verzichtet werden?

ANTWORT:
Auf Atropin zur Prämedikation kann häufig verzichtet werden.
Als absolute Indikation für die Atropingabe bleibt jedoch die
Verwendung von Succinylcholin.

Die Gabe von Atropin kann entsprechend der gewählten Einleitungs-
methode intramuskulär oder intravenös erfolgen. Nach Ergebnissen
von Resorptionsstudien ist auch die orale oder rektale Verabreichung von Atropin möglich.

FRAGE:
Eignet sich die Kombinationsanästhesie auch bei chirurgischen
Eingriffen an der thorakalen Aorta?

ANTWORT:
Sie stellt das optimale Narkoseverfahren dar bei Patienten mit
hohem Risiko, so insbesondere älteren Patienten mit fortge-
schrittener Gefäßschädigung.

FRÄGE:
Bei Eingriffen an der thorakalen Aorta besteht immer die Gefahr
des Spinalis-anterior-Syndroms. Ist dieses Risiko durch eine
Hypothermie zu vermindern? Wie lange sind die Kühl- und Aufwärm-
zeiten?

ANTWORT:
Durch eine kontrollierte Hypothermie wird die Ischämietoleranz
des Rückenmarks erheblich gesteigert und damit die Gefahr der
Querschnittslähmung reduziert.

Die durchschnittliche Kühlzeit zur Erreichung einer Körpertemperatur von 30 °C beträgt bei einem erwachsenen Patienten von
65 - 80 kg durchschnittlich 1,5 - 2 h. Die aktive Aufwärmung
mittels Wärmematten bis zu einer Körpertemperatur von 33 °C
wird im Operationsbereich vorgenommen und dauert 45 - 60 min.
Die normale Körpertemperatur erreicht der Patient spontan unter Betreuung und Nachbeatmung auf der Intensivstation innerhalb weiterer 1 - 2 h, je nach Kreislaufverhältnissen.

FRAGE:
Führt bei Patienten mit nachgewiesener Koronarsklerose der Blutdruckabfall nach Eröffnung der Aortenklemme zu einer Minderperfusion des Myokards?

ANTWORT:
Bei schweren Blutdruckabfällen sind im EKG Ischämiezeichen sicht-
bar. In Absprache mit den Chirurgen muß die Freigabe des Gefäßes
schrittweise erfolgen. Durch Gabe von Vasodilatanzien und Volu-
menersatzmittel während der Abklemmzeit kann das Ausmaß der nach-
folgenden Hypotension erheblich reduziert werden.

FRAGE:
Wie ist der Stellenwert von Etomidat zur Narkoseinduktion bei
der Sectio caesarea?

ANTWORT:
Bei der alleinigen Gabe von Etomidat treten häufig Myokloni auf.
Die Neugeborenen weisen postpartal sehr gute Apgarwerte auf,
während sie nach ca. 30 min eher verschlafen wirken. Hier könnte ein Enzymmangel diskutiert werden.

FRAGE:
Wie hoch ist die Gefahr der Uterusatonie bei Verwendung von Inhalationsanästhetika einzuschätzen?

ANTWORT:
Bei der angegebenen relativ niedrigen Dosierung der Inhalationsanästhetika ist nicht mit vermehrten Blutverlusten zu rechnen.
Um nach Entwicklung des Kindes höhere Konzentrationen von Halothan bzw. Enfluran oder Isofluran zu vermeiden, empfiehlt sich,
die Narkose mit Analgetika wie Fentanyl oder Dipidolor in einer
Dosierung von 0,1 - 0,2 mg bzw. bis 15 mg zu supplementieren.

FRAGE:
80 % der anästhesiebedingten mütterlichen Todesfälle sind auf
eine Aspiration zurückzuführen. Ist eine Intubation ein sicherer Schutz vor dieser Komplikation?

ANTWORT:
Der gesamte Geburtsvorgang ist mit einem hohen Regurgitations-
und Aspirationsrisiko behaftet. Deshalb ist in allen Fällen die
Intubation zu empfehlen. Auch sie bietet jedoch keine absolute
Gewähr, daß nicht in der Einleitungsphase trotzdem eine massive
und möglicherweise tödliche Aspiration stattfindet.

Besonderes Augenmerk ist auf die Durchführung der Intubation
selbst zu richten. Es müssen alle Maßnahmen getroffen werden,
die geeignet sind, eine solch lebensbedrohliche Komplikation
zu vermeiden. Hier sind vor allem zu nennen: adäquate Lagerung,
Präoxygenierung, keine oder nur sehr vorsichtige Maskenbeatmung,
Vorgabe nichtdepolarisierender Muskelrelaxanzien, ausreichende
Wartezeit bis zur Vollwirkung von Succinylcholin, Sellikscher
Handgriff, Extubation nach Rückkehr der Schutzreflexe.

FRAGE:
Inwieweit ist die routinemäßige Verabreichung von Histamin-H_2-
Blockern empfehlenswert?

ANTWORT:
Histaminblocker bieten einen gewissen Schutz gegen die Säure-
aspiration, nicht gegen die Aspiration per se. Zu beachten sind

ihre zeitgerechte Applikation und ihre begrenzte Wirkdauer. Es wäre wünschenswert, zusammen mit den Geburtshelfern eine derartige routinemäßige Prophylaxe durch parenterale Gabe von H_2-Rezeptorenblockern, z. B. von Ranitidin 50 - 100 mg i.m. in achtstündigen Abständen, im Kreißsaal zu betreiben.